De
la maladie
médicale

OXALIS

Collection dirigée par Léon CASSIERS, Alex LEFÈBVRE et Philippe van MEERBEECK

* Aubevert Jean-Michel, *La chute dans le miroir.*

* Decerf Anne, *Aux sources du fonctionnement psychique.*

* De Neuter Patrick (sous la direction de), *Sciences et psychanalyse.* Communications de Contardo Calligaris, Joël Dor, Elie Doumit, Jean Ladrière, Moustapha Safouan.

* Dostie Michel, *Les corps investis.*

* Duyckaerts François, *Du traitement de l'expérience.*

* Jonckheere Paul (éd.), *Phénoménologie et analyse existentielle.*

* Lebrun Jean-Pierre, *De la maladie médicale.*

* Lefèbvre Alex et van Meerbeeck Philippe (éds), *Sage comme un image. Adolescence et cinéma.*

* Renders Xavier, *Le jeu de la demande. Une histoire de la psychanalyse d'enfant.*

* Rigaux Natalie, *Raison et déraison. Discours médical et démence sénile.*

* Roegiers Luc, *Les cigognes en crise. Désirs d'enfants, éthique relationnelle et fécondation in vitro.*

* Roussaux Jean-Paul et Derely Marc (éds), *Alcoolismes et toxicomanies, études cliniques.*

* Seron Claude et Wittezaele Jean-Jacques, *Aide ou contrôle. L'intervention thérapeutique sous contrainte.*

* van Meerbeeck Philippe, *Les années folles de l'adolescence.*

* van Meerbeeck Philippe (sous la direction de), *Le mal d'être moi. Abords pluriels de l'adolescence.* Textes de Adrienne Bardos, Danièle Deschamps, Thierry Lebrun, Jean-François Mahy, Christiane Poncelet, Dominique Van Neste.

* van Meerbeeck Philippe (coordination de), *Peau d'âme.* Textes de Ann d'Alcantara, Adrienne Bardos, Anne Crommelinck, Danièle Deschamps, Assimakis Drossos, Thierry Lebrun, Jean-François Mahy, Antoine Masson, Philippe Meremans, Claude Nobels, Luc Parisel, Christiane Poncelet, Dominique Van Neste.

* van Meerbeeck Philippe, Nobels Claude, *Quand on n'a que l'amour.*

* Zenoni Alfredo, *Le corps de l'être parlant. De l'évolutionnisme à la psychanalyse.*

Jean-Pierre LEBRUN

De la maladie médicale

De Boeck Université

1re édition 1993 - 2e tirage revu 1995

Printed in Belgium

ISSN 0777-527X

D. 1993/0074/206

ISBN 2-8041-1609-3

À la mémoire de mon père

Du même auteur :

Il donc – Conversations avec Jean Oury, (en collaboration avec Pierre Babin), Coll. 10/18, 1978.

Monique, Éditions Jacques Antoine, Coll. Le vice impuni, 1987.

Comme de l'abîme de la nuit ont surgi les astres, l'homme de la seconde moitié du vingtième siècle est né dans les cendres d'Auschwitz.

Edmond JABÈS

Avec des mots un homme peut rendre ses semblables heureux ou les pousser au désespoir.

Sigmund FREUD

C'est toujours comme missionnaire du médecin que je me suis considéré : la fonction du médecin comme celle du prêtre ne se limite pas au temps qu'on y emploie.

Jacques LACAN

Écrire, c'est le dernier recours quand on a trahi.

Jean GENÊT

Cet ouvrage reprend sous une forme modifiée et allégée une thèse pour l'agrégation de l'enseignement supérieur présentée en Faculté de Médecine, à l'Université Catholique de Louvain (juillet 1993).

Que soient ici remerciés Anne Crommelinck, Nicole Malinconi, Nicole Stryckman et Jean-Bernard Turine qui ont bien voulu m'apporter leurs judicieuses remarques. Qu'ils ne me tiennent pas rigueur de n'avoir pas toujours pu en tenir compte.

Introduction

Nous savons depuis toujours que la médecine ne s'adresse pas au seul organisme. Et ce n'est pas parce que l'univers médical se réduit souvent aujourd'hui à la technicité et à la seule connaissance scientifique, que cela empêche les patients d'attendre autre chose de leur "docteur" et de lui adresser des demandes d'un autre registre.

Au cours de ces dernières années, le fossé entre une médecine du malade et une médecine de la maladie s'est incontestablement encore creusé; nous pouvons à coup sûr y voir la raison majeure pour laquelle certains patients se détournent de cette médecine et espèrent des cieux plus cléments du côté des médecines dites douces ou parallèles. Nous pouvons aussi penser que ce hiatus ne compte pas pour rien dans l'inflation coûteuse de notre science de guérir : à force d'entendre dans le registre du besoin ce qui relève des champs de la demande et du désir, l'organisation de la santé ne peut que s'emballer et les budgets ne peuvent qu'en être plus conséquents.

C'est alors à partir de notre clinique spécifique, celle du psychanalyste dans son cabinet, que nous avons questionné la rationalité médicale; c'est la médecine elle-même qui est devenue notre "cas clinique". Et c'est dans la mesure où, comme analyste, nous pouvons entendre le malaise du monde médical d'aujourd'hui comme symptôme dans le social, qu'il nous a été possible d'élaborer les propos qui vont suivre.

La médecine d'aujourd'hui nous apparaît comme le lieu d'une aporie propre à notre temps : l'ampleur du changement survenu en médecine peut être considérée comme le prix à payer pour sa mise au pas par la science, mais la logique de la rationalité scientifique avec sa prétention légitime à l'universalité risque de ne plus laisser sa place à la dimension du sujet singulier.

Ce devant quoi nous nous trouvons se trouve très bien énoncé par Georges Canguilhem, lorsqu'il écrit :

"Nous voici parvenus au point où la rationalité médicale s'accomplit dans la reconnaissance de sa limite, entendue non pas comme l'échec d'une ambition qui a donné tant de preuves de sa légitimité mais comme l'obligation de changer de registre. Il faut s'avouer enfin qu'il ne peut y avoir homogénéité et uniformité d'attention et d'attitude envers la maladie et envers le malade et que la prise en

charge d'un malade ne relève pas de la même responsabilité que la lutte rationnelle contre la maladie." [1]

C'est *"cette obligation de changer de registre"* que nous avons voulu saisir. Nous nous sommes donc mis au travail, et au cours de celui-ci, il nous est apparu de manière de plus en plus nette que l'enseignement de Lacan était susceptible d'apporter à la médecine de quoi lui permettre l'interrogation qui lui faisait défaut; non que la psychanalyse lacanienne puisse servir d'épistémologie à la médecine, mais qu'en tout cas, elle puisse susciter son élaboration et y contribuer.

Nous avons pour ce faire délimité notre travail en neuf points, chacun d'eux correspondant à un chapitre.

1. La médecine est devenue scientifique depuis plus d'un siècle. Les effets des Lumières se sont déployés en ce qui est dès lors devenu science médicale, alors que jusque là il s'agissait surtout d'un art. Cette rupture dans son histoire doit nous permettre de repérer à quelles contraintes le discours de la science a obligé la médecine afin de l'autoriser à réaliser les importants progrès que nous lui connaissons. Nous nous appuierons pour ce faire sur les travaux de Canguilhem et de Foucault, ainsi que sur l'histoire de la médecine, notamment sur la lecture qu'en a faite Lichtenthaeler.
2. Nous avancerons ensuite quelques critères qui caractérisent cet univers médical scientifique d'aujourd'hui : d'abord et avant tout l'exclusion du sujet, mais aussi la prédominance du registre du visualisable; le fait que le soin est devenu demandable, mais donc aussi susceptible d'être exigé; le caractère "autonome" de la science et son impact sur la pratique médicale, comme par exemple l'absence d'éthique spécifique; la croyance en l'existence d'un objet thérapeutique; la méconnaissance de la catégorie du manque dans l'univers techno-scientifique et la prééminence d'un discours médical sur le destin du soignant.
3. Le trait qui unit toutes ces caractéristiques semble bien être la façon dont la médecine prend en compte le langage, à savoir seulement comme instrument; or, le langage ne se réduit pas à sa fonction de communication; il est "définitoire" de ce qu'est l'être humain.
4. C'est donc par le biais du langage que peut s'aborder ce qui fait la singularité d'un être humain, pour autant que nous entendions les mots non seulement comme des signes mais aussi comme des signifiants, non seulement comme renvoyant à des choses, mais aussi comme renvoyant à d'autres mots.

1 G. CANGUILHEM, "Puissance et limites de la Rationalité en médecine", in *Études d'Histoire et de Philosophie des sciences*, Vrin, Paris, 1983, p. 409.

5. Un paradoxe apparaît alors comme évident, à savoir : comment prétendre aborder rationnellement ce que l'on estime être radicalement exclu par cette même rationalité.

   Nous avancerons que c'est ce paradoxe que prétend soutenir la psychanalyse, dont d'emblée les perspectives – tant freudiennes que lacaniennes – se sont situées à l'instar du vœu scientiste. Ce seront donc deux rationalités différentes – celle de la science et celle de la psychanalyse – qui devront être appréhendées pour rendre compte de la réalité d'un sujet, tout en convenant qu'elles sont issues du même acte fondateur : le cogito cartésien.

6. L'intérêt de l'enseignement de Lacan est de nous permettre supplémentairement d'articuler la position respective de ces deux rationalités : en effet, il sera possible de les référer au fonctionnement sexué du langage, soit à la sexuation. D'un côté une logique du tout, de l'autre une logique du pas-tout.

   Ces deux types de rationalité pourraient alors s'entendre comme impliqués dans la même difficulté que celle de la confrontation des sexes. Les repérer ainsi impliquera d'abandonner aussi bien la plainte de l'échec que le vœu d'une médecine totale et autorisera à faire émerger leurs différences respectives et à les dialectiser.

7. Il s'agira de voir si nous pouvons tirer profit d'une telle lecture pour "penser" la pratique médicale d'aujourd'hui, aussi bien les impasses du travail de Balint que la médecine hospitalière ou la médecine générale; il s'agira aussi de repérer comment les psychanalystes sont jusqu'à présent intervenus bien souvent malencontreusement dans un tel champ, et d'envisager les questions de la formation des médecins et des rapports du monde médical et du monde infirmier.

8. Nous pourrons également interpréter pas mal de difficultés de la psychiatrie comme relevant de l'affrontement de ces deux logiques. Cette spécialité médicale serait sans cesse confrontée à devoir choisir son camp : psychiatrie biologique ou à orientation psychothérapeutique ? A moins de se voir condamnée à être – tel *le valet de deux maîtres* – sans cesse hésitante quant à la logique à suivre.

9. Nous terminerons par constater une identité de structure entre l'organisation médicale techno-scientifique et un système totalitaire ou concentrationnaire. Nous en prendrons pour preuve l'enracinement des principes actuels d'éthique médicale dans le procès de Nuremberg. Nous y verrons une manière de pouvoir comprendre la participation importante du monde médical au nazisme. Nous ferons l'hypothèse que c'est une telle parenté qui est à l'origine de ce qu'il est souvent convenu d'appeler la déshumanisation de la médecine d'aujourd'hui, ce qui nous permettra de poser la question : comment penser la médecine après Auschwitz ?

Nous pourrons conclure en situant la maladie comme possibilité pour un sujet de redistribuer la donne de ses cartes à l'occasion de la confrontation au réel d'une affection morbide. C'est cette potentialité qui pourra et devra être respectée par la médecine si elle consent à ne pas s'entériner comme pure et simple modalité de la techno-science, mais à rendre possible une "science du sujet malade".

I
Évolution de la médecine

Le difficile est que ce qui nous empêche de réussir complètement à comprendre le passé n'est pas ce que nous ignorons, mais ce que nous savons. Nous parviendrions, à la rigueur, à apprendre ce que nous ne savons plus, et que savaient les hommes du passé, mais nous ne parvenons jamais à oublier ce qu'ils ignoraient et que nous savons.

Étienne GILSON, *Études de Philosophie Médiévale.*

Nous pourrions croire à l'immuabilité de la médecine depuis ses origines et à la permanence de son objet, la maladie humaine; depuis les premiers documents que nous possédons – les tablettes babyloniennes du troisième millénaire avant Jésus-Christ – jusqu'à nos jours, médecine et médecin, malade et maladie, seraient alors les protagonistes d'une histoire sans discontinuité où se confirmerait l'invariabilité des rôles réciproques.

Il nous faut cependant constater que non seulement la maladie, *"cette réalité empirique complexe"* [1] appartient à l'histoire mais aussi que la médecine a son histoire et que celle-ci n'a pas la continuité que nous pourrions à première vue lui supposer.

Nous nous appuyerons sur trois sortes de travaux pour nous permettre de battre en brèche cette apparente continuité historique de la médecine.

D'abord, l'histoire de la médecine elle-même mais aussi l'interprétation qu'elle se fait de son histoire. Nous nous référerons ici aux travaux de Charles Lichtenthaeler, historien de la médecine [2]. Ensuite nous renverrons à la philosophie des sciences, identifiable depuis Bachelard à l'épistémologie. C'est essentiellement ici Georges Canguilhem que nous évoquerons [3]. Enfin, nous appréhenderons le travail d'histoire des idées ou mieux de généalogie qu'a inauguré Michel Foucault [4].

Ces trois approches sont loin d'être univoques quant au point de vue pris en compte, mais nous pourrons constater qu'elles convergent pour identifier

1 M. GRMEK, *Les Maladies à l'aube de la civilisation occidentale,* Paris, Payot, 1983.

2 C. LICHTENTHAELER, *Histoire de la médecine,* Paris, Fayard, 1978.

3 G. CANGUILHEM, *Le Normal et le pathologique,* Paris, P.U.F., coll. Gallien, 1966-1979.

4 M. FOUCAULT, *Naissance de la clinique, une archéologie du regard médical,* Paris, P.U.F., 1963-1978.

la constitution de la médecine scientifique comme une véritable mutation dans l'évolution de l'art de guérir.

> *"Donc la médecine proprement moderne est née d'une révolution, mot qui est devenu le symbole de cette époque comme celui de "Renaissance" l'avait été pour la précédente. La médecine enseignée aujourd'hui a pour origine un mouvement d'opposition, si incroyable que cela puisse nous paraître. Elle ne s'est pas développée spontanément et elle en garde quelque chose d'essentiellement antithétique."* [5]

> *"De même que certains philosophes croient à une philosophie éternelle, beaucoup de médecins aujourd'hui encore croient à une médecine éternelle et originaire, la médecine hippocratique. Il pourra donc sembler choquant que nous fassions consister – dans le refus des atténuations et par durcissement volontaire – la coupure historique à laquelle commence la médecine moderne dans l'idée de médecine expérimentale comme déclaration de guerre à la médecine hippocratique."* [6]

> *"On a l'impression que, pour la première fois depuis des millénaires, les médecins, libres enfin de théories et de chimères, ont consenti à aborder pour lui-même et dans la pureté d'un regard non prévenu l'objet de leur expérience. Mais il faut retourner l'analyse : ce sont les formes de visibilité qui ont changé; le nouvel esprit médical dont Bichat porte sans doute le premier témoignage absolument cohérent n'est pas à inscrire à l'ordre des purifications psychologiques et épistémologiques; il n'est pas autre chose qu'une réorganisation épistémologique de la maladie où les limites du visible et de l'invisible suivent un nouveau dessin."* [7]

Ces trois citations nous indiquent chacune à leur manière que pour rendre compte de son évolution actuelle, la médecine doit faire appel à une rupture dans son histoire. Cette rupture n'est autre que celle qui a transformé en "science" ce qui était jusque-là "art" de guérir.

C'est au XIXe siècle que la médecine a changé de visage : d'hippocratique, elle est devenue scientifique; d'expectante et contemplative, elle est devenue conquérante. Loin d'être pure et simple évolution d'une continuité médicale qui aurait étudié la réalité du corps malade en se libérant de ses attaches religieuses, la médecine moderne est la résultante d'un coup de force qui a installé rationnellement son objet : irruption d'un discours dans un autre, comme nous l'indiqueront les travaux de Lichtenthaeler; transformation du problème du normal et du pathologique, avec constitution d'une idéologie médicale libérée de toute allégeance à l'hippocratisme, comme nous le

5 C. LICHTENTHAELER, *Histoire de la médecine*, op. cit., p. 43.

6 G. CANGUILHEM, "L'Idée de médecine expérimentale selon Claude Bernard", in *Études d'histoire et de philosophie des sciences*, Paris, Vrin, 1968-1983, p. 131.

7 M. FOUCAULT, *Naissance de la clinique, une archéologie du regard médical*, op. cit., p. 199.

repérerons dans le travail de Canguilhem; installation d'un regard clinique postulant l'entière visibilité et énonçabilité de la maladie, ainsi que nous le précisera l'œuvre de Michel Foucault.

Le rationalisme qui s'installe en médecine au XIXe siècle n'a plus besoin qu'on en vante les mérites; c'est lui qui a permis les extraordinaires conquêtes du savoir médical et c'est toujours lui qui nous permet d'espérer faire progresser les thérapeutiques encore déficientes aujourd'hui.

Il ne s'agit nullement de contester la validité de ce rationalisme, ni même d'en réduire la portée ou d'en relativer l'efficacité; il s'agit de prendre la mesure de ce que, si la puissance de ce rationalisme est incontestable, elle n'est pas pour autant sans limite; limite qui doit être entendue "*non comme l'échec d'une ambition qui a donné tant de preuves de sa légitimité, mais comme l'obligation de changer de registre*" [8]. De plus, si cette limite est véhiculée par la mise en place de cette "scientificité médicale", il nous faut la considérer non comme une insuffisance, mais comme l'inéluctable conséquence de la position prise. Autrement dit, et en anticipant, il s'agira non pas de repérer l'impuissance de la rationalité médicale, mais plutôt de prendre en compte son point d'impossibilité.

1 Histoire de la médecine

"*On peut écrire une histoire fausse avec des faits exacts*" [9], nous dit d'emblée Charles Lichtenthaeler dans son *Histoire de la médecine*; c'est que, qui dit histoire dit à la fois rapporter des faits dans leur évolution et interpréter leur déroulement. Et il est malheureusement fréquent d'interpréter des faits par ailleurs consciencieusement recueillis avec un regard entièrement soumis à sa propre conception des choses.

Ainsi, en se faisant une opinion de l'histoire où c'est de s'arracher aux préjugés religieux du Moyen Âge que se fonde la médecine nouvelle, le médecin d'aujourd'hui ne fait que légitimer sa position actuelle : il est alors l'héritier et le continuateur potentiel de ce mouvement, et ceci jusqu'à son terme, c'est-à-dire jusqu'au moment où son savoir peut entièrement rendre compte du fonctionnement du corps humain dans une stricte objectivité.

Le travail de Lichtenthaeler vient dénoncer cette appropriation de l'histoire de la médecine par des médecins qui *scrutent le passé avec les lunettes du présent*; ce n'est que grâce à ce subterfuge que les "Confrères de la Renaissance" tels Vésale et Harvey leur apparaissent comme les précurseurs des modernes et les fondateurs de la science médicale contemporaine; une telle lecture n'est

8 G. CANGUILHEM, "Puissance et limites de la rationalité en médecine", in *Études d'histoire et de philosophie des sciences*, op. cit., p. 408.

9 C. LICHTENTHAELER, *Histoire de la médecine*, op. cit., p. 43.

possible qu'en "oubliant" le lien étroit qui existe et continue d'exister entre Vésale et Galien ou Hippocrate. La soi-disant révolution de la Renaissance est en fait une renaissance; ce n'est qu'une reprise progressiste des héritages hippocratico-galéniques.

Pour Charles Lichtenthaeler, la vraie révolution en médecine se fait au début du XIXe siècle. C'est à cette période qu'il faut situer l'origine de la médecine scientifique contemporaine, dite moderne. Et il identifiera cette mutation de l'univers médical à un physiologiste et neurologue français : François Magendie (1783-1855). Les grands principes de notre médecine scientifique nous les retrouvons posés pour la première fois par celui qui fut le maître de Claude Bernard. A partir de lui, Hippocrate et Galien seront laissés aux philologues et ne feront plus partie des connaissances médicales, preuve s'il en est de la désuétude de la médecine hippocratico-galénique.

Dès 1809, François Magendie s'élève contre le vitalisme étroit de Bichat qui, bien que désireux d'élever la médecine à la dignité des sciences expérimentales, ne veut pas d'un langage médical calqué sur celui de la physique. En effet, l'auteur des *Recherches physiologiques sur la vie et la mort* (1800) veut maintenir séparées les lois physiologiques des lois physiques.

> *"On calcule le retour d'une comète, les résistances d'un fluide parcourant un canal inerte, la vitesse d'un projectile, etc.; mais calculer avec Borelli la force d'un muscle, avec Keil la vitesse du sang, avec Lavoisier la quantité d'air entrant dans le poumon, c'est bâtir sur un sable mouvant un édifice solide par lui-même, mais qui tombe bientôt faute de base assurée."* [10]

Au contraire, Magendie estimera que les différences entre animé et inanimé sont infiniment plus subtiles et qu'il s'agit d'étudier la vie à partir des sciences physico-chimiques. Il veillera dès lors à démontrer l'existence de ces phénomènes physiques et chimiques chez les êtres vivants, ceci le contraignant à introduire en physiologie et en pathologie les principes qui avaient fait leurs preuves dans les recherches de physique et de chimie.

> *"Le physicien Laplace, qui a étudié avec Lavoisier les échanges respiratoires, conseille au jeune Magendie d'appliquer à la médecine les techniques d'expérimentation et de mesure qui font leurs preuves en physique... Les résultats sont probants : qui donc, depuis deux décennies, explique aux médecins éberlués la physique appliquée à l'économie animale, les phénomènes de la respiration, la transpiration et de la digestion, sinon le chimiste Lavoisier."* [11]

Bien au-delà de son opposition à Bichat, Magendie est un jeune médecin formé dans l'esprit des Lumières, à qui le contexte de l'époque impose un

10 BICHAT, *Recherches physiologiques sur la vie et la mort*, Verviers, Marabout Université, 1973, pp. 62 et 63.

11 J. LÉONARD, *La Vie quotidienne du médecin de province au XIXe siècle*, Paris, Hachette, 1977, p. 57.

vrai "programme révolutionnaire", celui du rationalisme médical, véritable point de rupture dans l'histoire de la médecine où l'on pourra et devra repérer à la fois l'origine de la médecine contemporaine dans ce qu'elle doit à la science, mais aussi son anti-hippocratisme, qui fera précisément que pour la première fois, – en 1861 – ce sera une épreuve de physique qui remplacera celle de philosophie en guise d'examen préliminaire pour les futurs étudiants en médecine.

Mais revenons à ce coup de force; le programme de Magendie comporte six idées directrices [12] :

1. Physiologie et médecine ne sont pas encore des sciences. La seconde est toujours dominée par l'empirisme; l'homme en est toujours à vouloir imposer sa conception des choses au lieu de saisir ce qu'il en est des lois de la nature.
2. Physique et chimie, au contraire, sont déjà de vraies sciences. Là où les médecins pensent, prescrivent et réfléchissent tous différemment, les physiciens et les chimistes sont unanimes : c'est qu'ils s'appuient sur des données expérimentales.
3. Physique et chimie sont non seulement des modèles pour la physiologie mais aussi ses deux principaux soutiens. Il s'agit d'appliquer à l'organisme humain les lois qui font autorité dans le monde de l'inanimé.
4. La physiologie doit donc être reprise à la base, exclusivement avec l'aide de l'expérience, en s'appuyant sur les sciences nouvelles : physique et chimie. Il faut une double révolution, dans les méthodes et dans le contenu. Dans la méthodologie, il s'agit de se débarrasser des systématisations : jusque-là, les médecins, à l'instar d'Hippocrate, étaient des nosologistes et il s'agit de substituer à cette volonté de classement une méthode expérimentale qui fonde ses déductions sur les seuls faits. Quant au contenu, Magendie souhaite appliquer les principes des sciences physiques et chimiques au vivant.
5. En regard de la physique et de la chimie, la physiologie est cependant une science indépendante : il n'y a qu'une physique et chimie pour les êtres inanimés et les êtres vivants, mais il y a des particularités propres aux vivants que l'on ne retrouve pas dans les corps inorganiques. La physiologie est donc une science médicale autonome mais elle ne peut être explorée scientifiquement que par la physique et la chimie.
6. La pathologie, c'est la physiologie pathologique. Ce dernier élément est dans la logique des cinq autres, mais pousse l'argumentation jusqu'à son terme et se démarque de médecins comme Laënnec par

12 C. LICHTENTHAELER, *Histoire de la médecine*, op. cit., p. 402 et suivantes.

exemple, qui restent des nosologistes dans la mesure où ils en restent à l'observation et à la description. Magendie veut mettre en lumière les causes et les mécanismes des perturbations morbides. "*La médecine est la physiologie de l'homme malade*" dira-t-il. Et dans une de ses leçons sur le sang, il indiquera : "*Éclairons par toutes les lumières que nous fournit l'époque où nous vivons la pathologie : au lieu de la simple et stérile annotation des signes, créons la médecine expérimentale qui nous révélera sans doute le mécanisme des altérations morbides et dès lors il nous sera possible d'attaquer avec vigueur les causes de ces altérations, de les modifier et même de les prévenir.*" [13]

Ce programme est bel et bien celui de la médecine contemporaine, scientifique. Avec Magendie, la médecine se coupe de son propre passé et cherche de nouveaux appuis. Loin d'être une reprise de l'héritage hippocratico-galénique, il s'agit ici d'une véritable rupture. Essayons d'en préciser davantage le caractère anti-thétique.

En évoquant Hippocrate et la naissance de la médecine, l'helléniste Claude Mossé nous précise :

"*La médecine hippocratique n'est pas encore une science. Et l'historien peut s'interroger sur les raisons qui ont fait d'Hippocrate le père de la médecine occidentale. Assurément et en premier lieu, il faut tenir compte de la rupture que représentait une telle approche de la maladie, ramenée à des causes naturelles, en un temps où l'on expliquait tout ce qui troublait l'ordre de la nature par l'intervention du surnaturel. En cela, Hippocrate et les médecins de l'école de Cos s'inscrivent bien dans ce courant rationnel qui caractérise la pensée grecque.*" [14]

Nous savons en effet que la pensée rationnelle a un état civil. On connaît sa date et son lieu de naissance : au VIe siècle avant notre ère, dans les cités grecques d'Asie Mineure, surgit une forme de réflexion nouvelle sur la Nature.

"*Deux traits caractérisent la nouvelle pensée grecque,* nous dira J-P. Vernant : *d'une part le rejet dans l'explication des phénomènes, du surnaturel et du merveilleux; d'autre part la rupture avec la logique de l'ambivalence, la recherche, dans le discours, d'une cohérence interne, par une définition rigoureuse des concepts, une nette délimitation des plans du réel, une stricte observance du principe d'identité (...). Dans cette tâche, elle s'est peu appuyée sur le réel sensible, elle n'a pas beaucoup emprunté à l'observance des phénomènes naturels; elle n'a pas fait d'expérience. La notion même d'expérimentation lui est*

13 F. MAGENDIE, *Leçon sur le sang du 15 décembre 1837*, cité par G. CANGUILHEM, *L'Idée de la médecine selon Claude Bernard*, in op. cit., p. 133.

14 C. MOSSÉ, "Les Leçons d'Hippocrate", in *L'Histoire*, n° 74, op. cit., p. 28.

demeurée étrangère. La raison grecque, c'est celle qui permet d'agir de façon positive, réfléchie, méthodique, sur des hommes, non de transformer la nature." [15]

Dans une telle mouvance, Hippocrate, né en 460 avant J.-C. fonde dans l'île de Cos une école qui, s'écartant des pratiques magiques des devins aussi bien que des recettes empiriques des soigneurs du Gymnase, vise à élaborer une médecine rationnelle à partir d'une double démarche : rechercher les causes des maladies et appliquer les remèdes appropriés.

Certes, les médecins de l'École hippocratique sont loin de comprendre tous les mécanismes des maladies qu'ils observent, mais en tournant résolument le dos au surnaturel, ils contribuent à faire de la médecine, si pas encore une science, au moins une pratique rationnelle. Ainsi, par exemple, lorsqu'Hippocrate avance dans sa célèbre leçon sur l'épilepsie :

"Je ne crois pas que la maladie sacrée soit le moins du monde plus divine ou plus sacrée que n'importe quelle autre maladie; je crois au contraire qu'elle a des caractéristiques spécifiques et une cause définie (...). Le mal qu'on appelle sacré provient des mêmes causes que les autres : des choses qui rentrent dans le corps et qui en sortent, du froid, du soleil et de l'incessante agitation des vents (...). La nature suffit en tout et pour tout." [16]

Ce qui s'inaugure ainsi avec Hippocrate, ou mieux avec la "Collection Hippocratique" [17], c'est une méthode qui permet cette appréhension nouvelle de la maladie : mise à l'écart du surnaturel et instauration d'un ordonnancement qui rende compte du réel malade sans l'appauvrir.

C'est donc bien à instaurer le discours médical que s'emploie déjà le maître de Cos. Et c'est ce qui nous donne à penser que, comme médecins, nous lui succédons purement et simplement. Mais c'est faire fi de ce que, près de vingt-cinq siècles plus tard, le médecin a perçu le parti qu'il pouvait tirer de faire allégeance au discours des physiciens et des chimistes. C'est en se soumettant à leur discours que la médecine allait pouvoir se constituer comme scientifique et, dans ce second mouvement, elle s'est désolidarisée de la position hippocratique.

Croire à une simple continuité entre Hippocrate et nous, c'est ne pas prendre en compte les effets de l'introduction par Magendie et Claude Bernard de la médecine expérimentale qu'il nous faut concevoir comme une véritable déclaration de guerre à la médecine hippocratique :

"Si l'histoire de la médecine conduit à rendre justice à Hippocrate, fondateur de la médecine d'observation, le souci de l'avenir prescrit à la médecine non pas de

15 J.P. VERNANT, *La Formation de la pensée positive dans la Grèce archaïque*, in "Mythes et pensée chez les Grecs", Études de psychologie historique, Paris, Maspéro, 1965, pp. 312-313.

16 HIPPOCRATE, *Maladie sacrée* XXI.

17 nom donné à l'ensemble des travaux réunis autour d'Hippocrate.

nier la médecine d'observation, mais de s'en séparer. L'hippocratisme est un naturisme; la médecine d'observation est passive, contemplative, descriptive comme une science naturelle. La médecine expérimentale est une science conquérante." [18]

Pour mieux saisir l'antagonisme entre médecine scientifique et médecine hippocratique, comparons la méthode expérimentale à celle du maître de Cos : la première [19] est substantielle, inductive et analytique; son but est essentiellement la découverte; la seconde est déductive, synthétique et son but est essentiellement la représentation.

Essayons d'apporter quelques précisions à ces distinctions :

1. Ce qui est pris en compte dans la méthode hippocratique, c'est le phénomène physiologique en tant qu'apparence indivisible. Ainsi, le sang ne sera jamais décomposé en éléments plus élémentaires : il restera pendant plus de vingt siècles une *"liqueur rouge chaude et épaisse"*. Aucune incitation à intervenir sur le réel pour mieux le connaître, seulement une invitation à le considérer très attentivement; aucune expérimentation, mais seulement une observation. Pour Magendie, par contre, le sang sera une substance qu'il s'agit de décomposer.
2. La médecine expérimentale est inductive : elle conduit le médecin des faits connus vers les faits plus cachés qui les déterminent et vers les lois qui en régissent les variations, ceci d'une part afin de les mieux comprendre et de pouvoir d'autre part agir sur elles.

   Les hippocratiques procédaient par voie déductive : pour comprendre l'inconnu, ils se tournaient vers des phénomènes connus qui pourraient rendre compte de phénomènes semblables. Ainsi par exemple :

   "Rufus d'Ephèse (premier siècle après J.-C.) considérait que c'était à un excès de chaleur dans les reins qu'il fallait attribuer la formation de calculs à partir du dépôt urinaire, 'car' les potiers chauffent eux aussi la terre pour qu'elle devienne dure et résiste à l'action solvante de l'eau." [20]
3. La médecine scientifique est analytique : elle oblige le chercheur – terme qui n'a pas de sens en médecine hippocratique – à sélectionner les informations, à en rejeter certaines parce qu'elles ne semblent pas utiles. Hippocrate quant à lui, ne cherche pas à isoler, pour chaque maladie, un facteur étiologique spécifique, mais considère le processus morbide comme résultat d'un grand nombre de facteurs disparates.

18 G. CANGUILHEM, *L'Idée de médecine expérimentale selon Claude Bernard*, op. cit., p. 131.

19 C. LICHTENTHAELER, *Étude comparée de la méthode expérimentale et de la méthode hippocratique.*

20 C. LICHTENTHAELER, *La Médecine hippocratique, méthode expérimentale et méthode hippocratique*, Lausanne, Les Frères Gonin, 1948.

L'importance de tous ces facteurs étant d'ailleurs différente d'un malade à l'autre, il ne s'en dégage pas d'universalité : chaque maladie est différente d'une autre et est toujours une entité originale.

4. Enfin, la méthode hippocratique se différencie de celle inaugurée par Claude Bernard et Magendie en ce qu'elle se fixe un but de représentation, alors que pour les seconds l'objectif est la découverte et sa possibilité d'action. Guidés par le principe d'analogie et non de causalité, les hippocratiques concevaient l'organisme comme une réplique de la nature. En revanche, pour la médecine expérimentale, chaque fait nouveau est jugé par l'expérimentateur en fonction de sa possibilité d'intervention, et de sa capacité à parfaire la théorie reçue ou à en élaborer une nouvelle, davantage adéquate à rendre compte du réel.

Dans les manuscrits qu'il a laissés inachevés et qui ont été publiés sous le titre de *Principes de médecine expérimentale*, Claude Bernard est tout à fait explicite à propos de ces différences de conceptions :

"Ce que je veux, c'est fonder la médecine expérimentale en rendant scientifique la pratique qui n'est qu'empirique aujourd'hui. Pour cela je prouve qu'on peut agir sur les corps vivants comme sur les corps bruts. (...)

Or, je dis que la médecine contemplative du cours des maladies, c'est-à-dire la médecine d'observation, bien qu'il reste encore à faire, existe; c'est Hippocrate qui l'a fondée. Mais d'un autre côté, je prétends que la médecine expérimentale, celle qui a pour objet d'agir sur l'organisme et de modifier ou guérir les maladies, n'existe pas; son problème n'est pas posé; elle attend encore son fondateur." [21]

L'histoire retiendra précisément le nom de Claude Bernard comme fondateur de cette médecine dont nous connaissons aujourd'hui les développements. Et cette différence sur laquelle Claude Bernard insistait, entre médecine hippocratique et médecine scientifique, est toujours de mise aujourd'hui. Si, dès lors, nous nous pensons successeurs d'Hippocrate, c'est parce que nous nous permettons "d'oublier" que celui-ci a été ébranlé dans son entreprise de fondateur de la médecine par celui-là, et que c'est dans un mouvement d'opposition au maître de Cos que le fondateur de la médecine expérimentale s'est constitué comme père de la médecine moderne.

Terminons en nous posant la question de savoir quel avantage l'historien de la médecine tire-t-il à faire glisser le moment de la révolution médicale du coup de force de Magendie aux interventions de Vésale, de Harvey et d'autres grands noms de la Renaissance, et ainsi à masquer la spécificité de la révolution introduite par la médecine expérimentale. La réponse est simple : à maintenir l'évolution de la médecine comme homogène, en ligne droite d'Hippocrate à nous-mêmes, ce qui s'entretient, c'est la croyance que

21 Ibidem, p. 19.

l'avancée médicale s'est faite du seul lieu de l'objet qu'elle tentait d'étudier, à savoir le corps humain malade.

Confondu dans la nuit des temps, perdu au milieu de croyances religieuses et mythiques, le corps humain se serait donné à voir et à savoir, dans un mouvement de progressif dévoilement dont le seul moteur serait une objectivité de plus en plus rigoureuse. Ainsi, Vésale disséquant les cadavres, en faisant fi de toute religiosité, aurait – tel Hippocrate – enfin osé regarder en face le corps humain malade. Et notre attitude scientifique à l'égard du malade, telle que nous la concevons aujourd'hui, ne serait dès lors que la poursuite de ce mouvement, pure et simple prise en compte de la réalité du corps malade.

Entre Hippocrate, réfutant l'intervention divine, Vésale, ouvrant les cadavres et regardant le contenu du corps, et le médecin d'aujourd'hui, cherchant à visualiser telle affection par le scanner, un seul et même mouvement, une seule et même attitude : celle d'un médecin de plus en plus capable d'observer la réalité de la maladie.

Ce qu'une telle conception dissimule, c'est que ce point de vue d'objectivité est en fait une prise de position. C'est qu'il s'agit de la résultante d'un coup de force au niveau du savoir, d'un acte de maîtrise qui ne sera pas sans conséquences quant à la façon dont sera désormais pris en compte l'objet à étudier.

Car, si la médecine scientifique s'est historiquement constituée par l'irruption du discours de la science dans le champ médical, cela va impliquer des conséquences :

- premièrement, l'irruption d'un discours dans un autre a un effet de "réduction", en l'occurrence une mise entre parenthèses du sujet [22].
- deuxièmement, cette nouvelle médecine n'assurera son existence qu'en maintenant cette "réduction" dans chacun de ses actes tout en la masquant dans une idéologie d'une conception linéaire du développement de la médecine.
- troisièmement, la notion de progrès, légitimement liée à cette scientifisation, portera en elle-même sa limite : un progrès restera sans doute toujours possible, mais seulement dans les limites de la position prise.

2 Épistémologie et histoire des sciences

Ce n'est pas dans l'œuvre de Magendie, mais plutôt dans celle de Claude Bernard, que Canguilhem quant à lui va identifier la coupure d'avec la médecine hippocratique en qualifiant d'ailleurs *L'Introduction à l'étude de la*

22 Nous expliciterons ceci au chapitre suivant.

médecine expérimentale (1865) de *"révolution copernicienne"*. Jusque-là, la pensée médicale oscillait entre deux conceptions de la maladie : l'une, ontologique, qui considérait le malade comme un homme augmenté ou diminué d'un être; l'autre, dynamique, comme celle de la médecine hippocratique, qui voyait dans la maladie une dysharmonie en même temps qu'un effort de la nature pour obtenir un nouvel équilibre. Ces deux conceptions avaient en commun de considérer la différence entre normal et pathologique comme une différence qualitative. C'est cette conception des rapports entre la norme et la pathologie qui va être subvertie par l'évolution des idées médicales au XIXe siècle et qui aboutira à reconnaître que les phénomènes pathologiques ne sont rien de plus que les variations quantitatives des phénomènes physiologiques correspondants.

Dans son traité de *L'Irritation et de la folie* (1828), Broussais [23] exposait déjà des idées nouvelles concernant l'excitation comme fait vital primordial : pour lui, l'excitation peut dévier de l'état normal par défaut ou par excès. Ainsi l'asphyxie du poumon par défaut d'air oxygéné est un défaut d'excitation, une surcharge d'oxygène de l'air entraîne l'inflammation. Ce "principe de Broussais" a modifié le statut du pathologique en ne faisant plus de distinction qualitative d'avec le normal; ce "progrès" dans la manière de voir permettra de récuser le système nosographique de Pinel et la doctrine de l'essentialité des fièvres : en s'appuyant sur l'anatomie générale de Bichat, Broussais va identifier les concepts de fièvre et d'inflammation et expliquer celle-ci par un système d'irritation qui, à la longue, pourra désorganiser le tissu. En enseignant que la dysfonction précède la lésion, il fonde la médecine sur la physiologie et non plus sur l'anatomie.

C'est à partir de là que Magendie pourra affirmer que les phénomènes pathologiques ne sont que des phénomènes physiologiques modifiés; et c'est Claude Bernard qui découvrira du sucre dans le sang des animaux nourris exclusivement de viande. Après vérification et recherche, il localise dans le foie cette production biochimique. Ainsi donc, entre le dehors (la nourriture) et le dedans (le sang), il y a un organe intermédiaire, barrière et laboratoire qui crée des corps nouveaux à partir d'autres éléments. Dès lors, il y a indépendance du vivant – contrairement à ce que dit la médecine

23 Avant Broussais, c'est un médecin écossais, Brown (1715-1788), qui dans ses éléments de médecine (1780) affirmait que la vie ne se maintient que par la propriété d'incitabilité, les maladies n'étant alors que sthénies ou asthénies, que trop ou trop peu : il n'y a que modifications quantitatives et, traiter les maladies, ce n'est que corriger l'incitabilité. Brown entendait donc déjà démontrer que maladie et santé ne sont pas qualitativement différentes; ainsi de la contraction musculaire et du tétanos; il ira même jusqu'à tenter de quantifier le pathologique, de l'évaluer numériquement. La thérapeutique serait alors fondée sur un calcul. *"Il faut stimuler ou débiliter, ne vous fiez pas aux forces de la nature"*. Nous percevons bien le saut d'avec la conception hippocratique ! Cf. J. BROWN, cité par G. CANGUILHEM dans "Une Idéologie médicale exemplaire, le système Brown", in *Idéologie et rationalité dans l'histoire des sciences de la vie,* Paris, Vrin, 1977.

hippocratique qui, elle, ne se préoccupe que de rechercher les conditions favorables à la santé – qui se soustrait au monde qui l'entoure. Et ce sera le concept de milieu intérieur qui, comme nous le savons, fera fortune en physiologie moderne.

Parallèlement, la maladie – le diabète dans notre exemple – n'est plus que l'anomalie d'un mouvement physiologique naturel que la science devra élucider. Jusque-là en effet, on estimait que le sucre était une anomalie présente et sécrétée par un organisme malade, mais qu'il était absent de l'état normal.

En somme, ce qui était doctrine chez Broussais devient méthode chez Magendie, mais c'est Claude Bernard qui l'expérimente, entamant par là même le long développement de ce qui deviendra la médecine moderne.

Désormais la médecine peut devenir science médicale et Claude Bernard de dire plus nettement encore : "*La médecine est l'art de guérir, mais il faut en faire la science de guérir. L'art c'est l'empirisme de guérir, la science c'est le rationalisme de guérir.*" [24]

Oserions-nous ajouter à ces formules bernardiennes on ne peut plus précises quant à la philosophie qui les sous-tend : "*La médecine est l'art de guérir* les malades, *mais il faut en faire la science de guérir* les maladies. *L'art c'est l'empirisme de guérir* les malades, *la science, c'est le rationalisme de guérir* les maladies." [25]

Ce que se permet désormais la médecine – dans la foulée de Magendie – en la personne de Claude Bernard qui à ce titre fonde la science médicale, c'est de soutenir ce qu'elle ambitionnait jusque-là sans jamais y parvenir, c'est d'avoir désormais prise sur la maladie, de pouvoir enfin guérir des individus, prévenir et enrayer des affections. Jusqu'alors, c'était la tradition hippocratique qui menait le jeu, expectante et nosologique, mais sans réel impact sur la maladie. Désormais, la médecine conquiert, jugule et intervient. Entre les deux positions médicales, il y a hétéronomie, il n'y a pas continuité.

24 C. BERNARD, *Principes de médecine expérimentale*, op. cit., p. 106.

25 Ce n'est pas Claude Bernard qui nous aurait contredit si l'on s'en tient aux premières lignes de l'*Introduction à la médecine expérimentale* : "Conserver la santé et guérir les maladies : tel est le problème que la médecine a posé dès son origine et dont elle poursuit encore la solution scientifique. (...) De notre temps, grâce au développement considérable et au secours puissant des sciences physico-chimiques, l'étude des phénomènes de la vie, soit à l'état normal, soit à l'état pathologique, a accompli des progrès surprenants qui chaque jour se multiplient davantage. Il est ainsi évident pour tout esprit non prévenu que la médecine se dirige vers la voie scientifique définitive. Par la seule marche naturelle de son évolution, elle abandonne peu à peu la région des systèmes pour revêtir de plus en plus la forme analytique, et rentrer ainsi graduellement dans la méthode d'investigation commune aux sciences expérimentales." C. BERNARD, *Introduction à l'étude de la médecine expérimentale*, Paris, Garnier Flammarion, 1966, p. 25.

"La médecine d'observation voit, observe et explique les maladies, mais elle ne touche pas à la maladie (...). Quand Hippocrate sort de l'expectation pure pour donner des remèdes, c'est toujours dans le but de favoriser les tendances de la nature, c'est-à-dire de faire parcourir à la maladie ses périodes. Le médecin expérimentateur exercera successivement son influence sur les maladies dès qu'il en connaîtra expérimentalement le déterminisme exact, c'est-à-dire la cause prochaine." [26]

Aussi pour Canguilhem, *"l'idée de la médecine expérimentale, la domination scientifique de la nature vivante, c'est l'hippocratisme renversé"*. [27]

Ce que la médecine va gagner à ainsi introduire la science dans son art n'ira cependant pas sans déplacer profondément la fonction du médecin : cette mutation a donné – et donne encore – des bénéfices qui n'ont plus besoin d'être évoqués tant ils sont évidents, mais elle a aussi fondé une exclusion, celle du sujet malade qui n'est plus l'objet à étudier; le champ d'investigation s'est déplacé du malade vers la maladie; ce que nous appelons réduction scientifique – et que Husserl désignait de manière plus générale dans sa conférence de Prague [28] comme la réduction positiviste de l'idée de la science à une simple science-de-faits – désigne cette opération de maîtrise qui a eu lieu lors de la révolution médicale du XIXe siècle, source d'énormes progrès dans la connaissance de la maladie, mais productrice d'un résidu, d'un reliquat qui n'est autre que le sujet lui-même.

Ainsi, pour Canguilhem – qui se situe comme épistémologue et philosophe des sciences plutôt que comme historien – ce sont les concepts introduits par Claude Bernard dans son *Introduction à la médecine expérimentale* qui sont le point de bascule de la médecine : celle-ci d'hippocratique devient scientifique; ce qui ne doit pas nous faire oublier que Brown, Broussais, Magendie et bien d'autres, avaient déjà progressivement organisé les conditions de cette mutation en ébranlant les conceptions des rapports du normal et du pathologique qui avaient cours à cette époque.

Affirmer l'homogénéité et la continuité du normal et du pathologique équivaut du même coup à autoriser la science physiologique à régir l'activité thérapeutique. C'était passer d'une médecine d'espoir et d'attente à une médecine de conquête et d'efficacité; mais c'était aussi ouvrir la porte à un vœu de toute-puissance, ainsi que Claude Bernard lui-même le laissait clairement entendre :

26 C. BERNARD, *Principes de médecine expérimentale*, op. cit., p. 96.

27 G. CANGUILHEM, "L'Idée de médecine expérimentale selon Claude Bernard", op. cit., p. 132.

28 E. HUSSERL, *La Crise des sciences européennes et la phénoménologie transcendantale*, Paris, Gallimard, coll. Tel, 1976.

> *"A l'aide de ces sciences expérimentales actives, l'homme devient un inventeur de phénomènes, un véritable contremaître de la création; et l'on ne saurait, sous ce rapport, assigner des limites à la puissance qu'il peut acquérir sur la nature."* [29]

3 Histoire des idées – Histoire des discours

Chacun connaît sans doute *L'Histoire de la folie* de Michel Foucault. Il semble qu'on ait fait moins de cas de sa *Naissance de la clinique, une archéologie du regard médical*. D'emblée, notons que de ce second titre, le mot d'histoire est banni au profit du concept d'archéologie. C'est que Foucault tenait à se démarquer de ce concept d'histoire, à partir du concept nietzschéen de généalogie :

> *"La généalogie ne s'oppose pas à l'histoire comme la vue altière et profonde du philosophe au regard de taupe du savant; elle s'oppose au contraire au déploiement métahistorique des significations idéales et des indéfinies téléologies. Elle s'oppose à la recherche de 'l'origine'."* [30]

Pourquoi Foucault à la suite de Nietzsche s'oppose-t-il à cette "origine" (*Ursprung*) ?

> "(C'est que) *rechercher une telle origine, c'est essayer de retrouver ce qui était déjà là, le cela même d'une image exactement adéquate à soi; c'est tenir pour adventices toutes les péripéties qui ont pu avoir lieu, toutes les ruses et tous les déguisements; c'est entreprendre de lever tous les masques, pour dévoiler enfin une identité première. Or, si le généalogiste prend soin d'écouter l'histoire plutôt que d'ajouter foi à la métaphysique, qu'apprend-t-il ? Que derrière les choses, il y a 'tout autre chose' : non point leur secret essentiel et sans date, mais le secret qu'elles sont sans essence ou que leur essence fut construite pièce à pièce à partir de figures qui lui étaient étrangères. La raison ? Mais elle est née d'une façon tout à fait raisonnable du hasard. L'attachement à la vérité, et la rigueur des méthodes scientifiques ? De la passion des savants, de leurs haines réciproques, de leurs discussions fanatiques et toujours reprises, du besoin de l'emporter (...). Ce qu'on trouve au commencement historique des choses, ce n'est pas l'identité encore préservée de leur origine, c'est la discorde des autres choses, c'est le disparate."* [31]

C'est manifestement dans un tel esprit que Foucault a écrit cette *archéologie du regard médical*, tant et si bien que la résumer équivaudrait à annuler sa spécificité, à refaire de l'histoire là où il a tenté de repérer une généalogie.

---

29 C. BERNARD, *Introduction à la médecine expérimentale*, op. cit., p. 71.

30 M. FOUCAULT, "Nietzsche, la généalogie de l'histoire", in *Hommage à Jean Hyppolite*, Paris, P.U.F., Coll. Épiméthée, 1971, p. 146.

31 Ibidem, p. 148.

Dès lors, nous ne pouvons que tracer les lignes de force de cet ouvrage : l'auteur nous amène dans un parcours où l'on peut suivre la modification de la découpe des faits qui permettra que surgisse ce nouveau positionnement du regard médical. Encore une fois mais d'une autre façon, ce que nous voyons disparaître c'est le mythe d'un corps malade que l'on aurait dégagé de ses attaches religieuses et que l'on aurait enfin appréhendé dans une rigoureuse objectivité jusque-là interdite. Au contraire, Foucault nous indique que c'est le type de regard qui change et que loin d'être un regard qui perçoit, donc attend et observe, c'est maintenant un regard qui sait, nomme et opère.

Pour l'auteur de *Naissance de la clinique*, nous sommes passés d'un regard où voir c'était percevoir à un regard où voir c'est savoir. Et ce qui permet cette *réorganisation épistémologique de la maladie*, c'est un ensemble de traits dont celui qui fait saillie est la naissance, avec Bichat, de l'anatomopathologie, ce moment où l'on a pu faire coïncider des conceptions avec des faits, des théories avec de l'objectif.

C'est ce mouvement de coïncidence du visible et de l'énonçable qui se trouve réalisé dans l'anatomo-pathologie et qui sera le point d'appui du rationalisme médical.

> *"L'expérience clinique représente un moment d'équilibre entre la parole et le spectacle. Équilibre précaire car il repose sur un formidable postulat : que tout le visible est énonçable et qu'il est tout entier visible parce que tout entier énonçable."* [32]

Une conception simpliste de l'évolution médicale essayait de soutenir que depuis toujours, le médecin était animé par ce souci scientifique, et que c'était de l'extérieur – en l'occurrence de la religion – que lui venait l'interdit de l'objectivation; que, dans un mouvement de libération, cette limite aurait été transgressée et qu'enfin aurait pu être regardé ce qui jusque-là restait inaccessible au regard. C'eût bien été alors le même mouvement d'Hippocrate au scientifique, le mérite de ce dernier ayant été d'avoir pu se débarrasser de ce qui entravait le premier. Pour Foucault, prétendre à une telle identité des démarches est faux et occulte ce qui fonde la médecine scientifique telle que nous la connaissons aujourd'hui.

Ce qui permet de "voir" enfin, ce n'est pas que l'on ait ôté les lunettes déformantes de la religion, c'est que l'on dispose d'une nouvelle possibilité de dire :

> *"Ce qui est modifié donnant lieu à la médecine anatomo-clinique ce n'est donc pas la simple surface de contact entre le sujet connaissant et l'objet connu; c'est la disposition plus générale du savoir qui détermine les positions réciproques et le jeu mutuel de celui qui doit connaître et de ce qui est à connaître. L'accès du regard médical à l'intérieur du corps malade n'est pas la continuation d'un*

32 M. FOUCAULT, *Naissance de la clinique*, op. cit., p. 116.

mouvement d'approche qui se serait développé plus ou moins régulièrement depuis le jour où le regard à peine savant du premier médecin s'est porté de loin sur le corps du premier patient; c'est le résultat d'une refonte au niveau du savoir lui-même et non pas au niveau des connaissances accumulées, affinées, approfondies, ajustées." [33]

La médecine était une connaissance incertaine; des chimistes comme Laplace font que cette incertitude puisse être traitée comme la somme d'un certain nombre de certitudes isolables et susceptibles d'un calcul rigoureux.

"Ce retournement conceptuel a été décisif (...) il donnait au champ clinique une structure nouvelle où l'individu mis en question est moins la personne malade que le fait pathologique indéfiniment reproductible chez tous les malades semblablement atteints." [34]

La complexité de combinaison, le principe de l'analogie, la perception des fréquences et le calcul des degrés de certitude vont servir désormais d'armature technique à ce qui devient l'étude des cas. La clinique ouvre un champ rendu visible par l'introduction dans le domaine pathologique de structures grammaticales et probabilitaires. C'est de l'ontologie de l'être du malade que la clinique se libère en prenant désormais pour objet la maladie comme fait. Cette nouvelle vision des choses n'a été rendue possible que parce qu'une autre manière de les dire l'avait permise. Il n'y va pas là d'une désimaginarisation qui aurait permis d'enfin aborder le réel, il y va de la modification des structures symboliques du dire qui rend visible ce qui jusque-là ne l'était pas.

C'est, comme le dira encore Foucault, la substitution à la question *"qu'avez-vous ?"* qui inaugurait le dialogue du médecin et du malade jusqu'au XIVe siècle, de cette autre question qui est encore celle d'aujourd'hui : *"Où avez-vous mal ?"* Cette nouvelle formulation réorganise entièrement le champ du savoir qui est présupposé dans l'abord du malade. Ce qui a fait coupure dans l'histoire de la médecine occidentale, c'est ce moment où l'expérience clinique est devenue le regard anatomo-clinique, car c'est dans l'anatomie pathologique que coïncide espace de configuration de la maladie et espace de localisation du mal. C'est à partir de cette coïncidence entre visible et dicible que la souveraineté du regard sera instituée en médecine; ainsi, par regard médical, il faut entendre ce regard armé, *"qui touche, entend, et de surcroît, voit"* et non un regard naïf, ou matinal, qu'aucun discours n'aurait préalablement déterminé.

Dès lors, ce qui se forge, c'est le concept de maladie dont l'apparition signe l'acte de naissance de la clinique médicale scientifique. Jusque-là, seule l'essence de la maladie présentait un intérêt pour le médecin. Au XIXe siècle,

33 Ibidem, p. 127.

34 Ibidem, p. 97.

dans une démarche inverse, le médecin, en partant des cadavres pour connaître le vivant, découvre que ce qui est invisible sur l'être vivant est en fait visible sur le cadavre. L'être de la maladie cesse dès lors d'être intéressant pour le médecin, car ce qui va désormais l'intéresser, c'est le siège de l'affection morbide, c'est l'espace local de la maladie qui est en même temps et immédiatement son espace causal.

Ainsi, dans ce mouvement de constitution du regard clinique, la mort peut désormais se regarder en face et c'est au poète que l'on s'en remettra pour porter le poids de sa dimension impossible.

Terminons en laissant Foucault conclure :

> *"Depuis 1816, la maladie se détache de la métaphysique du mal à laquelle, depuis des siècles, elle était apparentée; et elle trouve dans la visibilité de la mort la forme pleine où son contenu apparaît en termes positifs. Pensée par rapport à la nature, la maladie était l'inassignable négatif dont les causes, les formes, les manifestations ne s'offraient que de biais et sur un fond toujours reculé; perçue par rapport à la mort, la maladie devient exhaustivement lisible, ouverte sans résidu à la dissection, souveraine du langage et du regard. C'est lorsque la mort s'est intégrée épistémologiquement à l'expérience médicale que la maladie a pu se détacher de la contre-nature et prendre corps dans le corps vivant des individus. Il restera sans doute décisif pour notre culture que le premier discours scientifique tenu par elle sur l'individu ait dû passer par ce moment de la mort."* [35]

□

S'ils sont loin d'être univoques, les trois développements que nous venons de suivre sont néanmoins convergents pour ce qui est notre propos. Au XIXe siècle, au travers d'une série de médecins et d'idées qui leur sont chères, c'est à une véritable révolution que l'on assiste en médecine : la modélisation de ce qui devient alors science médicale sur la rationalité des sciences physico-chimiques va autoriser enfin l'efficacité thérapeutique qui, jusque-là, n'avait été qu'un vœu pieux.

Mais, au travers de ce franchissement, c'est l'objet même de la médecine qui se déplace. Comme notre paraphrase de Claude Bernard le laissait entendre, à partir de là, il y a *passage d'un art de guérir* les malades *à une science de guérir* les maladies.

Si nous acceptons de prendre cette mutation médicale en compte au lieu de la masquer en *scrutant le passé avec les lunettes du présent*, nous devons constater que, bien loin d'être de simples successeurs d'Hippocrate, les médecins scientifiques sont paradoxalement et les continuateurs et les

35 M. FOUCAULT, *ibidem*, p. 200.

contestataires du maître de Cos : héritiers d'Hippocrate, mais aussi de Claude Bernard, qui n'a innové qu'en se rebellant contre le premier, les médecins d'aujourd'hui s'inscrivent dans cette double filiation contradictoire.

Nous ne pouvons à cet égard nier que, dans l'accomplissement de leur science active et conquérante, ces derniers sont anti-hippocratiques, soucieux d'abord de prendre en compte les maladies, obtempérant en cela aux consignes de l'auteur de l'*Introduction à la médecine expérimentale.*

Précisons bien qu'il ne s'agit pas de laisser entendre que, depuis Magendie ou Claude Bernard, les médecins sont devenus insouciants de leurs malades; nous ne voulons nullement dire que le sujet malade ne les préoccupe plus, nous voulons seulement indiquer que, dans ce qui est devenu la spécificité de leur science, cette préoccupation n'existe plus comme telle; c'est la seule maladie qui est désormais le cœur de leur questionnement.

Une comparaison peut imager ceci : le garagiste se préoccupe de notre voiture : ses connaissances, sa technique, son savoir sont uniquement consacrés à la voiture, et il ne lui importe – dans son acte spécifique de garagiste – que nous soyons lymphatiques ou nerveux que dans la mesure où ceci affecte la voiture; la seule chose qu'il prendra en compte dans ses connaissances spécifiquement professionnelles, c'est l'influence de notre comportement sur l'usure prématurée des freins ou de l'embrayage. Autrement dit, il fait entrer les sujets conducteurs dans l'idéal de normalité de la voiture. Son savoir ne nous prend en compte, en tant que conducteurs, qu'en référence à notre véhicule. Ce qui ne l'empêchera évidemment pas de tenir compte de nous, lorsqu'il s'agira de nous fixer rendez-vous, ou de nous présenter la facture; et s'il peut être extrêmement différent pour chacun d'entre nous d'avoir affaire à un garagiste affable, aimable et sympathique, ou d'avoir à composer avec un garagiste revêche et abusif, il nous faut repérer que ces notions n'impliquent nullement son savoir de garagiste.

Le médecin formé à la médecine scientifique est dans la position du garagiste; comme ce dernier, il dispose d'un savoir qui ne prend nullement en compte le sujet malade; l'organisme est pour le médecin comme la voiture pour le garagiste : sa connaissance de l'organisme en tant que tel n'a aucunement besoin de me connaître comme sujet, ce qui ne veut pas dire que ceci n'est pas important, mais ce n'est pas essentiel à l'exercice de son savoir médical. D'ailleurs, nous savons bien que si nous sommes dérangés par le comportement peu affable d'un médecin, nous ne remettrons pas en cause ses compétences médicales pour autant. Inversement, un médecin aussi sympathique soit-il, sera peu apprécié s'il s'avère que son savoir médical est inconsistant.

Notons dès lors que si aujourd'hui le médecin continue de s'intéresser au malade, c'est en tant qu'il déborde de sa seule position médicale scientifique. Ce qui ne veut pas dire que dans le concret de l'expérience quotidienne, le médecin n'utilise plus son art, mais que s'il le fait – et il le fait heureusement souvent – ce n'est pas dans le cadre de sa démarche scientifique : c'est en supplément.

Ici encore, Claude Bernard ne laissait aucun doute lorsqu'il écrivait :

"En résumé, il faut laisser là toutes ces prétentions du médecin à être un artiste. Ce sont des idées fausses qui ne sont bonnes qu'à favoriser, ainsi que nous l'avons dit, la paresse, l'ignorance et le charlatanisme. La médecine est une science et non pas un art. Le médecin ne doit aspirer qu'à devenir un savant; et c'est seulement dans son ignorance et en attendant qu'il peut se résigner à être empirique d'une manière transitoire." [36]

C'est donc bien plutôt l'auteur de l'*Introduction à la médecine expérimentale* à qui le médecin d'aujourd'hui emboîte le pas, même s'il continue à se penser successeur d'Hippocrate. Et ce d'autant plus qu'il se cantonne à une pratique – hospitalière par exemple – où la technicité médicale a pris l'ampleur que nous lui connaissons. Science et technologie sont en effet désormais étroitement intriquées et la frontière qui les sépare s'est de plus en plus estompée au point que le savant que convoque Claude Bernard doit aussi bien souvent être identifié à un technicien de haut-niveau. [37]

En somme, le médecin d'aujourd'hui est divisé entre d'une part son obédience prioritaire à la conception scientifique de la médecine que nous avons repérée comme surgissant au XIXe siècle, et d'autre part la persistance de son inscription dans la tradition hippocratique.

Ce que le médecin contemporain semble avoir peine à prendre en compte, c'est qu'il est travaillé par cette division : il est devenu l'ouvrier de cette médecine scientifique qui sans contestation aucune est efficace, et doit assumer tout ce savoir scientifique qui s'est progressivement constitué; par ailleurs, dans ce mouvement qui l'a installé comme médecin, – car aujourd'hui il est médecin parce qu'il a accepté d'être agent de cette médecine – quelque chose s'est perdu de la tradition hippocratique et le seul renvoi au Serment d'Hippocrate ne suffit pas à effacer les effets de l'événement fondateur de la position médicale actuelle.

Nous pouvons par contre, interpréter de multiples aspects de la crise de la médecine contemporaine, tels que la prospérité des médecines parallèles ou des médecines dites douces, l'acharnement thérapeutique, la lassitude du médecin généraliste confronté répétitivement à des consultations sans vrai motif médical, la déshumanisation des hôpitaux ou même le déficit croissant

36 C. BERNARD, *Principes de médecine expérimentale*, op. cit., pp. 48-50.

37 *"Si la science a pour objectif le progrès de la connaissance, alors que la technologie a pour objectif la transformation de la réalité donnée, (...) s'il y a cette différence spécifique entre la science et la technique, il n'en reste pas moins que leur interaction est de plus en plus étroite, et que c'est là justement ce qui caractérise la technique moderne."* LADRIÈRE J., *Les Enjeux de la rationalité*, Paris, Aubier-Montaigne, 1977, pp. 57 et 63.

des systèmes de sécurité sociale, comme autant de signes directement ou indirectement liés à cette division et à l'antithétisme d'où celle-ci est issue.

Il faut considérer la soumission du discours médical au discours de la science comme corrélative de l'évolution générale du savoir en Occident : en effet, il ne s'agit dans cette mutation que d'une application particulière du passage de l'idée grecque d'épistémè à l'idée post-galiléenne de science. Rappelons que l'on a coutume de dire que la science est née deux fois : une première fois en Grèce, et une seconde à l'âge classique. La constitution de l'*Epistémè*[38] avait déjà pour vœu de faire disparaître toute trace d'interlocutivité, l'exigence épistémique étant exigence de la négation du discours comme discours. Celle-ci n'aboutira à son terme qu'à l'âge classique, où effectivement, le discours de la science pourra se tenir en n'apparaissant plus comme lien social. Ainsi donc, de la science grecque à celle que nous connaissons, nous sommes passés d'une prétention à un discours à sa constitution effective; du vœu d'une mise en système symbolique au moment où ce symbolique peut "oublier" son acte de naissance.

Il en est de même pour l'évolution de la médecine : Hippocrate inaugure la prétention à un discours sur la maladie et le malade, ensuite Claude Bernard, Magendie et quelques autres constituent ce discours de la médecine qui désormais a prise sur le réel de la maladie, mais en "oubliant" cette dimension de discours, d'interlocutivité – en l'occurrence entre malade et médecin – qui pourtant a permis qu'il se constitue.

Terminons ici en nous demandant pourquoi ne pas voir dans notre médecine actuelle la conséquence pure et simple d'une différence de moyens ? En quoi serait contestable une conception qui ferait de Claude Bernard le simple successeur d'Hippocrate à condition bien sûr de prendre en compte que le premier dispose d'autres moyens que le maître de Cos ?

Il est vrai qu'Hippocrate n'avait pas les moyens adéquats pour regarder objectivement la maladie, mais loin de considérer ceci comme un défaut dans son savoir, nous devons repérer que c'est ce défaut même qui constitue sa spécificité et qui le détermine comme savoir hippocratique.

La médecine hippocratique n'est pas seulement une médecine ignorante de ce que la science lui permettra d'apprendre par la suite, c'est une médecine qui, de ce fait, ne pouvait faire autrement que de "compter avec l'ignorance".

38 Précisons ici les distinctions habituellement faites entre *épistémè* et science. Comme l'épistémè antique, la science se présente comme un savoir rationnel, transmissible et elle suppose un objet à connaître permanent et nécessaire; sa visée ne vise à rien d'autre qu'à interpréter le monde, même si elle permet de le transformer. Mais elle se différencie par quelques oppositions : l'épistémè exclut toute idée de recherche, et il faut ajouter les rôles et fonctions différentes que jouent dans la science et l'épistémè les mathématiques d'une part et l'expérience d'autre part." Cf. à ce sujet : F. WOLFF, "Le discours de la science dans la pensée grecque", *Le Trimestre Psychanalytique*, n° 1, 1991, pp. 13-31.

Et même si déjà Hippocrate disait qu'il fallait se méfier de ce que disait le patient, il ne pouvait pas objectiver dans le malade la maladie, car lui-même n'arrivait pas à se départir de son énonciation.

Il y a en quelque sorte renvoi en miroir de ce qu'Hippocrate, médecin, n'arrive pas à faire de la médecine et que du malade, il n'arrive pas à faire une maladie. Mais c'est aussi cette impossibilité du discours d'Hippocrate à rendre compte de la maladie qui est garantie de la non-éviction du malade. C'est de manière paradoxale le manque même de la médecine hippocratique qui la spécifie comme hippocratique.

Et c'est seulement au XIXe siècle que Claude Bernard, arrêtant de pérorer et d'observer passivement pour enfin agir, peut séparer la paille des mots du grain des choses et fonder la médecine expérimentale, celle qui se donne pour tâche de savoir et qui se donne les moyens de pouvoir.

En somme, là où Hippocrate était maître de sa médecine, celle-ci ne se détachait pas encore de sa pensée; il en gardait la maîtrise, mais c'était au prix de ne rien maîtriser, ou si peu. Le médecin contemporain quant à lui, utilise une médecine qui ne doit plus rien à sa propre énonciation de médecin, ce qui lui permet d'être efficace, mais au prix de n'être plus qu'un contremaître de cette médecine, un agent de son discours.

La différence apparemment purement quantitative entre le médecin du XVIIIe siècle qui n'a que peu d'objets thérapeutiques à présenter au malade – comme la saignée et quelques pharmacopées – et le médecin actuel qui a une multitude d'objets à présenter, est aussi différence qualitative.

Dans le premier cas, l'arrière-fond, le décor du travail du médecin, c'est qu'il n'y a pas d'objet thérapeutique, c'est que de toute façon, il est impossible de modifier le cours des choses [39]. Il faudra attendre la transformation de l'art en science pour que la médecine devienne efficace et, avec la flambée du progrès médical, l'arrière-fond a définitivement changé. Celui-ci est devenu : "Il doit exister un objet thérapeutique, même si nous ne le possédons pas encore actuellement, nous le trouverons demain !". Cette modification est radicale, ce passage du *"il n'y a pas d'objet"* au *"il y a un objet, ou il y en aura un"* est une modification qualitative, car c'est le statut du manque qui en est changé.

Philippe Ariès, dans ses études sur la question de la mort inversée [40], nous rappelle qu'au Moyen-Age, un document pontifical imposait au médecin

39 Après avoir fait l'inventaire restreint des moyens curatifs à la disposition du médecin de province au XIXe siècle, Jacques Léonard dans sa *Vie quotidienne du médecin de province au XIXe siècle*, nous dit : *"Mais en général, l'improvisation tente d'infiltrer une technique opportune dans le monde opaque de l'inertie campagnarde, pour qui la guérison du mal est du ressort du destin plutôt que de l'art"*, J. LÉONARD, *La Vie quotidienne du médecin de province au XIXe siècle*, op. cit., p. 71.

40 P. ARIÈS, *Essais sur l'histoire de la mort en Occident*, Paris, Seuil, coll. Point n° 31, 1982.

d'avertir le patient de sa mort prochaine. Aujourd'hui, nous savons tous les débats qui existent autour de la réintégration de la mort abolie de l'espace médical. C'est que ces deux manières de penser sont interdépendantes. Loin d'être une médecine qui ne savait pas, la médecine hippocratique est celle qui donne sa place au non-savoir et du même coup à la mort, par nécessité et non par choix délibéré. Mais en se soumettant à la rationalité scientifique, la médecine contemporaine fait de ce non-savoir un avatar, un manque à savoir qu'il faut tenter de juguler et de ce fait, c'est à la mort qu'elle n'arrive plus à donner sa place.

L'on pourrait se contenter de dire qu'Hippocrate ne réussit pas faute des moyens mis à sa disposition, et que Claude Bernard inaugure l'efficacité de la médecine par simple poursuite des objectifs du premier. Mais ce serait faire fi d'une double opération :

- celle par laquelle pour réussir à être efficace, il a fallu au second se calquer sur un modèle scientifique, physico-chimique et ceci non sans effet de réduction du malade à une maladie – l'*Introduction à la médecine expérimentale* s'ouvre sur les mots "*Conserver la santé et guérir la maladie*".
- celle par laquelle cette vue des choses passerait sous silence ce qui précisément caractérise la médecine hippocratique, soit que toutes ses connaissances – et il n'est pas inutile de rappeler qu'il y en avait et de rigoureuses – ne modifient pas radicalement le fond d'ignorance sur lequel elles se développent.

La médecine scientifique est l'antidote de la médecine hippocratique en tant que s'y inversent les rapports de l'impossibilité et de l'impuissance. Pour la médecine hippocratique, l'impuissance ne parvient jamais à masquer l'impossibilité sur laquelle elle se fonde. La médecine scientifique quant à elle met en avant son impuissance, mais ce faisant, elle occulte qu'elle élude l'impossible.

□

On pourrait reprendre à ce propos les railleries qui ont été adressées aux médecins depuis les débuts de la culture humaine. Dans notre culture occidentale, point n'est besoin de rappeler que deux écrivains y ont excellé : Molière et Jules Romains. La question que l'on pourrait se poser est de savoir si les railleries de l'auteur du *Médecin malgré lui* portent au même endroit que celle du Dr Knock. Il n'est pas difficile de répondre par la négative à cette question. Il suffit de prendre les titres mêmes de ces pièces : *L'Amour médecin*, qui fut créé à Versailles en 1665, était appelé couramment à l'époque *Les Médecins*. En 1923 est représenté *Knock* de Jules Romains, *Knock ou le triomphe de la médecine*.

Au siècle de Molière [41], c'est en effet aux médecins qu'on s'en prend, aux médecins en tant qu'ils se cantonnent dans leur propres cogitations et que celles-ci sont loin de se rapporter aux faits eux-mêmes :

M. Tomes (médecin, représentant d'Aquin, médecin du roi) : *Comment se porte son cocher ?*

Lisette : *Fort bien, il est mort.*

Tomes : *Mort !*

Lisette : *Oui.*

Tomes : *Cela ne se peut.*

Lisette : *Je ne sais pas si cela se peut; mais je sais bien que cela est.*

Tomes : *Il ne peut pas être mort, vous dis-je.*

Lisette : *Et moi je vous dis qu'il est mort et enterré.*

Tomes : *Vous vous trompez.*

Lisette : *Je l'ai vu.*

Tomes : *Cela est impossible. Hippocrate dit que ces sortes de maladies ne se terminent qu'au quatorze, ou au vingt et un et il n'y a que six jours qu'il est tombé malade.*

Lisette : *Hippocrate dira ce qui lui plaira, mais le cocher est mort.* [42]

La raillerie ne laisse pas de doute quant à son objet. Le savoir du médecin est en contradiction avec la réalité. Et de surplus, le médecin est prisonnier de ce savoir inutile et davantage soucieux de son statut que de sa correspondance avec la réalité. À vouloir ne pas reconnaître la mort elle-même, ce n'est pas un savoir seulement pris en défaut dans tel ou tel détail, c'est le savoir lui-même qui est interrogé; le médecin est inadéquat à sa tâche, il pérore sur la mort pendant que celle-ci opère et même quant elle a lieu, le médecin continue de pérorer. Ce qui d'ailleurs n'est pas sans lui donner quelque avantage, dira encore Molière dans *Le Médecin malgré lui*, ce statut fort enviable :

> *"Je suis d'avis de m'en tenir toute ma vie à la médecine. Je trouve que c'est le métier le meilleur de tous; car, soit qu'on fasse bien, soit qu'on fasse mal, on est toujours payé de même sorte : la méchante besogne ne retombe jamais sur notre dos; et nous taillons comme il nous plaît sur l'étoffe où nous travaillons. Un cordonnier, en faisant des souliers, ne saurait gâter un morceau de cuir qu'il n'en paye les pots cassés; mais ici l'on peut gâter un homme sans qu'il n'en coûte rien.*

41 Notons, suite à une remarque de Claude Landman, que c'est au siècle de Molière que commence la raillerie des médecins; il n'existe pas à notre connaissance d'humour au détriment de la fonction médicale avant le grand siècle. Cela tiendrait-il à ce qu'il faille attendre la césure cartésienne pour commencer à critiquer la médecine ? Jusque-là le médecin restait-il indemne de toute atteinte de par la façon dont il occupait sa place ?

42 MOLIÈRE, *L'Amour médecin*, Paris, Flammarion, 1965, Tome II, p. 420.

Les bévues ne sont point pour nous; et c'est toujours la faute de celui qui meurt. Enfin le bon de cette profession est qu'il y a parmi les morts une honnêteté, une discrétion la plus grande du monde; et jamais on n'en voit se plaindre du médecin qui l'a tué." [43]

C'est bien l'imposture du médecin quant au savoir qu'il prétend posséder qui est l'enjeu de la raillerie. C'est le médecin qui est visé, non pas tant la médecine qui, en quelque sorte, ne laisse aucune illusion.

Le docteur Knock, quant à lui, n'est pas le même genre de médecin et la raillerie ne porte pas sur le même point. Knock se targue d'avoir consacré sa thèse de trente-deux pages "*Sur les prétendus états de santé*" en y inscrivant cette épigraphe – qu'il a attribuée à Claude Bernard, ajoutera-t-il – "*Les gens bien portants sont des malades qui s'ignorent*". Et lorsque le docteur Parpalaid se risquera à soupçonner Knock d'inventer tous ces malades par intérêt personnel, la réponse situera l'enjeu de la raillerie :

Docteur Parpalaid : *Vous allez dire que je donne dans le rigorisme, que je coupe les cheveux en quatre. Mais est-ce que dans votre méthode, l'intérêt du malade n'est pas un peu subordonné à l'intérêt du médecin ?*

Knock : *Docteur Parpalaid, vous oubliez qu'il y a un intérêt supérieur à ces deux-là.*

Le Docteur : *Lequel ?*

Knock : *Celui de la médecine. C'est le seul dont je me préoccupe.* [44]

La raillerie de Jules Romains porte sur la médecine – ou sur le médecin, comme agent de la médecine. Ce n'est pas la toute-puissance du médecin qui est visée, c'est la toute puissance de la médecine et le fait que le médecin s'y identifie qui est l'objet de l'humour. Jules Romains ne se moque pas du médecin de la même façon que Molière. Car ce n'est pas le même médecin qui est visé. Pour Molière, le médecin ne sait pas grand chose, mais prétend savoir et jusqu'au ridicule, jusqu'à ne pas prendre en compte le seul fait indubitable, la mort. Pour Jules Romains, le médecin sait et ce qui est visé par l'humour de l'écrivain, c'est le pouvoir qu'il prend sur les malades au nom de la médecine. Entre Molière et Jules Romains, le médecin a changé de visage. L'un ne savait rien, ou en tout cas pas grand chose, et donnait place à sa propre subjectivité comme suppléance à son absence de savoir, mais dans ce mouvement c'est aussi la subjectivité du malade à laquelle il donnait droit de cité.

Pour le médecin de Jules Romains, celui du triomphe de la médecine, c'est la maladie qui va prendre le pas sur le malade, et c'est au nom de la médecine que le Dr Knock repérera les maladies même là où les gens ne sont

43 MOLIÈRE, *Le Médecin malgré lui*, Paris, Flammarion, 1965, Tome I, p. 322.

44 J. ROMAINS, *Knock, ou le triomphe de la médecine*, Paris, Gallimard, coll. Folio, pp. 134-135.

pas malades, en dressant la *"carte de la pénétration médicale"*. La subjectivité du malade a disparu, ce dernier n'étant plus qu' *"petit point rouge qui indique l'emplacement d'un malade régulier"*; en même temps d'ailleurs que la subjectivité du médecin, celui-ci n'étant plus qu'un contremaître du discours médical. Le triomphe du Dr Knock n'est pas le triomphe du médecin, c'est celui de la médecine.

□

En sortant enfin de toutes ses conceptions mythiques, pérorantes où il ne pouvait faire autrement qu'introduire sa subjectivité, le médecin est parvenu à cette "objectivité" qu'on appelle scientifique; ce mouvement n'est pas contestable, mais nous péchons par omission si, en même temps que nous en repérons l'efficacité, nous ne prenons pas en compte qu'il y a antagonisme entre cette objectivité scientifique et la place laissée à la subjectivité.

Il ne s'agit pas ici de porter un quelconque jugement moral, il s'agit de repérer ce qu'il en est de la structure de l'acte médical scientifique afin d'être à même d'en tirer les conséquences au lieu de continuer à rêver d'un retour à l'unité psycho-somatique.

Depuis l'irruption de la science en médecine, il y a bel et bien comme le dit Leriche *"maladie du malade"* et *"maladie du médecin"*.

Il nous faudra voir avec précision que dans sa constitution même, la médecine scientifique exige cette désubjectivation du malade. Désormais, les patients ne seront plus que les terrains sur lesquels auront lieu les affections. Les terrains peuvent être tous de nature différente, et il ne s'agit pas de le contester, mais cela n'a aucune incidence sur le savoir de la maladie. C'est à ce prix que pourra se tenir l'acte médical d'aujourd'hui, et la conséquence sera une déshumanisation, une réduction de la médecine à une médecine vétérinaire. Nous partageons tout à fait quant à ce point l'avis de Clavreul : *"On ne peut prétendre sauver à la fois le discours médical et le discours du patient"*. L'irruption de la science en médecine a un corollaire : c'est que désormais objectivité scientifique et subjectivité du malade se trouvent dans deux positions analogues à la localisation et à la vitesse de l'électron selon le principe d'Heisenberg. Si l'on connaît la vitesse d'un électron, on ne pourra définir avec précision sa localisation et inversement.

Le cas, le numéro de chambre dont on se sert pour définir les malades à l'hôpital, ou encore le nom des organes dont on se sert pour parler des opérés prévus à la salle d'opération, ne sont pas des faits liés au manque de temps ou à une insuffisante prise en compte des patients, ce sont des conséquences de la façon dont la médecine scientifique s'est constituée, autrement dit, ce sont des éléments propres à la structure de la médecine d'aujourd'hui.

Pour cette dernière, ce qui est visé, c'est une maladie, donc un organe ou un numéro et non un malade ou un nom. Et ce ne sera jamais que dans un mouvement de rattrapage, de rectification, que le médecin d'aujourd'hui, nécessairement agent de la médecine scientifique, pourra prendre en compte le patient dans sa subjectivité.

Et là est bien l'essentiel de notre propos, c'est de tirer conséquence de ce fait-là : en elle-même, la médecine d'aujourd'hui est a-subjective, elle ne se préoccupe pas des malades, elle ne peut directement prendre en compte le patient; et il faut cesser de le dénier, car ce sont là les données de son acte de naissance. Plutôt que de masquer ce qui est nécessité de structure pour le discours médical, il y aurait fort à gagner de le mettre au grand jour pour pouvoir en apprécier toute la portée. Nous pourrions ainsi éviter de nous enliser dans la recherche de compromis toujours douteux parce qu'aussitôt hypothéqués par leur caractère mensonger.

N'est-ce pas d'ailleurs cette même médecine qui conseille d'estimer d'abord correctement le mal avant de chercher le remède approprié ? Ainsi il nous faut reconnaître à cette impossibilité de structure sa place propre; c'est à ce prix, et à ce prix seulement que pourra "avoir lieu" le travail qui permettra de considérer à nouveau le malade, et plus seulement la maladie.

II
Caractéristiques de la médecine scientifique contemporaine

Auscultation, palpation, percussion... Les deux praticiens se retirent côte à côte et se lancent dans des palabres où rein et appendice reviennent périodiquement. Et, de nouveau, à la question de vie ou de mort se substitue la querelle du rein et de l'appendice...

Léon TOLSTOÏ, *La Mort d'Ivan Illich.*

Le développement actuel de la médecine a son impact propre sur ce qu'est la science de guérir. La seule référence à une rupture dans son histoire ne suffit pas à expliquer comme telles les caractéristiques de la médecine d'aujourd'hui. Car, une fois que les choses ont pris le cours que nous avons précédemment décrit, elles continuent d'avoir leur vie propre et d'engendrer des problèmes spécifiques à cette évolution, comme par un effet d'entraînement.

Nous allons tenter de relever quelques unes des caractéristiques de cette scientifisation de la médecine. Mais avant ces développements, il nous faut rappeler l'importance d'avoir situé la médecine d'aujourd'hui comme un discours et de ce fait comme quelque chose qui échappe à la maîtrise du seul médecin.

Cette idée d'un médecin scientifique qui n'est plus maître de sa médecine, qui n'en est plus que le contremaître, est sans aucun doute difficile à accepter pour l'héritier d'Hippocrate.

N'est-elle pas en effet du même ordre que ces blessures narcissiques que Freud [1] relevait dans l'histoire de l'humanité : blessure cosmologique avec Copernic qui découvre que la terre n'est pas au centre du monde, blessure biologique avec Darwin et sa théorie de l'évolution et enfin, blessure psychologique avec la découverte de l'inconscient, soit que l'homme n'est pas maître en sa maison.

Ce qu'en effet la psychanalyse freudienne met en évidence, c'est que l'inconscient est à entendre non pas comme un concept négatif, au sens où il y aurait du non conscient, des éléments qui échapperaient à la conscience,

1 S. FREUD, "Une Difficulté de la psychanalyse", in *L'Inquiétante Étrangeté et autres essais*, Paris, Gallimard, Folio-Essais n° 93, 1985.

mais bien plutôt comme une "autre scène" à partir de laquelle des choses sont décidées, organisées et dont dès lors nous sommes bien plus esclaves que maîtres. Là où nous croyons être des "décidants", nous sommes davantage des "décidés".

Ainsi, nous sommes déterminés par notre histoire et si nous pouvons nous réapproprier certaines "paroles d'avant" qui nous constituent à notre insu, il reste que nous nous trouvons néanmoins face à un trait de structure, à savoir que du fait même de parler, il y a inconscient : "*C'est le langage qui est la condition de l'inconscient*", dira Jacques Lacan. Parler, pour un individu, suppose qu'il ait consenti à l'hypothèque de cette "autre scène", même s'il passe son existence à en méconnaître les conséquences. Le fait qu'un enfant se mette à parler suppose qu'il ait accepté de passer par le discours qui préexiste avant lui; il ne viendra à l'idée d'aucun de prétendre que l'enfant invente la langue française par exemple, même si à l'occasion, il peut l'enrichir d'un mot. Ce nécessaire passage par le discours de l'autre pour arriver à se dire, équivaut – bien plus qu'à passer par la parole d'un autre, d'un collègue humain, d'un "alter ego" – à une soumission à ce fait de structure : que pour parler, il faille nécessairement passer par le discours de l'Autre – écrit dès lors avec une majuscule qui ne désigne plus l'individu doté de parole que je rencontre, mais le lieu où cette parole se constitue. C'est ce qui fera dire à Lacan que "*l'inconscient, c'est le discours de l'Autre*".

En somme, dire comme Freud nous l'a fait entendre – et pour en rester à des choses tout à fait préliminaires – que le Moi n'est pas maître en sa maison, équivaut d'une part à dire qu'il n'y est pas le maître, mais d'autre part que ce qui là régit les choses, c'est non pas un autre maître, plus profond, plus intime... mais plutôt un lieu, un endroit que l'on pourrait donc dire acéphale.

Et il faut d'emblée indiquer cette précision car elle reste source de multiples malentendus : beaucoup de médecins, comme beaucoup d'individus sont tout à fait prêts à accepter que le comportement d'un patient est soumis à des zones obscures à lui-même, qu'un inconscient existe, mais seulement dans la mesure où reconnaître cela implique qu'un certain type de connaissance arrivera à épuiser cette zone d'ombre, qu'un homo psychologicus pourra apporter des lumières à cet inconscient.

Mais là où la chose devient plus difficile à accepter, c'est quand il s'agit de prendre en compte qu'adhérer à l'hypothèse de l'inconscient amène à devoir se considérer comme "décidé", non par un autre, mais par du discours, par de la parole sans sujet. Et que du coup, il faudra envisager l'approche de cette part inconsciente de l'individu comme un savoir à se réapproprier [2]; et qu'en plus, loin de pouvoir penser venir à bout de cette zone d'ombre, il s'agira de lui donner sa place de lieu inexpugnable auquel

2 Ce que précise bien la traduction lacanienne de la formule de Freud "Wo es war, sooll ich werden" : "Là où c'était, il faut que j'advienne".

le sujet doit reconnaître son allégeance. Alors, habituellement face à cela, un mouvement de désarroi vient troubler les esprits les plus ouverts. Et en effet, la distinction que nous faisons est ici lourde de conséquences. Elle situe l'enjeu du débat, car si, comme le suggère Lucien Israël, "*on pourrait résumer en une phrase ce qui permettrait l'avènement d'une médecine nouvelle : remettre à sa place l'inconscient du malade et du médecin*" [3], alors il ne suffira plus d'appeler le médecin psychosomaticien ou le psychiatre ou même le psychanalyste à la rescousse, il faudra plutôt tirer conséquence de cette découverte de l'inconscient pour la pratique médicale.

De la même façon [4] que l'on peut reconnaître plusieurs niveaux de prise en compte de l'inconscient par le médecin, il nous faut distinguer plusieurs niveaux de repérage de l'impact de la constitution du "discours médical" scientifique. Ainsi le médecin peut penser que tout est explicable par ses connaissances. La chose est plutôt rare. Il est souvent d'accord pour dire que l'affection qu'il traite n'est pas sans rapport avec tel événement survenu au patient ou que des causes ignorées doivent être tenues pour responsables de la survenue de la maladie, mais ce à quoi il se refuse, c'est à admettre que ce champ dont il reconnaît pourtant l'existence ait des lois propres qui interfèrent dans l'organisation du patient.

Pareillement, la grande majorité des médecins est consciente de ne plus être maître de leur médecine. Mais il reste un pas à faire pour qu'ils prennent en compte que cette médecine les détermine à son tour, tant elle est devenue complexe d'une part et constituée en discours d'autre part. Ce à quoi résiste davantage le médecin, à l'instar de son rapport à l'inconscient, c'est à admettre que le discours médical – qu'il consent ne plus maîtriser entièrement – ait ses lois de fonctionnement qui imposent à son exercice de médecin des contraintes particulièrement prégnantes.

Or, c'est ce à quoi nous invite cette notion de discours médical : quand aujourd'hui un patient s'adresse à un médecin, c'est à la médecine que désormais il s'adresse, de la même manière que quand il s'adresse à l'employé de la banque, c'est à toute l'institution bancaire qu'il s'adresse.

---

3 L. ISRAËL, *La Maladie iatrogène*, Encyclopédie Médico-chirurgicale - Psychiatrie.

4 C'est ici bien sûr une formule imagée, car à première vue, il ne s'agit pas du même processus : le discours médical relève plus d'une évolution historique et donc de la sociologie, alors que l'inconscient freudien renvoie àl'histoire affective individuelle de tout un chacun comme déterminant sa constitution même de sujet. Pourtant à y regarder de plus près, et cela selon les propos mêmes de Freud, l'opposition entre psychologie individuelle et psychologie sociale est beaucoup moins productive qu'il n'y paraît; et le rapport qu'individuellement le sujet entretient avec le discours qui l'a constitué – soit son inconscient – est plutôt du même tabac que le rapport entre un membre de la collectivité et le discours qui a fondé celle-ci; c'est sans doute ce qui faisait avancer à Lacan que "l'inconscient, c'est le social".

Lorsque le malade s'adresse au médecin, c'est le discours médical qu'il rencontre, car celui qu'il rencontre tient son statut de ce dernier; or nous avons vu que cette médecine se soutient de ce qu'au travers du malade, c'est la maladie qu'elle vise; c'est cela même qui dans le retour va organiser que là où le malade s'adresse au médecin, c'est une institution médicale s'intéressant à la maladie qu'il va rencontrer. Le rapport n'est donc nullement pour la médecine scientifique un rapport médecin – malade, c'est un rapport institution médicale – maladie [5].

Le médecin peut souhaiter avoir avec son patient un bon contact, mais cette préoccupation n'entre pas dans la spécificité de ce qui fera l'acte médical de la médecine scientifique. Peu importe de faire paisiblement ou brutalement un examen médical pour estimer la qualité de cet examen du strict point de vue médical.

Qu'une anesthésie péridurale ait été accomplie à trois reprises chez un vieillard sans que celui-ci puisse dire si c'est le même médecin qui l'a effectuée, parce qu'il ne l'a pas vu – le médecin ne s'étant jamais présenté face à lui – n'enlève rien à la qualité de l'acte technique. Et ce sera d'ailleurs toujours avec un malaise, si pas un sentiment d'injustice, que le médecin s'entendra reprocher ce fait, étant donné que son rapport au discours médical est tel qu'il ne lui incombait pas dans le chef de son acte médical, de se présenter au patient.

Prendre en compte la spécificité de l'existence du discours médical consiste à repérer les caractéristiques de ce lien social particulier qui aujourd'hui est celui du malade au médecin et du médecin au malade. C'est d'abord prendre en compte le poids déterminant de ce discours chez le médecin : le discours médical est en effet un peu comme une langue qui ne nous permettra d'entendre que ce qu'elle autorise d'énoncer. S'il n'existe pas de mots pour désigner dans une langue ce que l'on trouve dans une autre, il y aura difficulté à faire entendre dans la première langue ce qui est dit là dans la seconde. Ainsi du discours médical qui détermine ce que le médecin pourra entendre. Le médecin, habilité à diagnostiquer les douleurs avant le repas comme spécifiques de l'ulcère gastro-duodénal, entendra lorsqu'un patient lui évoquera ce type de douleurs; mais lorsque ce dernier lui parlera de douleurs surgissant aux heures paires, cela ne correspondra à aucun de ses schémas, et le médecin ne pourra donner aucune place à ce que dit le patient. Cela se terminera dès lors par le bien connu : "Ce n'est rien", et cette formule n'équivaut à rien d'autre qu'à reconnaître pour le médecin que le discours médical dans lequel il inscrit son écoute du malade ne lui permet pas d'entendre ce qui est désigné là par le patient.

5 Cf. J. CLAVREUL, *L'Ordre médical*, Paris, Seuil, 1978.

Notons que cette grille d'écoute du discours médical, déterminante de ce que le médecin pourra entendre, spécifie la médecine homéopathique. Beaucoup de médecins se tournent aujourd'hui vers l'homéopathie, et en dehors des critiques d'ordre scientifique que l'on peut faire à cette discipline – sur lesquelles nous ne prendrons pas parti – ce qui s'avère certain c'est que le médecin homéopathe dispose d'un filet à mailles beaucoup plus serrées que le médecin allopathe. Là où très souvent le médecin allopathe est devant l'impossibilité de faire entrer ce qu'il écoute dans ce qu'il connaît, l'homéopathe dispose d'un outil plus affiné qui lui permettra de donner consistance à telle ou telle particularité du sujet et qui l'autorisera à entendre les plaintes concernant les douleurs d'estomac aux heures paires du cadran de la montre et, de ce fait, à ne pas considérer cela comme rien et au moins à donner l'impression au patient de pouvoir accueillir sa plainte.

Ceci restera néanmoins en deçà de ce que nous croyons nécessaire pour qu'un sujet soit entendu effectivement – on pourrait déjà risquer de dire que pour qu'un sujet soit entendu, il faut qu'il le soit jusqu'à l'irréductible du malentendu. Et c'est ce qui nous fera qualifier la médecine homéopathique de médecine du sursis, ou encore de sursis de la position médicale. Soit que grâce au savoir homéopathique, le médecin – mais aussi le malade – dispose d'un sursis supplémentaire avant de rencontrer le point où malade et médecin ne s'entendent plus.

Mais venons-en maintenant à quelques caractéristiques de la médecine scientifique contemporaine qui nous feront percevoir le poids de la détermination du discours médical sur le médecin aussi bien que sur le malade.

1 L'exclusion du sujet

Lorsqu'un patient s'adresse au médecin parce que depuis quelques jours il constate que du sang se mêle à ses urines, comment est-il entendu ? La question peut paraître banale, mais la scène mérite qu'on s'y arrête. Chacun en effet connaît un tant soit peu la réponse : le médecin fera une anamnèse, la plus soignée qu'il peut, s'orientera en fonction d'autres symptômes concomitants éventuels et ébauchera une hypothèse de diagnostic; il demandera ensuite des examens complémentaires et dans le meilleur des cas, après bilan, interviendra en prescrivant une thérapeutique. Dans la rédaction de son dossier, le médecin notera à l'endroit ad hoc – soit motif de la consultation – la mention : hématurie, terme scientifique qui désigne la présence de sang dans les urines.

Ce seul dernier fait mérite notre attention. Que s'est-il passé entre la parole du patient venant se plaindre d'avoir constaté que depuis une huitaine de jours – depuis la dernière kermesse du village – qu'il est "comme s'il pissait du sang", et cette formule inscrite par le médecin dans le dossier : hématurie ? Entre la parole du patient et l'écrit du médecin, il y a eu réduction. On peut bien sûr voir la nécessité de cette réduction au niveau de la quantité de mots à transcrire : d'un seul mot le médecin résume le motif de la plainte. Mais là n'est évidemment pas l'essentiel de la portée réductrice de cette inscription – qui équivaut à son écoute – médicale. Cette réduction en effet est bien plus radicale : de la plainte singulière d'un individu avec son histoire, sa chronologie, sa manière de le dire et son propre vocabulaire, on est passé par le biais du médecin à une inscription qui, si elle est exhaustive pour ce qui lui est nécessaire d'entendre dans sa fonction médicale, a néanmoins évacué tout ce qui était particulier à ce malade-là. Du singulier, la réduction a permis de passer au général. D'une plainte subjective, le médecin a fait un symptôme objectif et ce faisant, il a accompli son travail de médecin.

C'est en effet la tâche que lui assigne la médecine scientifique, soit de traiter ce symptôme du point de vue de ce qui est généralisable; autrement dit encore, de le traiter comme un signe.[6]

Ceci nous permet d'articuler correctement que le fait observé existe au départ de la plainte proposée et que l'intervention du médecin va consister à le repérer dans le système symbolique qui est le sien, ou plutôt dans celui du discours médical. Nous pouvons de ce fait estimer l'importance du système symbolique auquel il est fait référence. Ainsi Hippocrate, dans le cas de Philiscos, décrivait l'hématurie en termes d'*urines noires.*

S'il est évident que le maître de Cos tient déjà un "discours sur la maladie", il est tout aussi évident que le terme d'*urines noires*, ne fait pas référence, au même système symbolique que celui d'*hématurie*. On peut évidemment n'y voir que le manque de connaissances, mais il convient dans la foulée de ce que nous avons déjà précisé, de repérer que le système symbolique hippocratique ne décrit ces urines qu'avec des mots de tous les jours, à savoir avec des mots qui ne font pas référence à un autre système symbolique. De ce fait, les *urines noires* restent la propriété du malade. L'hématurie, quant à elle, fait entrer le symptôme dans le discours du médecin; elle devient sa propriété à lui. Une mise en discours existe chez Hippocrate, mais le discours qu'il met en place reste de la même famille que le discours du malade; c'est un ordonnancement qui ne se fait pas en fonction d'un système symbolique étranger au patient [7].

6 *"Le médecin serait alors celui qui transforme par la médiation du langage – je crois que ce point est essentiel – le symptôme en signe."* R. BARTHES, "Sémiologie et médecine", in *L'Aventure sémiologique*, Paris, Seuil, 1985, p. 275.

7 L'on peut assister aujourd'hui à la manœuvre inverse. Ainsi "infarctus" est passé du vocabulaire médical au vocabulaire commun. Mais il n'est pas inutile de se rappeler que le discours commun, il y a quelques années, parlait "d'infractus". Ce lapsus en est vraiment

Lorsque le médecin entend la plainte d'un malade, il l'entend comme un signe, à savoir comme ce qui désigne quelque chose pour lui qui sait. Le savoir du médecin est tel qu'il lui permet de repérer ces signes, de les articuler avec d'autres, et de faire entrer cet ensemble dans le discours médical, celui-ci lui permettant d'entendre cette hématurie par exemple comme le signe d'une atteinte rénale. Pour lui, médecin scientifique d'aujourd'hui, ce signe parle dans sa langue médicale. Et ajoutons que c'est ce savoir sur l'hématurie qui le constitue comme médecin.

On voit le double mouvement d'auto-confirmation : d'une part, à être traité en signe d'une affection scientifiquement décelable, le symptôme lui permet d'exercer son savoir de médecin, d'autre part cette position du médecin est renforcée du fait de pouvoir traiter cette hématurie par exemple comme signe d'une atteinte organique.

De même, deux éléments particuliers s'évanouissent du schéma : d'abord le malade qui vient parler au médecin de son symptôme; ensuite le médecin qui disparaît en tant que sujet au profit de sa seule fonction d'agent de la médecine, celle-ci s'étant emparée du symptôme pour le faire entrer dans ses catégories propres.

C'est cette double exclusion du sujet qui constitue la réduction scientifique. Ce qui est exclu d'une démarche médecin-malade, c'est autant le médecin que le malade; ce qui reste sur le devant de la scène, c'est la maladie et la médecine.

On conçoit qu'un tel schéma est ce qui permet d'envisager qu'un jour l'ordinateur se substituera sans difficulté à ce soi-disant couple médecin-malade, puisque la seule relation qui s'échange là est de type information ou communication; la mémoire d'un ordinateur, qui s'avère moins défaillante que celle d'un homme, pourra évidemment mieux traiter l'information. Il n'est d'ailleurs nullement question ici de dénier l'intérêt de cette démarche, mais de repérer ce qui effectivement s'y passe et d'en tirer les conséquences.

Mais qui est ce sujet qui est exclu de cette prise dans le discours médical ? La question est de taille, car on pourrait entendre dans de tels propos que le médecin, en passant d'emblée au général, ne tient pas compte de l'individu. Explicitons ce qu'il en est donc de ce concept de sujet.

La définition philosophique du sujet était : "*Être connaissant considéré en tant que tel et par opposition aux choses connues*". Ou encore : "*L'être auquel est attribué le prédicat et qui en est pour ainsi dire le support; par suite l'être réel considéré comme ayant des qualités ou exerçant des actions.*" [8]

(suite note 7)

un, et signe sans doute ce refus d'entériner le discours scientifique. Infractus est sans doute contracture d'infarctus et de fracture. C'était particulièrement vrai qu'un infarctus équivalait à une fracture dans la vie du sujet. Manière de ramener ce terme intrus à du connu.

8 FOULQUIÉ et ST-JEAN, *Dictionnaire de la langue philosophique*, Paris, P.U.F., 1968.

Cette définition reste valable jusqu'à un certain point. En généralisant, en dénommant *prurit* un *chatouillement*, des *démangeaisons*, le médecin n'exclut pas l'individu qui en est le siège, mais il exclut le sujet en tant qu'il est indissociablement lié à son symptôme. Nous aurons à revenir longuement sur la question de savoir ce qui fait la spécificité de ce sujet puisqu'elle fait le centre même de notre travail; nous ne pouvons ici que l'anticiper en articulant ce qu'il en est d'un sujet du fait même de la fonction du langage. Contentons-nous à ce point de notre développement de formules quelque peu lapidaires, qu'il nous faut néanmoins situer pour la suite de notre propos.

Remarquons d'abord qu'en français, le mot *sujet* désigne en même temps ce que nous essayons d'approcher et, en grammaire, l'agent de l'action. Les linguistes ont d'ailleurs l'habitude de distinguer ces deux sujets en les appelant respectivement : sujet de l'énonciation et sujet de l'énoncé.

Et l'on peut dans un premier temps convenir avec le sens commun d'entendre, qu'entre deux sujets, ce qui importe, c'est qu'ils communiquent, le langage étant alors considéré comme le véhicule de cette communication, véhicule spécifique à l'être humain. Mais il faudra aussi entendre que l'on ne peut ramener le langage à cette seule fonction de communication. Le propre de la fonction du langage, c'est aussi précisément de faire du sujet, c'est-à-dire que dans le mouvement même de la parole, il y a ce qu'elle véhicule comme information, mais il y a aussi ce qu'elle fonde par le fait même de s'exercer.

Il y a donc deux versants de la parole, et si l'être parlant se sert de cette parole pour échanger des informations, pour communiquer, il se constitue aussi comme tel dans cette parole. Nous avons coutume de nous représenter un individu qui exprime sa pensée et use, pour ce faire, de la parole; ce que nous savons aujourd'hui, pour autant que nous prenions en compte la découverte psychanalytique, c'est que le langage n'est pas l'émanation de la pensée, mais au contraire la constitue; essayons d'ailleurs de penser sans langage ! Quand nous disons que l'enfant est obligé de passer par le langage, par l'Autre s'il veut se dire, il nous faut ajouter que notre formulation est périlleuse, car elle suppose qu'avant la parole il y ait un sujet qui ait à se dire, ce qui n'est qu'une pure supposition, puisque hors du langage il n'y a pas de sujet. C'est là une mythologie de l'origine que nous posons pour rendre davantage compréhensible cette dynamique. Car, comme l'indique Lacan, l'enfant est soumis à la nécessité de passer par le langage dans une perspective analogue à celle où se trouve quelqu'un à qui l'on s'adresse en lui disant : "La bourse ou la vie !". Autrement dit, de toute façon une perte. Pour l'enfant, le dilemme est du même ordre : ou il devient sujet mais il passe par le langage, ou il s'y refuse, il ne passe pas par le langage, mais il ne devient pas sujet !

Mais s'il devient sujet, ce passage du continu de son être au discontinu de sa parole inscrira la perte irrémédiable d'une partie de cet être. Ou la bourse, et il a la vie sauve, ou la vie, et il perd aussi la bourse : mais s'il a la vie sauve, ce sera en la vivant écornée de sa bourse.

L'individu pensant et parlant est donc condamné à ne plus savoir se dire entièrement, il n'arrivera plus à tout dire. Dès lors, ce qui est désigné par sujet en psychanalyse est toujours marqué de la barre, $ en tant que quelque chose s'en est à jamais échappé : le sujet humain, loin d'être un sujet plein, continu, n'est plus jamais atteignable qu'en éclipse, et la parole qu'il énonce va le fonder en tant qu'il en est l'effet, bien plus qu'il n'en est l'agent. Le sujet, nous dira alors Lacan, c'est *ce qui est représenté par un signifiant pour un autre signifiant*. L'être du sujet est donc condamné à ne plus être atteint, mais seulement à se faire "représenter".

Et c'est ce sujet-là qui est exclu du discours médical, car lorsque le médecin entend un patient parler de sang dans les urines, il entend ce symptôme comme un signe, c'est-à-dire comme ce qui représente quelque chose (la maladie) pour quelqu'un (le médecin), et non comme un signifiant, à savoir comme ce qui représente un sujet, pour un autre signifiant. Dans son activité de médecin, ce dernier réduit le symptôme à un signe et de ce fait, exclut le sujet. Il ne s'agit pas ici de prendre péjorativement en cible cette dimension de l'acte médical, mais de s'apercevoir que c'est cette exclusion du sujet qui lui assure son efficacité; c'est cette exclusion elle-même qui lui permet de généraliser, de raccrocher la particularité du symptôme d'un chacun à l'ensemble du savoir dont il dispose et dès lors à intervenir judicieusement.

La question n'est nullement de regretter cet état de fait, mais bien plutôt d'en prendre la mesure. Le médecin et le malade, dans leur singularité respective, n'interviendront dans l'échange maladie – médecine que comme des corps étrangers, ou mieux comme des exilés. Et nous pouvons ici mettre le doigt sur ce qui fera la colonne vertébrale de notre énumération des caractéristiques de la médecine scientifique : un acte médical d'aujourd'hui ne peut dans un premier temps qu'exclure le rapport inter-humain qui s'y échange. Et ce n'est alors que dans un temps second que le médecin tentera de rattraper par des palliatifs ce à quoi il a dû consentir dans l'opération.

Nous aurons l'occasion d'expliciter plus loin [9] que ce malentendu est celui qui guette d'abord et surtout le généraliste, pris en tenaille, entre l'adresse qui lui est faite par le patient et le savoir dont il dispose et qui est précisément celui de cette médecine scientifique.

Ce malentendu est aussi ce qui donne ce caractère inhumain à l'hôpital, en tant que ce dernier est entièrement soumis à la seule logique de la scientificité médicale et, dès lors, ne laisse de place au sujet malade que là où elle ne fonctionne pas. Il suffit de se demander quelle place reste pour la parole du patient à l'hôpital, autre qu'une parole chargée de communiquer avec le monde médical pour estimer l'ampleur du rétrécissement.

9 Cf. chapitre VII.

Mais revenons de manière plus directe à cette exclusion du sujet, pour repérer que deux champs définissant le sujet humain sont de ce fait menacés d'exclusion par la médecine scientifique : à savoir le sexe et la mort.

Nul ne pourra contester que, pour un sujet humain, le sexe et la mort sont ces champs privilégiés où il est concerné comme sujet, en tant que s'y révèle cette dimension de perte qu'a impliquée l'entrée dans le langage. C'est bien parce que chaque sujet – du fait de parler – a déjà appréhendé cette inéluctable perte qu'il lui est possible d'envisager anticipativement sa fin, et c'est aussi pour cette raison que la sexualité viendra lui poser question. Nous n'avons pas dès lors à nous étonner que la manière dont la médecine scientifique exclut cette dimension du sujet, ne peut que lui compliquer la tâche quand il s'agira de donner sa juste place à la jouissance et à la mort.

Pour ce qui est de la mort, nous ne pouvons que nous rapporter à ce qu'on appelle communément l'acharnement thérapeutique, et y entendre la conséquence de ce que la mort n'ayant plus de place en médecine, elle ne peut se concevoir que comme intruse et hétérogène. Curieux paradoxe que celui du sujet s'adressant au médecin pour en fin de compte lui poser toujours la question : "Vais-je mourir, Docteur ?", question à laquelle celui-ci ne pourra jamais que répondre : "Mais non", certain qu'il est pourtant de ce qu'à cette mort nul n'échappera. Et les multiples tentatives de repenser aujourd'hui la mort en médecine, sont bien à cet égard conçues comme des tentatives de redresser la barre, de rectifier la voie dans laquelle, malgré eux, les médecins se sentent engagés.

La même formulation peut se tenir pour la jouissance sexuelle : le peu d'impact et d'efficacité de la médecine sur les problèmes de jouissance – tels l'impuissance et la frigidité – doit être interprété : il ne s'agit pas d'un registre dans lequel le médecin n'a pu encore aboutir à utiliser sa science, mais plutôt d'un bastion de résistance que les sujets – oubliés en tant que tels dans le champ de la médecine – sont certains de pouvoir tenir face à l'envahissement par le savoir médical. À force de poser des questions d'une telle façon que toute réponse singulière est exclue, la médecine scientifique a éliminé les champs – ceux du sexe et de la mort – où le sujet humain trouve sa dignité d'humain en élaborant ses propres réponses.

Cette exclusion du sujet, il nous faut encore rappeler qu'elle vise non seulement le malade, mais aussi le médecin. Celui-ci, habilement formé à la médecine scientifique, et pour autant qu'il s'identifie entièrement à cette dernière – mais quelle latitude lui resterait-il s'il ne le voulait pas ? – se trouve lui aussi exclu comme sujet. Et le statut qui est le sien le laissera bien démuni si c'est comme médecin qu'il est sollicité et non plus seulement comme agent de la médecine.

Cette première caractéristique de la médecine scientifique contemporaine – celle dont dépendront d'ailleurs toutes les autres – est une double exclusion, celle du malade et celle du médecin. La mise entre parenthèses du malade au profit de la maladie va de pair avec l'éviction du médecin comme sujet au profit de sa fonction d'agent de la médecine scientifique; et c'est cette double exclusion qu'il nous faut reconnaître pour saisir ce qui fait le caractère déshumanisé de notre médecine d'aujourd'hui. Prendre cela en compte permettrait de ne plus traiter comme nulles et non avenues les critiques adressées à l'univers médical et ne pousserait pas les patients déconvenus vers ce que l'univers médical a sans doute raison de craindre le plus, à savoir la multiplication des médecines parallèles.

2 La demandabilité du soin médical

Une seconde caractéristique de la médecine scientifique est la demandabilité du soin médical et son corollaire, "le droit à la santé". Le fait que la science ait rendu la médecine efficace a modifié la demande qui était adressée au médecin. Là où auparavant le malade réclamait remède au médecin tout en sachant très bien que sa demande ne pouvait être satisfaite, maintenant, le patient la lui adresse avec l'espoir licite d'être comblé. Le propre du soin médical actuel est qu'il est obtenable du médecin, et du même coup exigible par le malade.

Il est inutile de chercher très loin des exemples de cette modification radicale : ainsi aujourd'hui, les antibiotiques – mais aussi moult autres substances ou actes techniques – apparaissent le plus souvent comme susceptibles d'être exigés du médecin, bien plus qu'ils ne sont demandés par le malade. Il s'agit de mesurer toute l'ambiguïté de cette sollicitation qui est faite par le malade au médecin, l'embarras dans lequel cette revendication jette bien souvent ce dernier, quasi obligé de répondre, faute de quoi il se verrait retirer la confiance que le malade lui assigne.

Il est évidemment possible de percevoir dans ce fait l'exigence du seul malade. S'il arrive régulièrement que tel ou tel patient tente d'abuser de son médecin, il n'en reste pas moins vrai qu'il est important de repérer que c'est là une résultante de l'offre que fait la science médicale elle-même ou plutôt de la tournure qu'a prise la médecine depuis son passage à l'ère de la science. C'est bien après que cette dernière ait autorisé la médecine à modifier ce qu'elle offrait que la demande a pu se faire de plus en plus sollicitante.

Faut-il prendre en exemple toutes les questions liées à la stérilité, domaine où les prouesses techniques s'avèrent de plus en plus susceptibles de répondre à la demande de solution d'un couple infertile ? Il est possible de repérer aisément en quoi un tel problème peut être à l'origine d'une surenchère médicale entretenant elle-même une demande de plus en plus exorbitante, demande qui finira par aller jusqu'aux aberrations pour la logique du sujet [10]

10 Cf. plus loin cette question.

que sont, par exemple, la grossesse menée à terme chez une mère décédée ou encore la fécondation par un père mort. Ces problèmes, s'ils sont tout à fait solubles au niveau biologique, laissent néanmoins de côté la question du sujet et de ce fait interpellent les comités d'éthique, seuls lieux où peuvent se rouvrir certaines questions éludées par le développement scientifique de la médecine.

Cette demandabilité, ou mieux, cette exigibilité du soin médical nous apparaît bien être la conséquence de la nouvelle offre permise par l'évolution de la médecine.

Et nous pouvons penser que cette augmentation considérable des possibilités offertes par la médecine scientifique a suscité une demande que l'on pourrait dire légitime, celle d'être soigné avec les nouveaux moyens à la disposition de la médecine, mais aussi une demande que l'on doit qualifier d'illégitime, dans la mesure où elle n'est que le déplacement d'une demande d'un autre ordre à laquelle le médecin n'est pas en mesure d'apporter une réponse.

Nous pourrions simplement préciser que cette "demande d'un autre ordre" est justement demande d'un "ordre" où le bonheur serait garanti et où le malaise du désir serait exclu.

Rappelons que la perte d'être, liée à l'entrée dans le langage – que nous avons évoqué plus haut – génère un malaise irréductible [11] et que c'est de la demande d'être dédouané de ce malaise que peut être lestée toute demande, et donc aussi bien celle adressée au médecin.

Ainsi par exemple, la demande d'intervention du transsexuel que l'on a vu fleurir depuis qu'une telle intervention a été rendue possible : on peut y entendre une pathologie créée de novo alors que jusque-là, elle n'existait pas comme telle [12].

Il est évidemment possible d'épiloguer sur la légitimité de cette demande – ou de n'importe quelle demande adressée à un médecin – mais ce qui est certain, c'est que du point de vue de la science médicale, la question de la légitimité ou de l'illégitimité d'une demande ne se pose pas, puisque l'offre comme telle existe. Avant même de s'en prendre à la question de savoir si une demande est légitime ou pas, il faut constater que cette question n'est pas de mise dans la logique de la science, puisque l'offre – du seul fait d'être

11 Nous verrons ceci plus en détail au chapitre III, section 4.

12 Ainsi, en parlant des transsexuels, J-M. Alby précise : "*Les troubles qui ont pu être contenus dans le passé par la structure rigide de l'autorité familiale et la cohérence des liens en particulier, ont été en quelque sorte libérés par l'intervention, il faut bien le dire, du pouvoir médical. La possibilité s'est concrétisée de modifier les caractères sexuels secondaires par des traitements hormonaux et d'intervenir sur le plan anatomique par la chirurgie. Ces possibilités nouvelles ont entraîné une évolution de la demande en même temps que de la pression sociale.*"J-M. ALBY, "*Réflexions sur l'identité*", in *L'Âme et le Corps – Philosophie et Psychiatrie*", Paris, Plon, 1990, p. 11.

proposée – vient court-circuiter l'interrogation sur la demande. Et il est évident que poser après coup la question de la légitimité de la demande ne va pas sans difficultés. Que cette absence d'une estimation juste de la légitimité – et donc de l'illégitimité possible – de la demande soit responsable d'une hyperconsommation médicale ne fait à notre avis aucun doute.

A partir du moment où, de par son efficacité à répondre à une demande de soin, la médecine a affiché à son enseigne une telle offre, elle a littéralement constitué une langue médicale dans laquelle la question du malaise de l'existence peut venir s'articuler. Et le médecin généraliste est aujourd'hui l'un de ceux qui sait le mieux que la plainte qui lui est adressée est très souvent initialement non médicale, mais qu'elle vient se formuler en termes médicaux étant donné d'une part son peu de possibilité à pouvoir être entendue autrement et d'autre part la nécessité dans laquelle le médecin s'est mis d'avoir à donner une réponse, fût-elle inadéquate.

Pensons au nombre incalculable de difficultés conjugales, ou professionnelles, qui n'ont aujourd'hui droit de cité que dans la langue médicale – ce qui ne signifie pas pour autant qu'il s'agit là de maladie. Il apparaît certain que l'on vient de moins en moins voir le médecin pour une véritable consultation, mais en revanche, de plus en plus pour ce que l'on peut appeler des "circonstances médicalisées".

Il nous faudra aussi avancer que l'hyperconsommation médicale trouve ici un éclairage qui, s'il était pris en compte, ferait littéralement scandale dans les budgets de la santé. Il conviendrait en effet d'espérer qu'une étude sérieuse viendra un jour préciser les sommes que, "sans même le savoir", les médecins consacrent à "rassurer" le patient, faute de pouvoir supporter ou aider à supporter l'angoisse, le malaise, l'incertitude ou l'absence de garantie. C'est souvent parce qu'il est pris au jeu d'être mis en demeure de répondre à un patient venu lui adresser son malaise dans cette langue médicale, que le médecin, si peu préparé à supporter l'irréductibilité du malentendu, se trouve acculé à s'engager dans la recherche d'une éventuelle causalité organique au prix parfois d'un budget exorbitant; ajoutons qu'il donne ainsi encore plus de consistance à cette demande masquée et qu'il peut même aller jusqu'à risquer par sa réponse de provoquer une maladie qu'on appelle alors iatrogène.

L'on peut donc situer cet aspect de la médecine contemporaine comme résultant de la mise à la disposition du public de ces objets thérapeutiques que distribue la science médicale. Cette offre suscite la demande du patient et celui-ci se retrouve en droit d'exiger cet objet du médecin à qui il s'adresse.

> *"Le médecin est requis dans la fonction du savant physiologiste, mais il subit encore d'autres appels : le monde scientifique déverse entre ses mains le nombre infini de ce qu'il peut produire comme agents thérapeutiques nouveaux, chimiques ou biologiques, qu'il met à la disposition du public et il demande au médecin comme à un agent distributeur, de les mettre à l'épreuve. Où est la limite où le*

médecin doit agir et à quoi doit-il répondre ? A quelque chose qui s'appelle la demande. (...) Dans la mesure où le registre du rapport médical à la santé se modifie, où cette sorte de pouvoir généralisé qu'est le pouvoir de la science donne à tous la possibilité de venir demander au médecin son ticket de bienfait dans un but précis immédiat, nous voyons se dessiner l'originalité d'une dimension que j'appelle la demande." [13]

Lacan s'est précisément attelé à distinguer dans son travail les concepts de besoin, de demande et de désir : le propre du besoin est d'atteindre l'objet et de s'épuiser une fois la satisfaction obtenue, jusqu'à un nouveau cycle : il en est ainsi dans le monde animal. Les humains appellent parfois besoin ce qui les habite; ainsi il leur arrive de penser qu'ils ont des besoins sexuels de la même manière qu'ils ont faim et soif; Freud objecte en introduisant à cette conception simpliste le terme de pulsion (Trieb). La pulsion se différencie du simple besoin en tant qu'il s'agit d'une force de nature biologique, organique qui tend à la suppression de tout état de tension, mais qui se différencie du besoin entre autres par le fait que la poussée de la pulsion est une force constante; cette force n'appartient au psychisme que par l'intermédiaire de la représentation.

Lacan tirera les conséquences de ce concept freudien en référence au langage qui nous constitue. Celui-ci nous impose en effet un ordre de discontinuité, celui des signifiants (ce que Freud appelait représentants) : ce qui spécifiera dès lors un être humain c'est que ce monde du besoin a été radicalement subverti par le système langagier.

L'objet n'y est plus jamais atteignable comme tel car toujours déjà perdu du fait de son inscription dans le langage. Cette dimension de discontinuité est reprise dans ce terme de demande. Pour l'être humain chacun de ce qu'il appelle ses besoins est "pris" dans les rets du langage et donc toujours adressé à l'Autre et de ce fait demande. Là où le besoin vise un objet spécifique et s'en satisfait, la demande est toujours formulée et s'adresse à autrui. Et si elle porte sur un objet, celui-ci est pour elle inessentiel, la demande articulée étant en son fond demande d'amour. Le désir quant à lui naît de l'écart entre le besoin et la demande; il est irréductible au besoin car il n'est pas dans son principe relation à un objet réel; il est irréductible à la demande parce qu'il cherche à s'imposer sans tenir compte de l'autre. Cette structuration proprement consécutive à ce que l'être humain est être de langage – et sur laquelle nous reviendrons – n'est pas sans déterminer ce qu'il en est de la demande adressée au médecin.

Ainsi donc, en même temps que le patient s'adresse au médecin, sa demande vise au-delà de ce qu'elle sollicite, et cela de par la structure même de ce qu'une demande est irréductible à un seul besoin.

13 J. LACAN, "Psychanalyse et médecine", Conférence au Collège de médecine en février 1966, in *Lettres de l'École Freudienne*, n° 1, février 1967, p. 39.

Il reste néanmoins que répondre à une telle demande seulement en termes d'objet pour satisfaire le besoin est tout à fait possible et l'est d'autant plus depuis l'augmentation considérable des potentialités thérapeutiques; ce qui jusqu'alors était demandable sans espoir de satisfaction et de ce fait paradoxalement plus cohérent avec la structure de la demande – celle-ci impliquant de ne pouvoir être entièrement satisfaite – est désormais exigible comme l'objet du besoin peut l'être puisque la satisfaction pleine de ce dernier est dans l'ordre des choses.

Le médecin, agent de la médecine scientifique, peut penser qu'il est habilité à répondre à la demande du patient et être alors tenté d'écraser ce qui dans la demande du patient est en même temps de l'ordre du désir.

Combien de demandes adressées au médecin ne véhiculent-elles pas ce désir singulier du patient – par exemple, celui d'une reconnaissance d'un mal-être – qui, d'en être rabattu à une pure et simple demande de soins ne peut dès lors que se réitérer inlassablement ? La multiplication des consultations, les modifications de thérapeutiques, toutes aussi inadéquates les unes que les autres, le renvoi inconsidéré au spécialiste, ou l'éventuelle hospitalisation mériteraient pourtant bien d'en être ainsi éclairés.

Cette "autre demande" que l'apparente demande de guérison, voilà bien ce que la médecine en tant que science médicale n'a pas la possibilité d'entendre; seul le médecin est en mesure de le faire pour autant que lui-même consente à être non seulement l'agent de la médecine scientifique mais aussi un sujet à part entière. Et c'est pourtant bien cette impossibilité pour la médecine d'entendre cette dimension qui est l'origine de la répétition de cette demande jusqu'à l'insatiable exigibilité.

Nous pouvons identifier dans ce malentendu inauguré par la dimension scientifique de la médecine le cœur du malentendu de la relation médecin/ malade; nous pouvons aussi repérer que le droit à la santé n'est qu'une des facettes du droit au bonheur, que lors de la Révolution française Saint-Just a introduit en politique, installant de ce fait même la médecine comme cette providence qui, contrairement à l'État, n'aurait même pas droit à la faillite.

Les effets de la scientifisation de la médecine participent bien de ce que Dominique Lecourt appelle le *Rêve du Chancelier Bacon,* rêve *d'une société organisée par et pour la science : pour l'exploration et la récapitulation sans fin de tous les possibles, société idéale enfin réalisée, où le bonheur est parfait.* [14]

Gageons que le corps médical s'est laissé subjuguer par un tel rêve et qu'à épouser les idéaux de la science, il s'est proposé comme susceptible de répondre à ce "manquement au bonheur" à quoi il assimile désormais la maladie.

14 D. LECOURT, *Contre la Peur, de la science à l'éthique, une aventure infinie*, Paris, Hachette 1990, pp. 18-19.

3 Impérialisme de l'objet thérapeutique

Une autre conséquence du développement de la science sur la pratique médicale contemporaine est la croyance de la médecine dans l'objet thérapeutique.

Dans ce qui précède, nous venons de nous apercevoir que la nouvelle efficacité de réponse à la demande du malade à laquelle autorise la médecine scientifique a eu comme effet de ravaler cette demande au niveau d'un besoin : ainsi l'objet apporté en guise de thérapeutique viendrait entièrement satisfaire ce qui ne serait plus alors qu'un besoin de soins médicaux.

On ne peut nier qu'en médecine le progrès est la plupart du temps identifié comme trouvaille de l'objet thérapeutique qui pourra pallier l'insuffisance, le manque de ce qui a été mis en évidence. Ainsi par exemple, l'insuline qui a pu être apportée au patient une fois qu'elle a été identifiée comme ce qui manquait au diabétique. Le médicament n'est pas seulement un composant – fût-il important – de l'arsenal du médecin actuel, mais il est plutôt le paradigme de l'intervention thérapeutique.

Notons d'ailleurs que dans la langue française, médecine désigne aussi bien cette "science qui a pour objet la conservation et le rétablissement de la santé", cet "art de prévenir et de soigner les maladies de l'homme" (*Robert*), que "le remède administré". Cette modalité thérapeutique, l'objet, le médicament, pourrait paraître exister depuis toujours et n'être nullement propre à la médecine scientifique. Et il est vrai sans aucun doute que les humains ont cherché depuis longtemps à remédier à leurs souffrances par des substances aux propriétés thérapeutiques. Mais précisément, si dans l'Antiquité le serpent d'Asklepios est devenu le symbole du médecin, c'est pour sa puissance sur la vie et la mort; son mouvement rapide, malgré l'absence des membres intriguait et sa mue périodique était un signe d'embellissement constant, de renaissance et de perpétuelle jeunesse et d'immortalité depuis toujours souhaitée par les hommes; sa mue était en même temps le symbole d'une régénérescence corporelle après la maladie et, de ce fait, le signe de la guérison médicale.

Ainsi donc, si le serpent d'Asklepios symbolise le pouvoir thérapeutique, ce n'est pas tant parce qu'il disposait de l'objet aux vertus thérapeutiques; c'est en tant qu'il connaissait mieux que quiconque la nature et à ce titre capable d'infléchir le cours de la maladie. Rappelons que les hippocratiques essayaient toujours de deviner les intentions de la nature, d'aller dans son sens ou en tout cas d'en retrouver l'équilibre. À l'excès de sang répondait la saignée, à l'arrivée de pus dans la plaie, il fallait collaborer par la chaleur… Nous ne pouvons donc pas affirmer que cette importance primordiale accordée à l'objet thérapeutique soit comme telle présente dès l'aube de la médecine occidentale.

C'est avec la médecine scientifique que l'objet thérapeutique devient le symbole même de sa possibilité d'intervention; la différence entre la pharmacopée du médecin du XVIIIe et celle du XIXe n'est pas que quantitative, elle suppose aussi un saut qualitatif.

C'est le développement de la science qui vient donner consistance à cette croyance qu'il y a un objet thérapeutique. En quelque sorte, c'est sa propre vérité que la médecine a ainsi édifiée : "*En conséquence de quoi, il ne peut y avoir en médecine scientifique positiviste d'autre vérité thérapeutique que biologique et singulièrement pharmacologique*", nous précise Pierre Benoît dans le travail qu'il a consacré à la médecine. Nous le suivons entièrement lorsqu'il écrit que "*la médecine en tant que thérapeutique cherche à répondre positivement à la demande d'objet que semble toujours porter avec soi la souffrance des hommes*" [15]. Car en effet, il faut voir dans l'apanage de la médecine scientifique la rencontre de ce vœu toujours présent chez l'homme malade, de faire appel à l'objet thérapeutique et du pouvoir de l'arsenal des remèdes efficaces que le développement de ladite médecine a mis entre les mains du médecin d'aujourd'hui.

L'effet de cette rencontre a déplacé la célèbre formule d'Ambroise Paré que Pierre Benoît identifie d'ailleurs à la théorie de la médecine : "*Je le pansai, Dieu le guérit*".

> "*Cette théorie resta d'ailleurs opératoire pendant des siècles, aussi longtemps exactement que la part de Dieu en médecine, c'est-à-dire la guérison et la mort étroitement reliées aux données mystérieuses de la vie secrète du malade, resta peu à peu inentamée... Cette part laissée à Dieu dans la guérison a été évacuée au profit de la connaissance scientifique. En somme, désormais, c'est : 'Je le pansai, la science le guérit'.*" [16]

C'est un rôle de tiers qui a échu à Dieu pendant des siècles et que, depuis ce qu'on appelle *la mort de Dieu*, on veut tenter de faire tenir à la science; mais nous verrons que celle-ci n'est pas en mesure de le tenir et que c'est toujours par un abus que le médecin lui fait occuper cette place.

Il conviendra de prendre la mesure de cette nouvelle donne et de ce que Pierre Benoît appelle "*le transfert de la part de Dieu sur la part de l'homme*" [17]. Que la théorie scientifique ait négligé et se soit même cru obligée de combattre cette invocation divine pour se constituer comme scientifique, voilà qui ne peut nous paraître qu'évident. Néanmoins, en jetant aux poubelles de l'histoire cette dimension tierce, il restera à se demander quel bébé la médecine scientifique a ainsi jeté avec l'eau du bain.

---

15 P. BENOIT, "Médecine et psychanalyse", in *Confrontation Psychiatrique*, n° 17, 1979, p. 291.

16 P. BENOIT, *Chronique médicale d'un psychanalyste*, Paris, Rivages, 1988, p. 144.

17 P. BENOIT, "Inconscient et thérapeutique médicamenteuse", in *Le Coq Héron*, n° 66, 1978, p. 11.

4 La primauté du visuel

Une quatrième spécificité de la pratique médicale telle que nous la connaissons aujourd'hui nous semble être la primauté de la place qu'occupe ce qui est visualisable. La référence courante que la médecine fait au "tableau" clinique devrait déjà nous rendre sensibles à la prépondérance qu'elle donne au regard.

Avec la coupure du XIXe siècle, c'est un regard médical qui se substitue à l'observation d'Hippocrate, car le lieu d'où émane la lumière a changé : si pour les hippocratiques et leurs successeurs le lieu de cette lumière est dans l'objet qu'ils voient, pour le médecin scientifique, il est désormais dans son propre regard. Et ce dernier, avec le progrès de la science, va s'affirmer de plus en plus, s'affiner davantage, devenir de plus en plus perçant en même temps que de plus en plus réducteur, car entièrement assujetti aux déterminants qui le constituent comme regard.

Cela devient, oserait-on dire, un regard sans surprise, un regard qui ne peut observer que ce qui émane de lui, et qui ne peut plus se laisser surprendre par ce qu'il observe. Le procédé est bien connu par lequel on peut entrer dans une pièce et ne voir que ce que l'on est habitué à y voir, sans être à même de repérer la modification qu'un autre y aurait introduite. En soumettant sans cesse son observation, non à l'objet qu'il se doit d'observer, mais au savoir qui le constitue comme regard, le médecin habilité à un tel regard devient esclave de ce que son savoir lui prescrit et, de ce fait même, aveugle à ce qui ne lui est pas visible par un tel savoir.

A partir de Bichat, il y a coïncidence entre le dicible et le visible de l'anatomie pathologique, et c'est cette coïncidence qui est la source de la pertinence du regard médical.

> *"Du fond de la Renaissance et jusqu'à la fin du XVIIIe siècle, la mort restait, dans le dos du médecin, la grande menace sombre où s'abolissait son savoir et son habileté; elle était le risque non seulement de la vie et de la maladie, mais du savoir qui les interrogeait. Avec Bichat, le regard médical pivote sur lui-même et demande à la mort compte de la vie et de la maladie, à son immobilité définitive de leur temps et de leur mouvement."* [18]

Ainsi la primauté du regard en médecine – non d'un regard soumis à ce qu'il voit mais d'un regard soumettant ce qu'il voit – est fondatrice de cette clinique médicale qui est la nôtre aujourd'hui.

C'est dire toute la puissance de ce regard, qui désormais pourra lire exhaustivement la maladie, mais c'est aussi dire les limites d'une telle lecture et l'obligation – pour autant que l'on ne veuille pas faire entrer les catégories nouvelles dans celles déjà connues – de changer de registre. Nous n'avons

18 Ibidem, p. 148.

donc pas à tellement nous étonner de la façon dont il arrive que le médecin se satisfasse à la fin de son examen judicieusement effectué, d'une formule telle que : "Je ne vois rien, il n'y a rien". Car effectivement la démarche du médecin scientifique ne peut que parcourir le champ qu'il a lui-même institué. En dehors de telles frontières, son appareillage, son regard ne peut plus voir ou, autrement dit, il ne peut que voir, mais sans être à même de voir autre chose que ce que déjà il sait.

5 Situation du manque en médecine

Une autre caractéristique nous semble être la façon dont la médecine scientifique se débrouille – ou plutôt ne se débrouille pas – avec la question du manque.

Nous venons de voir qu'à traiter la demande de soins comme un besoin, la médecine scientifique acquiesce à la croyance commune qu'un objet puisse venir pleinement satisfaire l'être humain. Par ailleurs, la prévalence de l'objet pharmacologique comme symbole de l'intervention thérapeutique vient confirmer que le médecin se fait du manque une conception où il pourrait toujours trouver de quoi remédier à celui-ci.

Ces deux traits nous font d'emblée pressentir que pour le médecin d'aujourd'hui, la maladie est perçue comme un manque comblable, en tout cas lorsque la science aura suffisamment progressé.

Cette conception qui prévaut idéologiquement chez le médecin et qui est sans doute à l'origine de l'acharnement thérapeutique, par exemple, on peut la résumer très simplement en disant qu'il s'agit d'une confusion entre impuissance et impossibilité.

Le médecin, en tant qu'agent de la médecine scientifique, n'a pas fait sienne la confrontation à la catégorie de l'impossible; ce faisant, c'est toujours en termes d'impuissance qu'il va se situer. Pour l'illustrer très naïvement, si nous utilisons une calculatrice électronique, et que nous divisons 100 par 3, nous aurons une suite infinie de 3 : ceci, précisément, n'est pas ménager sa place à l'impossible : se trouve écrit seulement ce qui est possible, mais non l'impossible comme tel.

Bien plus, le prestige lié à la science découle de ce que nous lui supposons un savoir qui vient – ou au moins viendra – nous assurer la maîtrise complète du réel. Nous pouvons d'emblée indiquer que nous savons qu'un tel espoir est vain et nous montrerons plus loin que non seulement cet espoir est vain, mais que son accomplissement serait meurtrier. Car ce qui fait le sujet, ce qui le constitue comme sujet, c'est qu'en dernier recours il échappe toujours à toute totalisation.

Mais à ce stade-ci de notre avancée, contentons-nous de préciser que cette absence d'inscription de l'impossible sera loin d'être sans conséquence, et que le médecin sera toujours tenté d'épouser cette idéologie de la science au risque même de glisser dans ce que nous appelons le scientisme. Il le sera d'ailleurs d'autant plus que c'est en technicien de la science qu'il intervient et non pas en tant que scientifique comme tel.

Le médecin qui fait de la recherche, lui, continue à se confronter à l'impossible, et nous pouvons penser que, de ce fait, il peut échapper à une telle simplification abusive. Mais le médecin hospitalier ou le généraliste, qui rencontre plutôt les potentialités nouvelles que la recherche médicale scientifique autorise, est plus facilement enclin à faire l'économie d'une telle confrontation; c'est un peu comme si nous avions ici à parler de trois générations – de la même façon qu'en psychiatrie, il est courant d'avancer que trois générations sont nécessaires pour faire un psychotique. Pareillement, il nous semble nécessaire que deux vagues se succèdent pour aboutir à la production du scientisme simpliste que nous pouvons rencontrer. À la première génération, un scientifique se confronte à l'impossible, mais de son travail résulte un savoir qui s'en est débarrassé [19]. C'est cette connaissance dont dispose la deuxième génération qui lorsqu'elle transmettra à son tour ce savoir, aura complètement effacé la présence de l'impossible en son sein.

C'est cette succession que nous voyons à l'œuvre dans le rapport du médecin chercheur avec le médecin hospitalier universitaire, par exemple, et dans la façon dont ce dernier transmettra ses connaissances, façon qui sera entièrement déterminée par son propre rapport à la toute-puissance qu'il prêtera – ou ne prêtera pas – au discours de la science.

Prenons donc la mesure de ce qu'une nouvelle fois, c'est là, conséquence de la soumission de la médecine aux contraintes du discours de la science, et que son vœu éventuel de rester humble par rapport aux prouesses de cette dernière ne trouvera appui que dans la subjectivité du médecin et nullement dans le discours médical comme tel.

Jacques Lacan a introduit trois catégories différentes de l'expérience du manque : réel, imaginaire et symbolique. Une privation désigne un manque réel; une frustration, un manque imaginaire et il a gardé pour le manque symbolique le terme psychanalytique de castration. Notre propos n'est pas maintenant de nous avancer dans de longues explications concernant ces concepts : disons seulement que nous pouvons appréhender ce terme de castration comme ce qui signifie l'irréductibilité du monde des choses au monde des mots. Entre les mots et les choses, c'est également comme entre 100 et 3; la division exacte ne pourra jamais se faire et il y aura toujours un reste. Et nous pouvons dès lors clairement entendre que ce n'est pas la même position que d'attendre que demain, dans le futur de l'opération, ce reste

19 Nous reviendrons longuement sur ce processus plus loin.

disparaisse, ou bien de consentir d'emblée à prendre en compte que ce reste est inéluctable et que la division parfaite ne pourra jamais se réaliser.

Nous avons déjà évoqué [20] cette impossibilité pour le sujet de "tout dire", cette perte d'être qui frappe l'enfant s'il consent à entrer dans le langage. Il en est très précisément de la castration comme de la prise en compte de cette incontournable perte. Il n'est alors pas difficile de saisir combien à vouloir en terminer avec ce point d'impossible, l'on peut littéralement s'épuiser et, en plus, se lamenter de son impuissance à en finir avec cette impossibilité.

Nous pouvons d'emblée percevoir ce que cela amènera de frustration à celui qui est embarqué dans une telle quête et qui n'appréhende du manque que la dimension imaginaire. Et ici aussi, la réflexion commune nous permet de saisir cette nuance : nous pouvons très bien nous reconnaître manquants, attendant pour demain que ce manque soit comblé et y suppléant d'emblée par notre imaginaire, précisément. Une telle reconnaissance du manque n'est dès lors que partielle et laisse la porte ouverte à la croyance qu'il est possible de lui échapper, ne fût-ce que par la suppléance de l'image. Ne dit-on pas d'ailleurs, *"dans l'imaginaire, tout est possible"* ? Le manque réel, quant à lui, est alors parfois le seul qui vient rappeler l'irréductibilité du manque symbolique. Ainsi, combien de fois ne pouvons-nous vraiment prendre toute la mesure de l'absence de quelque chose qu'à l'occasion de son absence réelle. Pensons à la cigarette dont éventuellement nous ne pouvons nous passer que si nous n'en avons pas à notre disposition. Et nous pouvons encore ajouter que, bien souvent, la non reconnaissance du manque symbolique pour un sujet l'amènera à s'imposer une rencontre avec un manque réel pour, enfin, lester, amarrer ce qui ne resterait qu'imaginaire, et à ce titre tout à fait labile.

Toute la question sera de savoir quelle place pour la castration dans le champ de la science et dans le discours qu'elle promeut. Nous pouvons d'emblée évoquer son vœu d'en finir avec cette catégorie de l'impossible; la science ne tire-t-elle d'ailleurs pas son prestige de ce qu'elle serait à même d'être entièrement adéquate à maîtriser le réel, et donc d'éliminer cet impossible ? Lorsque le général Graves chargea Oppenheimer d'assurer, dans les délais prescrits, la construction de la première bombe atomique à Los Alamos, la phrase qu'il lui aurait adressée aurait été : *"Et je ne connais pas le mot impossible"*.

Les exemples ne manquent pas de ces désenchantements qui suivirent les envolées où, dans le sillage de la science, il s'est agi de penser pouvoir abolir l'impossible. Ainsi le projet du Cercle de Vienne, ce groupe de scientifiques, de logiciens et de mathématiciens, qui, écœurés par l'arbitraire de la philosophie, voulaient que celle-ci se construise comme la science; pour

20 Cf. paragraphe premier, l'exclusion du sujet.

eux, la science était le modèle, mais ce sur quoi ils ont abouti n'a pu que les effondrer : il en est advenu, notamment, le théorème d'indécidabilité de Gödel, ou encore le renoncement et le désabusement de Wittgenstein.

La médecine scientifique partage avec la science ce vœu d'éliminer l'impossible, même si le médecin peut, de son côté, remettre les pendules à l'heure. Ce qu'il importe de saisir, c'est que de par le discours dans lequel il est pris, spontanément, comme médecin, il se doit d'en partager le meilleur et le pire : le meilleur étant sans doute qu'avec un tel programme bien des champs aujourd'hui encore en friche seront désormais accessibles; le pire, qu'au nom de cette victoire, il puisse penser une victoire totale et de ce fait, être entraîné à ne plus donner sa place à la limite.

Cette dernière non reconnue symboliquement, mais seulement appréhendée dans l'imaginaire et par là-même toujours dépassable dans ce même imaginaire, ne viendra plus alors que s'inscrire par un réel.

Nous pouvons à notre sens interpréter ainsi l'envolée des budgets de la santé dans nos sociétés occidentales : cet accroissement a la tonalité de l'inflation imaginaire qui caractérise la croyance en l'éviction possible de la maladie et le fait qu'aujourd'hui ce soit le budget qui vienne en freiner la progression – en nous faisant passer du vœu de prolonger la vie à celui de la vivre le mieux possible – nous indique bien que seul un réel, en l'occurrence l'économique, a pu venir réarrimer cette envolée imaginaire du progrès médical. C'est le réel de l'argent qui se charge de rappeler que, dans le champ du Symbolique, la limite n'a pas été correctement positionnée.

Ceci pourrait nous amener à quelque réflexion sur la pédagogie en médecine : il y a quelque vingt ans, il n'aurait été que peu pensable de valider le diagnostic que pouvait faire un étudiant en médecine en tenant compte de la dépense sociale qu'il engageait. Peut-être qu'aujourd'hui nous sommes à même d'entendre qu'il n'y a plus tellement de gloire à poser un bon diagnostic en utilisant l'entièreté des moyens mis à la disposition du médecin, mais qu'au contraire, il s'agit plutôt de valoriser le fait qu'un diagnostic correct ait été posé avec un minimum de moyens.

Ceci nous permet d'ailleurs de repérer le dilemme dans lequel est pris le médecin, dilemme tout à fait idoine avec ce que nous venons de décrire. Quel médecin aujourd'hui ose assumer le risque de l'erreur ? Non seulement il ne le peut – vu le risque de catastrophe que cela peut entraîner pour le patient… et pour lui-même étant donné le recours éventuel du malade et de sa famille contre lui – mais cela ne fait pas partie de nos systèmes de pensée que de trouver correct qu'il y ait à risquer l'erreur dans le champ médical. Celle-ci n'est jamais qu'un avatar, qu'un accident que nous aurons d'ailleurs vite fait de renvoyer à l'adage connu : "*L'erreur est humaine*". Mais quand nous disons cela, nous ne pensons pas vraiment ce que nous disons, car dire que l'erreur est humaine, c'est reconnaître souvent dans l'après-coup que l'homme ne peut pas ne jamais se tromper, qu'il n'est pas une infaillible machine; mais est-ce pour autant consentir à prendre en compte que le risque d'erreur est inéliminable et que – lors de l'établissement d'un diagnostic, mais aussi lors de la prescription thérapeutique – la possibilité de l'échec fait partie intégrante de l'acte médical ?

En conclusion, nous pouvons avancer que, pour autant qu'il s'identifie avec la médecine scientifique, le médecin ne trouve pas dans le discours de la science de quoi symboliser le manque qu'il rencontre dans sa pratique journalière. Plutôt que de donner à ce dernier son inéluctable place et ainsi reconnaître un impossible de structure, il est tenté, étant donné ce qu'est la science, de traiter ce manque comme ce vis-à-vis de quoi il est impuissant. C'est cette manière de réduire la catégorie de l'impossibilité à celle de l'impuissance que nous pouvons rendre responsable de certains des avatars de la pratique médicale d'aujourd'hui, et nous avons à nous demander si les conséquences d'une telle position ne sont pas la cause principale de l'emballement de la machine hospitalière ainsi que des désastres de la maladie qu'on appelle iatrogène.

6 Autonomie de la science

Ce qui fait l'attrait de la science c'est que nous pouvons trouver dans une telle systématisation de quoi venir faire taire en nous nos incertitudes, nos doutes, nos inquiétudes, nos "misères de sujet". Si nous pouvons penser d'emblée qu'il ne s'agit que d'un vœu pieux, il nous faut malgré tout nous attarder quelque peu sur le fonctionnement du système mis en place par la science.

> *"Nous pouvons reconnaître effectivement le passage à un procès proprement scientifique là où il y a abandon de la langue naturelle au profit d'un langage constitué d'éléments purement formels réglés par une syntaxe elle-même déterminée par des axiomes (...). Un tel système tient son efficacité d'exclure à priori toute autre référence qu'à ce qui est pur jeu d'écriture. Lorsque Newton établit la formule de l'attraction universelle (...) il nous dit : "C"est comme ça !". C'est la formule qui est inscrite dans le réel et qui règle la gravitation universelle. (...) Dans une telle formule, aucune possibilité d'intervention de la magie (...). Pas non plus d'implication religieuse, je veux dire qu'elle se passe de la référence au grand horloger de l'univers – et pas non plus la moindre subjectivité (...). En tout cas dans une telle formule, le sujet n'a rien à voir ni à redire, il en est à proprement parler exclu, et que ça lui plaise ou que ça ne lui plaise pas, (...) le sujet d'une telle formule scientifique est aboli."* [21]

21 C. MELMAN, "La Science est-elle un fantasme ?", in *Le Trimestre Psychanalytique*, n° spécial La Pensée scientifique en psychiatrie, Actes des Journées de novembre 1986, pp. 119-120.

Ainsi la science a ses propres lois, elle est autonome de par son mouvement propre et elle ne pourra dès lors donner sa place à ce sujet qu'elle a exclu pour se constituer comme science. C'est ainsi d'ailleurs que nous devons constater que s'il s'avère que pour des raisons d'ordre éthique, la fécondation in vitro, par exemple, était à bannir de nos pratiques, cela n'édulcorerait nullement la validité scientifique des travaux menés autour de cette même fécondation in vitro. Ceci nous fait bien entendre qu'en soi la pratique scientifique est sans éthique et que ce n'est que dans un temps second, qu'une telle réflexion vient interroger les pratiques dans le bien fondé de leur mise à disposition des sujets, et sans pour autant invalider leur scientificité même.

Cette autonomie de la science a aussi pour conséquence son incapacité à se penser elle-même : si elle veut le faire, elle est dans l'obligation de sortir de son cadre propre. Ainsi Edgard Morin nous précise que :

"La connaissance scientifique est une connaissance qui ne se connaît point. Cette science, qui a développé des méthodologies si étonnantes et habiles pour appréhender tous les objets qui lui sont extérieurs, ne dispose d'aucune méthode pour se connaître et se penser elle-même. (...) Le retour réflexif du sujet scientifique sur lui-même est scientifiquement impossible, parce que la méthode scientifique s'est fondée sur la disjonction du sujet et de l'objet et que le sujet a été renvoyé à la philosophie et à la morale. Il y a toujours pour un scientifique possibilité de réfléchir sur sa science, mais c'est une réflexion extra ou méta-scientifique qui ne dispose pas des vertus vérificatrices de la science. (...) La vérité objective de la science échappe à tout regard scientifique, puisqu'elle est ce regard lui-même. Ce qui est élucidant n'a pas besoin d'être élucidé." [22]

La médecine, en devenant scientifique, s'est mise à partager les présupposés de la science sans nécessairement en tirer toutes les conséquences, et c'est ce qui explique pourquoi il n'existe quasi pas d'épistémologie de la médecine. C'est aussi ce qui permet de saisir la raison de ce que Canguilhem interrogeait :

"N'est-il pas surprenant que l'enseignement de la médecine porte sur tout, sauf sur l'essence de l'activité médicale, et qu'on puisse devenir médecin sans savoir ce qu'est et ce que doit être un médecin ?" [23]

C'est également cette autonomie de la science – nous ne disons pas du scientifique – qui la fait être sans histoire, ou plutôt laissant à "l'Histoire" ses développements, et seulement soucieuse de transmettre la dernière découverte effectuée. Ainsi du savoir médical qui ne prétend disposer que des dernières modalités de diagnostic ou de thérapeutique laissant aux

---

22 E. MORIN, "La Connaissance de la connaissance scientifique", in *Science avec conscience*, Paris, Seuil n° 64, 1990, p. 20.

23 G. CANGUILHEM, "Thérapeutique expérimentations responsabilité", in *Études d'histoire et de philosophie des sciences*, op. cit., p. 390.

oubliettes ce qui, la veille encore, aura suscité l'engouement; l'erreur effectuée en un temps ancien – ce qualificatif pourrait être très relatif, pensons au sel de cuisine et à ses méfaits d'abord attribués au chlorure pour enfin être attribué au sodium – ne viendra jamais nuancer l'assertion péremptoire d'aujourd'hui; la science médicale à ce titre est sans passé :

> *"Pour la science moderne s'évanouit la dimension du passé. La science ne veut décrire la vérité que sur le mode d'un éternel présent, même si elle sait d'avance que nombre de certitudes actuelles seront demain des erreurs. Peu importe. L'erreur, une fois démontrée, disparaîtra du champ de notre regard : le passé, qu'il absorbe, a la valeur d'un vide tranquille et définitif. (...) La cohérence des énoncés scientifiques n'est qu'à ce prix. (...) L'histoire naturelle raconte tout sauf sa propre histoire."* [24]

Rappelons qu'aujourd'hui l'étudiant en médecine n'étudie pas les diverses étapes de la découverte de telle ou telle substance médicamenteuse. Il ne s'agit pas ici de le regretter mais de prendre acte de ce que cela signifie. C'est encore cette autonomie de la science qui permet que le savoir qu'elle accumule se présente comme anonyme.

> *"Le développement de la science conduit à un savoir anonyme qui n'est plus fait pour obéir à la fonction qui fut celle du savoir pendant toute l'histoire de l'humanité, d'être incorporé dans les consciences, dans les esprits et dans les vies humaines. Le nouveau savoir scientifique est fait pour être déposé dans des banques de données et être utilisé selon les moyens et selon les décisions des puissances. Il y a une véritable dépossession cognitive, pas seulement chez les citoyens, mais aussi chez les scientifiques hyper-spécialisés eux-mêmes, dont aucun ne peut contrôler et vérifier l'ensemble du savoir aujourd'hui produit."* [25]

Cet anonymat aboutit à l'irresponsabilisation; et c'est sans doute à partir de ce trait que plus aucun médecin ne se sent responsable de la découpe hospitalière du patient, par exemple. Ce qui caractérise l'hôpital et que l'on entend à longueur de journée dans les plaintes des usagers, c'est que l'on a des difficultés à y être pris correctement en charge dans une globalité, que si l'on y vient pour le cœur, mieux vaut que ça ne vienne pas de l'estomac ! Il nous sera pardonné de ne pas amener ici des exemples tant ils sont nombreux pour autant bien sûr que l'on consente à prêter l'oreille aux propos des patients et de leurs familles.

On ne peut vraiment attribuer la responsabilité de cet état de fait à personne. Ni au médecin, de qui justement l'on ne peut exiger qu'il sache tout dans tous les domaines. Ni à l'infirmière qui, bien que sensible à cette difficulté et même encline à faire de cette dimension un aspect spécifique de sa tâche, reste tributaire de l'organisation de son travail, de ses horaires

---

24 J. STAROBINSKI, "Le passé de la médecine", in *Critique*, n° 70, mars 1953, pp. 257-258.

25 E. MORIN, "Thèses sur la science et l'éthique", in *Science avec conscience*, op. cit., p. 117.

coupés et de sa dépendance à l'égard du corps médical. Ni à la direction administrative qui n'a pas charge de veiller à cette dimension des choses. Ni même au directeur médical, forgé aux systématisations scientifiques, qui risque bien d'avoir été rendu si pas sourd, en tout cas fort peu enclin à entendre que de telles difficultés pour le patient ne sont que conséquences du discours médical mis en place depuis le milieu du XIXe siècle.

7 La prééminence du discours médical

Nous avons insisté sur l'existence de la médecine scientifique comme pratique de discours; revenons à ce que cette dimension de discours imprime comme déterminant de l'acte médical d'aujourd'hui.

Si nous suivons la vision spontanée que la plupart ont de l'observation de la médecine scientifique, celle-ci rejoint les choses telles qu'elles sont. Il est important de repérer que la réflexion épistémologique permet de battre en brèche le simplisme d'un tel supposé, et que nous avons à inverser le schéma habituel que nous avons de l'observation scientifique en l'occurrence médicale.

Citons à ce propos Gérard Fourez qui, dans son introduction à la philosophie et à l'éthique des sciences, analyse longuement la représentation commune que l'on se fait de la science :

> *"Pour observer, il faut toujours ramener ce qu'on voit à des notions possédées auparavant. Une observation, c'est une interprétation : c'est intégrer une certaine vision dans la représentation théorique que l'on se fait de la réalité. Ce qui donne une impression d'immédiateté à l'observation c'est qu'on n'y remet nullement en question les théories qui servent de base à l'interprétation; l'observation, c'est une certaine interprétation théorique non contestée. (...). Finalement, ce qu'on appelle un fait est déjà un modèle théorique d'interprétation qu'il faudra d'ailleurs parfois établir ou prouver. (...). Si les observations contiennent toujours des éléments d'interprétation et de théorie, on voit mal comment on pourrait partir d'une observation qui serait le point de départ indiscutable de la science. Si par exemple, j'observe au microscope une cellule, il s'agit déjà d'un modèle interprétatoire, lié à une certaine compréhension d'un fonctionnement et non pas d'un point de départ absolu. On arrive donc toujours trop tard pour découvrir le point de départ premier."* [26]

Au départ, cette représentation a donc la forme d'un discours, d'un modèle théorique d'interprétation, qui permet d'appréhender un fait et ne permet de l'appréhender que d'une certaine manière. C'est le poids de cette détermination que nous appelons prééminence du discours médical.

26 G. FOUREZ, *La Construction des sciences, introduction à la philosophie et à l'éthique des sciences*, De Boeck Université, 1988, pp. 30-32.

Et nous ajoutons : poids d'autant plus important qu'il est masqué aux yeux du médecin lui-même. "*Le savoir médical fonctionne dans la méconnaissance du discours qui le constitue*", affirme Jean Clavreul dans *L'Ordre médical* [27]. Le médecin est dans l'ignorance que la lecture préalable qu'il peut avoir de telle plainte l'oblige à rester aveugle et sourd à ce qui ne ressort pas de cette lecture.

Rappelons alors simplement qu'une fois la médecine expérimentale installée selon les modalités que nous avons développées longuement au premier chapitre – ce discours médical s'est constitué de la même façon que le discours physico-chimique; ce choix forcé – forcé dans la mesure où il était nécessaire pour l'efficacité médicale attendue depuis des siècles – aura tout son poids dans la façon même dont chaque acte médical sera posé par le médecin formé à cette discipline devenue depuis scientifique. Ce dernier, lorsqu'il intervient auprès du malade, le fait selon des règles et des lois qui pré-organisent ce qu'il pourra observer même s'il croit pourtant observer *de novo*. Le double sens du mot "observer" est à ce titre exemplaire en français : à la fois "*se conformer à ce qui est prescrit par quelque loi, par quelque règle*" et "*considérer avec application les choses physiques et morales*". Lorsqu'il effectuera son acte médical, le médecin sera anticipé par ce que la médecine aura fait du malade; il "observera" son patient en même temps qu'il "observera" les règles du discours médical.

C'est cette allégeance dont il nous faudra prendre la mesure si nous voulons redonner sa place à la fonction du médecin.

8 Conclusions

Quelles conclusions tirer de ce tableau des caractéristiques de la médecine scientifique contemporaine ? Pouvons-nous considérer qu'y réside la raison de ce qu'aujourd'hui la médecine apparaît parfois inhumaine au patient ?

Entendons-nous bien, il ne s'agit pas par "inhumaine" d'entendre que la médecine, telle qu'elle est pratiquée en Occident, "mal traite" le patient. De ce point de vue nous ne pouvons aujourd'hui qu'être satisfaits des progrès de la médecine, des connaissances qu'elle a acquises en quelques décennies, des thérapeutiques qui dès lors ont pu en être déduites, du travail préventif que cela permet désormais.

Certes, de gros problèmes subsistent, et même de nouvelles maladies inquiétantes sont apparues, mais tout peut laisser supposer que la médecine en viendra à bout tôt ou tard et que la poursuite de tous ces progrès est dans la logique des choses, qu'il suffira de prolonger les efforts et de persévérer.

27 J. CLAVREUL, *L'Ordre médical*, op. cit., p.84.

Mais d'un autre point de vue, d'importantes questions se font de plus en plus pressantes pour la médecine.

La crise de confiance entre médecin et malade [28] dont nous pouvons trouver confirmation dans le recours de plus en plus fréquent aux compagnies d'assurance : les erreurs médicales sont désormais retenues contre la médecine; la bienveillance première du patient à l'égard de son médecin semble compromise. Les médecines parallèles quant à elles abondent; bien souvent, leur scientificité est remise en doute par les patients eux-mêmes, mais sans pour autant les en détourner. Par ailleurs, l'hospitalisation est souvent mal vécue; les malades et leurs familles revendiquent un meilleur accueil, des soins plus humains, des médecins qui leur parlent de ce qu'ils font et vont faire, quand les patients n'en sont pas à devoir constater que la division du travail est telle à l'hôpital qu'y être soigné à la mesure de l'outil virtuellement disponible est chose parfois bien difficile. Ainsi Nicole Malinconi d'avancer que :

"(L'hôpital) *s'est masqué de blouses blanches, de portes identiques, de formalités d'entrée, d'odeur de désinfectant, de voix off. On y entre sans trop savoir. On se tait. On attend. On n'ose pas déranger. Pas trop. On y vient pour parler de la maladie; ou simplement pour parler du corps; ou de la question qui habite le corps. (...) Depuis le temps qu'on y pense et qu'on reporte à demain le moment de franchir le pas, la question a pris de l'ampleur, elle a envahi le corps, toute l'existence. Et avec elle, l'inquiétude et le besoin de parler. Puis on entre dans l'hôpital et il se passe ceci : que la parole de celui-là même qui parlait n'y est pas entendue. On l'ignore. Elle n'a subitement plus d'existence. À la question, au cri, l'hôpital se fait sourd et greffe sur le corps un langage codé, équivalent pour tous, de la neutralité beige des murs. Alors, on est déshabillé de ses propres mots et on s'abandonne à la machine sourde et impeccable qui traite le corps. On se tient là comme déporté; on a laissé sa carte d'identité et ses vêtements; on perd l'odeur de la maison; à la longue, on ne voit plus le temps qu'il fait dehors; on ne sait plus quelle heure il est. On est retourné dans un ventre exclusif. On s'en remet à la science du médecin, à son savoir faire. On dépend d'un appareil pour respirer; d'un appareil pour uriner; d'un sang anonyme; d'un liquide dans la veine, qui fait vivre sans boire ni manger; d'une ventouse, pour tirer l'enfant hors du ventre. On est un corps à la merci.*" [29]

Les généralistes quant à eux, voient arriver des demandes qui ne sont plus vraiment médicales : aussi bien la scène de ménage larvée que l'insatisfaction d'un travail monotone. Tout cela d'ailleurs pourrait à la rigueur faire partie de son quotidien de "médecin de famille", mais, au cours d'une formation entièrement consacrée à l'apprentissage scientifique de la

28 Cf. par exemple P. MADELIN, *Malade et médecin, la crise de confiance*, Paris, Seuil, 1981.

29 N. MALINCONI, *Hôpital silence*, Paris, Minuit 1985, pp. 134.

machine corporelle et de ses avatars, ce dernier a été très peu préparé à ce genre de travail. Et face à ce que nous avons appelé des "circonstances médicalisées", il se sent profondément démuni, renvoyé à lui-même et à sa façon privée de négocier ce type de sentiments, en même temps qu'affublé d'un arsenal sérieux et efficace mais qui, proportionnellement à ses consultations et visites, n'est que très peu sollicité. Ce qu'il a appris lui sert peu et c'est dans le champ de ce qu'il ne sait pas qu'il est le plus souvent interpellé.

Et – comble d'ingratitude ! – le malade peut en venir, si pas à le lui reprocher, en tout cas à le rendre responsable de son insatisfaction face à ce malentendu.

Le tableau de la médecine aujourd'hui est donc lisible de deux façons très différentes. Bouteille à moitié vide, bouteille à moitié pleine, pourrait-on se contenter de rétorquer ! Mais devons-nous rester sourds aux symptômes de la médecine ? Ne pourrions-nous pas nous laisser atteindre par ces critiques et y prêter davantage oreille ? En effet, ne faut-il pas précisément entendre cet apparent double message comme envers et endroit de l'évolution médicale de plus d'un siècle ? Ou comme la conséquence de toutes ces caractéristiques médicales sur lesquelles nous venons de nous appesantir ?

Nous décidons, quant à nous, de donner crédit à la rumeur, au risque de nous désolidariser d'emblée des confrères qui estimeraient qu'il ne s'agit là que des revendications d'éternels mécontents. Non qu'il n'y en ait pas, mais le phénomène nous semble dépasser – et très largement – le stade du simple mécontentement. Nous ne donnons par ailleurs aucun crédit aux critiques adressées à la médecine contemporaine qui n'accepteraient pas le bien-fondé pour cette dernière de s'en remettre à la rigueur scientifique, source de son progrès et de son efficacité thérapeutique.

Nous souhaitons par contre que les leçons soient tirées de cette soumission de la médecine aux rigueurs de la science et que ne soient pas minimisés ou négligés les impacts de cette nécessaire allégeance.

Il est évident qu'habituellement – et nous ne pouvons dans un premier temps qu'en être satisfaits – nous comptons sur ce qu'on a coutume d'appeler l'humanisme médical pour venir tamponner les rigueurs de la science.

Mais, si la science prétend à un savoir qui vaudrait pour tous et qui serait dès lors à même d'assurer une parfaite maîtrise du réel, il est important de remarquer que "l'objection de conscience" qu'émet l'humanisme en s'insurgeant contre une telle vocation universalisante, peut se faire à partir du même vœu. Mais cette fois d'une totalité plus totale, d'une totalité qui inclurait et le savoir de la science, et la place du sujet et qui, de ce fait, serait susceptible d'apporter remède au malaise qui nous habite. Mais ce serait de la même intolérance à l'absence de totalité que procéderaient alors et le vœu scientiste et la contestation humaniste. Autre serait la position qui se donnerait les moyens d'analyser la clôture dans laquelle se trouve enfermée la rationalité scientifique, d'autant plus qu'une fois la primauté de cette dernière installée, elle n'aura de cesse que de promouvoir son propre fonctionnement et rendra de ce fait de plus en plus difficile toute tentative d'analyse un tant soi peu rigoureuse.

Il ne s'agit pas ici de nous opposer à l'évolution de la science mais s'il nous faut relativer ses progrès, cette tâche ne peut pas être laissée à un seul humanisme de bon aloi, car son efficacité reste précaire faute de moyens d'analyse suffisants. Il s'agit par contre d'évaluer correctement qu'au travers de sa nouvelle configuration, la médecine – ainsi assujettie au discours de la science pour le meilleur de son évolution – l'est aussi pour le pire.

La crise de confiance médecin-malade aussi bien que la déshumanisation de l'hôpital ne sont pas à lire comme de simples avatars, mais plutôt comme des conséquences structurales de la façon dont la médecine d'aujourd'hui s'est constituée. Il s'agit de consentir à entendre que de telles critiques – particulièrement irritantes pour la bonne volonté du monde médical – contiennent leur part de vérité adressée à la médecine en tant que celle-ci peut participer de ce fantasme de toute-puissance de la science; en effet notre médecine d'aujourd'hui origine son efficacité dans sa soumission au mode de penser scientifique, la conséquence étant que ce n'est que dans un mouvement de rattrapage qu'elle tente de donner de l'espace à ce sujet qu'elle a d'abord exclu.

III
Le poids oublié du langage

> *"Je veux le blanc, le vide et l'absence de mots. Mais ce sont les mots, toujours eux, qui dans ma tête parlent, ne cessent de parler."*
>
> Marie DIDIER, *Contrevisite.*

A quoi pouvons-nous faire tenir les modifications apparues dans le champ médical, depuis l'irruption de la science dans ce qui jusque-là était "art de guérir" ? A quel trait commun pouvons-nous rattacher les divers changements survenus dans le développement de la médecine ?

Avançons que ce qui constitue le fil des caractéristiques que nous venons d'esquisser tient à la façon dont le langage est pris en compte; confions à un littéraire le soin de nous inviter à prendre la mesure de cet enjeu, soit la façon dont sont noués science et langage : Roland Barthes nous dit dans *De la Science à la littérature* :

> *"Un trait unit la science et la littérature. Ce trait est aussi celui qui les divise plus sûrement que toute autre différence : toutes deux sont des discours, mais le langage qui les constitue l'une et l'autre, la science et la littérature ne l'assument pas ou, si l'on préfère, ne le professent pas de la même façon.*
>
> *Pour la science, le langage n'est qu'un instrument que l'on a intérêt à rendre aussi transparent, aussi neutre que possible, assujetti à la matière scientifique qui, dit-on, existe en dehors de lui et le précède; il y a d'un côté et d'abord, les contenus du message scientifique qui sont tout, d'un autre côté et ensuite la forme verbale chargée d'exprimer ces contenus, qui n'est rien (...).*
>
> *Pour la littérature au contraire, du moins pour celle qui s'est dégagée du classicisme et de l'humanisme, le langage ne peut plus être l'instrument commode ou le décor luxueux d'une réalité sociale passionnelle, poétique qui lui préexisterait et qu'il aurait subsidiairement à charge d'exprimer, moyennant de se soumettre à quelques règles de style : le langage est l'être de la littérature, son monde même. Toute la littérature est contenue dans l'acte d'écrire et non plus dans celui de penser, de peindre, de raconter, de sentir.*
>
> *La littérature se trouve aujourd'hui seule à porter la responsabilité entière du langage, car si la science a certes besoin du langage, elle n'est pas comme la littérature comme le langage; l'une s'enseigne, c'est-à-dire qu'elle s'énonce et*

s'expose, l'autre s'accomplit plus qu'elle ne se transmet. La science se parle, la littérature s'écrit." [1]

En somme, ce qui caractérise la science, et ce à l'encontre de la littérature, c'est de ne considérer le langage que comme un instrument, et d'oublier le fait qu'elle est elle-même un discours, qu'elle n'existe que parce que discours.

Une autre manière de le dire, c'est de constater que la science ne privilégie que ce qui peut se communiquer, – ce qu'elle appelle d'ailleurs des "communications" – soit des énoncés et que, ce faisant, elle oublie ce que ces énoncés supposent d'énonciation.

Rappelons que déjà l'idéal de l'épistémè, de la science grecque, était d'être un discours dans lequel disparaissait toute trace d'interlocutivité [2]; le premier moment de naissance de la science faisait ainsi le lit de ce qui deviendra au travers d'une seconde naissance – celle survenue à l'âge classique – ce que nous connaissons aujourd'hui comme la science moderne, qui précisément réussira cette élision et de ce fait n'utilisera plus le langage que dans sa dimension d'objectivité.

C'est dans cette foulée que le discours médical d'aujourd'hui ne prend en compte le langage que comme instrument. Instrument pour dire à la fois ce qui ne va pas pour le malade, et comment y remédier pour le médecin. Autrement dit, la fonction du langage en médecine est secondaire, utilitaire et à la limite, – pour autant que les observations soient recueillies selon d'autres modalités – il est d'ailleurs tout à fait possible de s'en passer; ainsi, en est-il, par exemple, du pédiatre nullement empêché de soigner un nouveau-né parce que celui-ci ne parle pas, de l'intervention médicale sur un sujet comateux, ou du traitement des observations médicales par ordinateur.

En fait la question se pose de savoir en quoi consiste en définitive cette possibilité de langage. Le langage est-il, comme nous le concevons habituellement, une modalité parmi d'autres dont disposerait le cerveau humain, modalité sophistiquée sans doute, mais simple modalité malgré tout, ou la chose est-elle plus complexe ? Ceci ne sera pas sans conséquence, car si le langage n'est qu'une modalité de l'être humain, il va de soi que la médecine peut se contenter de l'utiliser au titre d'instrument, sans pour autant dénaturer sa spécificité de médecine humaine; en revanche, si, comme nous allons le montrer, le langage est ce qui fonde la spécificité de l'être humain – pas seulement une qualité qui l'affecte, mais une faculté qui le définit – alors, il faudra convenir qu'éluder ce langage c'est éluder l'humanité de l'homme, et c'est ramener la médecine humaine à une médecine vétérinaire.

1 R. BARTHES, *Le Bruissement de la langue*, Paris, Seuil, 1984, p. 12.

2 *"La science est bien le discours le moins discours de tous, celui qui tend à se nier comme discours, celui qui se définit comme n'étant discours de la science qu'à condition d'être le moins possible discours."* F. WOLFF, "Le Discours de la science dans la pensée grecque", in *Le Trimestre Psychanalytique*, 1991, n° 1, pp. 29-30.

Dans son livre *La Maladie humaine*, Fernando Camon propose :

"Apparemment, on est malade de l'estomac, du cœur, de l'intestin, en réalité, on est malade de la langue. La langue est le rapport entre le fils et sa mère et par extension, entre l'homme et tout. C'est ce rapport qui est en réalité malade. Comme la langue est un rapport, la maladie est épidémique : nous vivons plongés dans la maladie et transmettons la maladie en transmettant la langue : la langue est le virus de cette maladie qu'on appelle l'homme. Plus l'homme devient homme et se différencie de l'animal, plus son mal devient grave." [3]

En réalité, le titre de ce récit *La Malattia chiamata uomo* a été mal traduit de l'italien. À le traduire littéralement nous aurions plutôt "La maladie qu'on appelle l'homme", autrement dit "congénialité" [4] de l'homme, de la maladie, et du langage. Voilà à quoi nous invite l'écrivain. Nul ne le contestera s'il reste dans ce champ de la littérature, mais qu'en est-il si nous voulons prendre en compte "scientifiquement" la réalité qu'il évoque ?

De la même façon, dans une conférence prononcée à Genève en 1975 [5], Lacan parle du langage comme d'un "chancre", à entendre comme ce qui atteint l'homme, le contamine, et qui ainsi subvertit son rapport au monde.

La question est donc d'envergure et mérite d'être développée selon plusieurs registres :

- D'abord le langage a-t-il l'importance que nous prétendons et peut-il concourir à une distinction entre animal et humanité, et s'il le peut, selon quelles modalités ?
- Ensuite, en quoi consiste le langage, s'il est davantage qu'un instrument, qu'une possibilité de communication ? Véhiculerait-il avec lui des lois qui, dès lors, équivaudraient à spécifier la loi des humains ?

Avant d'aller plus loin, il nous faut faire une mise au point importante : notre objectif n'est nullement de faire un travail exhaustif sur cette question du langage; nous ne prétendons faire travail ni de philosophe du langage, ni de linguiste; mais c'est à partir des travaux de Freud et de la façon dont Lacan y a fait retour, réarticulant ces derniers précisément au langage, que nous avancerons ici.

Nous n'avons donc pas la prétention de rendre raison d'un ensemble de disciplines pour lesquelles d'ailleurs nous ne sommes pas qualifiés. Nous avons seulement le vœu de faire entendre qu'à partir des enseignements de Freud et de Lacan, il est possible de rendre compte de certaines impasses que rencontre la médecine contemporaine.

---

3 F. CAMON, *La Maladie humaine*, Paris, Gallimard, 1981, pp. 163-164.

4 Selon une formule de Jacques Schotte.

5 J. LACAN, "Conférence à Genève sur le symptôme" (4 octobre 1975), in *Le Bloc-notes de la psychanalyse*, n° 5, Genève, 1985.

Enfin nous souhaitons avancer par ce travail quelques formulations et articulations qui permettraient de progresser dans la dialectisation de champs – tels que la médecine et la psychanalyse – laissés habituellement dans une extra-territorialité réciproque. Nous ne pensons nullement à la judiciosité d'un quelconque compromis. Nous croyons par contre fermement à l'avantage que pourrait trouver le patient dans une possible dialectique de ces logiques différentes.

En un mot simple, il ne s'agit pas de vouloir mettre de l'eau dans son vin, mais bien plutôt de constater que, tant l'eau que le vin sont des ingrédients indispensables à la table du sujet.

1 Le langage comme discriminatoire

"*Appliquée au monde animal, la notion de langage n'a cours que par un abus de terme*", nous dit Benveniste [6]. En effet, les animaux ne disposent pas d'un mode d'expression qui ait les caractéristiques et les fonctions d'un véritable langage.

Par exemple, une abeille, selon les travaux de Karl Von Frisch, a la possibilité de communiquer à une autre l'endroit où se trouve le butin qu'elle a trouvé, en accomplissant des danses en forme de huit : la rapidité de ces danses donne la distance, et la direction dans laquelle orienter la recherche est donnée par l'inclinaison par rapport à la verticale objective qui traduit la position de la source alimentaire par rapport à l'axe ruche-soleil. Incontestablement, il y a passage d'une information d'une abeille à une autre, communication d'un message, ce que l'on pourrait dans un premier temps avaliser du terme de "langage" animal.

Le travail de Benveniste va précisément consister à définir en quoi ce mode de communication n'est pas un langage et, par contraste, à éclairer la spécificité du langage humain.

Une fois établi et reconnu que, dans ce type de communication animale, nous sommes bel et bien devant une aptitude à symboliser – puisqu'il y a correspondance conventionnelle entre un comportement et la donnée qu'il traduit – relevons les différences d'avec le langage. Pour Benveniste, elles sont considérables :

1. *Le message des abeilles consiste essentiellement dans la danse, sans l'intervention d'un appareil vocal, alors qu'il n'y a pas de langage sans voix.*
2. *La communication chez les abeilles s'effectue nécessairement dans des conditions qui permettent une perception visuelle, sous l'éclairage du jour;*

6 E. BENVENISTE, "Communication animale et langage humain", in *Problèmes de linguistique générale*, Paris, Gallimard, 1966, p. 57.

elle ne peut avoir lieu dans l'obscurité. Le langage ne connaît pas cette limitation.

3. *Une différence capitale apparaît aussi dans la situation où la communication a lieu. Le message des abeilles n'appelle aucune réponse de l'entourage, sinon une certaine conduite, qui n'est pas une réponse. Cela signifie que les abeilles ne connaissent pas le dialogue qui est la condition du langage humain... Le caractère du langage est de procurer un substitut de l'expérience apte à être transmis sans fin dans le temps et dans l'espace, ce qui est le propre de notre symbolisme et le fondement de la tradition linguistique.*
4. *Si nous considérons maintenant le contenu du message, il sera facile d'observer qu'il se rapporte toujours et seulement à une donnée, la nourriture, et que les seules variantes qu'il comporte sont relatives à des données spatiales. Le contraste est évident avec l'illimité des contenus du langage humain. De plus la conduite qui signifie le message des abeilles dénote un symbolisme particulier qui consiste en un décalque de la situation objective, de la seule situation qui donne lieu à un message, sans variation ni transposition possible. Or, dans le langage humain, le symbolisme en général ne configure pas les données de l'expérience, en ce sens qu'il n'y a pas de rapport nécessaire entre la référence objective et la forme linguistique.*
5. *Un dernier caractère de la communication chez les abeilles l'oppose fortement aux langues humaines. Le message des abeilles ne se laisse pas analyser, nous n'y pouvons voir qu'un contenu global, la seule différence étant liée à la position spatiale de l'objet relaté. Mais il est impossible de décomposer ce contenu en ses éléments formateurs, en ses morphèmes, de manières à faire correspondre chacune de ces morphèmes à un élément de l'énoncé. Le langage humain se caractérise justement par là."*

Et Benveniste de conclure : "*Ce n'est pas un langage, c'est un code de signaux. Tous les caractères en résultent : la fixité du contenu, l'invariabilité du message, le rapport à une seule situation, la nature indécomposable de l'énoncé et sa transmission unilatérale.*" [7]

Ainsi donc, suivre les développements de Benveniste nous amène à différencier l'homme de l'animal par son aptitude à ce qu'on appelle le langage. Celui-ci ne serait pas seulement ce code de signaux utilisé dans le monde animal. Si ce langage ne sert pas seulement à communiquer alors à quoi sert-il ? Ou encore : mais qu'est-ce que le langage, en tant que modalité spécifique de l'être humain ?

Pour le philosophe Jacques Taminiaux, la spécificité de l'être humain par rapport à l'animal se définit comme suit :

"L'animal est peut-on dire immergé dans la vie, il est fasciné et asservi par ce qui est simplement vital. Tout ce que l'animal peut appréhender dans son milieu est

7 Ibidem, pp. 60-61.

préalablement déterminé par sa nature physiologique et morphologique. Il en va tout autrement chez l'homme. Contrairement à l'animal, l'homme n'est pas assujetti à un milieu limité par les impératifs biologiques. Il est libéré du milieu biologique et il est ouvert à un environnement dont l'extension est illimitée. Non pas prisonnier du milieu mais ouvert au monde. (…) Cette capacité qu'a l'homme de s'élever au-dessus de lui-même et du monde, de faire de tout l'objet de sa connaissance, voilà ce qui le distingue de l'animal. Ce pouvoir, les contemporains l'appellent la transcendance ou encore la négativité (Hegel). C'est ce pouvoir qui fait que l'homme a un langage, une histoire et non seulement une évolution biologique. C'est ce pouvoir aussi qui est à la source de certaines dispositions fondamentales de notre vie affective : de l'ironie et de l'ennui et plus encore de l'angoisse." [8]

La capacité de langage est donc ici avancée comme l'un des traits spécifiques de l'être humain par rapport à l'animal, trait qui relève directement de sa faculté de distanciation. Cette capacité de distanciation est habituellement reconnue comme fait inéluctable de ce qui détermine l'essence de l'être humain. Les philosophes l'appellent transcendance ou négativité, mais en fin de compte, ce dont ils tentent de rendre compte, c'est de cette faculté de médiation spécifique à l'homme.

D'où l'affirmation aussi chez le philosophe que le langage animal n'en est pas vraiment un; il n'en est un que par l'abus du mot "langage". Jean-François Malherbe, quant à lui, le dira autrement :

"Les êtres humains ont ceci de très particulier – et ce trait les distingue d'ailleurs en définitive des animaux – qu'ils sont des créateurs de métaphores. Ils disent ce qui n'est pas pour dire quelque chose d'inédit. (…)Les animaux possèdent des langages mais ils ne créent pas de métaphores… Les êtres humains sont des animaux qui ne sont pas que des animaux. Les êtres humains sont des animaux parce qu'ils partagent avec ces derniers les fonctions biologiques qui les caractérisent, notamment se nourrir s'abriter et copuler. Mais les êtres humains ne sont pas que des animaux. Ils possèdent en effet cette faculté surprenante d'engager leur fonctionnement organique dans une signifiance qui leur est propre. " [9]

À de tels propos nous ne pouvons qu'acquiescer, mais il nous faut faire un pas de plus, si nous voulons prendre en compte la spécificité de ce qu'apporte la psychanalyse, et plus précisément du travail de Lacan et de ce qu'il a pu articuler à la suite de la découverte de Freud.

En effet, si pour le philosophe le langage est l'une des conséquences de cette faculté de distanciation particulière à l'être humain, pour le

8 J. TAMINIAUX, *Notes du cours de philosophie aux étudiants en médecine*, Louvain, 1970-71, inédit.

9 J.F. MALHERBE, *Pour une Éthique de la médecine*, Paris, Larousse, 1987, pp. 29-30.

psychanalyste, le langage est cette distanciation même, qui de ce fait subvertit complètement le rapport de l'homme à ce qui l'entoure en même temps qu'il détermine des modalités cliniques propres selon laquelle l'être humain s'inscrit dans l'existence. Pour le psychanalyste, cette faculté n'est pas antérieure au langage, mais elle est cette aptitude à l'œuvre.

De ce fait, si l'être humain est "créateur de métaphore", il s'agit aussi de reconnaître qu'il est "créé par la métaphore". Loin donc d'être seulement une possibilité dont dispose le sujet à cause de son aptitude à la négativité, le langage est ce système dans lequel le sujet se constitue comme capable de distanciation; une telle constitution aura ses contraintes et le sujet devra consentir à en payer le prix.

2 Le langage comme "définitoire"

Et en effet, qu'est-ce que le langage, si ce n'est la mise en acte de cette capacité de se soustraire à l'urgence du réel ? "*Le langage est la mise en œuvre de la dialectique de la présence et de l'absence*" disait Alphonse De Waelhens [10] et de poursuivre :

> "*Le mot est à la fois la présence et l'absence de la chose. Par le mot, le sujet se délivre de l'oppression de la chose, prend distance à son égard, et ainsi, l'érige en soi comme il se pose lui-même en soi vis-à-vis d'elle. Mais le mot aussi vise la chose et, ainsi, la rend présente dans son absence*".

Et De Waelhens d'évoquer la référence aux célèbres pages de *Au-delà du Principe de plaisir* où Freud restitue l'observation de son petit-fils, âgé de dix-huit mois; celui-ci ne prononçait que quelques rares paroles compréhensibles et avait l'habitude d'envoyer les petits objets qui lui tombaient sous la main dans le coin d'une pièce, sous un lit; en jetant loin de lui une bobine de fil, il prononçait, le son prolongé "O" qui signifiait le mot "Fort" (loin), et en la faisant revenir, il prononçait le son "Da" (voilà), dialectisant ainsi la présence et l'absence de l'objet. [11]

> Et De Waelhens d'en tirer comme conclusion : "*Parler, c'est d'abord se soustraire à l'urgence de l'événement, comme l'être humain ne peut opérer cette soustraction par un retrait pur et simple du réel qui serait contraire à sa nature, puisque réel lui-même il est totalement lié au réel, il use pour y parvenir du déplacement. Quelque chose sera traité en substitut d'autre chose pour viser cette autre chose. L'apparition et la disparition de la bobine figurant l'apparition et la disparition de la mère. Mais ce n'est pas assez : la bobine conserve quelque*

---

10 A. DE WAELHENS, "Sur l'Inconscient et la pensée philosophique", in ouvrage collectif *L'Inconscient*, Colloque de Bonneval, Tournai, Desclée de Brouwer, 1966, p. 378.

11 S. FREUD, "Au-delà du principe de plaisir", in *Essais de psychanalyse*, trad. Jankelevitch, Paris, Payot, pp.13-17

urgence et demeure gênante à quelque degré. L'apparition et la disparition des sons Fort et Da vont donc figurer l'apparition et la disparition de la bobine. Ainsi, l'ambiguïté de la présence et de l'absence s'installe partout." [12]

Dans ce mouvement de langage, s'est donc opérée une double métaphore : substitution de la bobine à la mère, et du phonème à la bobine. Et cette articulation langagière autour de la différenciation des signifiants *Fort* et *Da* inaugure cette distanciation d'avec la présence maternelle. Est-il nécessaire de souligner que si l'on consent à voir dans les raisons de l'absence de la mère, le père lui-même, c'est le complexe d'Œdipe qui est là déjà présent et qui apparaît en fin de compte comme équivalent à la mise en place du langage pour le sujet.

Dans une conférence plus tardive, *Distance et réalité* [13], Alphonse De Waelhens évoque la pertinence de cette observation de Freud comme mettant en évidence la parenté entre le refoulement primaire chez Freud et la sortie de l'immédiateté chez Hegel. La capacité de l'être humain à se détacher de l'immédiateté ne fait qu'un avec le langage lui-même, et celui-ci, loin d'être seulement ce qui lui permet cette aptitude, est cette aptitude même. Le langage n'est donc pas seulement repéré dans sa dimension d'instrumentalité au service d'un sujet, mais constitue bien la mise en œuvre même de cette potentialité.

La faculté langagière est de ce fait idoine à cette distanciation propre à l'humain qu'évoquait le philosophe. Et nous pouvons dire alors très volontiers avec Claude Hagège, que *"Le langage est pour l'espèce une aptitude définitoire."* [14]

3 La Loi du langage

Nous devons donc convenir que le langage est cette aptitude définitoire pour l'être humain qui du même coup le différencie de l'animal, et que sa mise en place chez chaque individu renvoie à ce que l'on a coutume d'appeler complexe d'Œdipe. Ce qui permet à Lacan d'avancer que *"la loi de l'homme est la loi du langage"* [15], mais pourquoi parler de Loi ?

Répondons d'abord succinctement : dire que la loi de l'homme est la Loi du langage équivaut à reconnaître la corrélation entre le langage et ce qui règle l'alliance et la parenté chez les humains, soit la prohibition de l'inceste. En effet, le passage de la nature à la culture, de l'animalité à l'humanité, se

12 A. DE WAELHENS, "Sur l'Inconscient et la pensée philosophique", op. cit., p. 378-381.

13 Conférence faite aux Facultés Universitaires St-Louis, Bruxelles, 1967, inédit.

14 C. HAGEGE, *L'Homme de paroles*, Paris, Fayard 1985, p. 284, où l'auteur nous précise : *"Le langage est pour l'espèce une aptitude définitoire. Étudier le langage, c'est considérer le rapport de l'homme avec cette aptitude (...) ce dont la linguistique parle peu."*

15 J. LACAN, *Écrits*, op. cit., p. 272.

soutient d'une mise en ordre des relations de parenté, d'alliance et de filiation. L'interdiction de l'inceste permet un ordonnancement des relations humaines.

Nous savons par les travaux de Claude Lévi-Strauss [16] que ce qui fait différence entre les sociétés animales et les sociétés humaines, ce sont leurs règles et leurs normes. Et que celles des humains renvoient toujours à la loi de prohibition de l'inceste; dans cette loi universelle, il faut veiller à insister non pas tant sur la prescription à contenu positif d'exogamie, que sur le versant négatif de donner consistance à au-moins une interdiction; l'impact décisif de cette Loi est d'ainsi donner fondement à la négativité et statut logique à une irréductible indisponibilité [17].

Constatons que, faute de consentir à une telle Loi, il n'est plus possible de nommer singulièrement la place de chaque sujet dans sa généalogie. Il en va ainsi d'Œdipe dont Antigone est la fille mais aussi la sœur, puisque fille de sa mère Jocaste, elle-même étant femme et mère d'Œdipe.

Remarquons que tout ceci nous fait percevoir l'identité structurale entre interdit de l'inceste, langage et complexe d'Œdipe, ce dernier n'étant dès lors que la reprise au niveau individuel et familial de cette Loi humaine universelle qu'est la prohibition de l'inceste.

Au-delà de l'imagerie d'Épinal de l'enfant amoureux de maman et désireux d'évincer papa, c'est la mise en place de la réalité psychique qui est visée par le mythe : le père venant bien faire l'écart dans la première relation symétrique de la mère et de l'enfant, et introduire par là le registre asymétrique du tiers.

Nous pouvons alors d'autant mieux saisir l'équivalence entre ce mouvement d'interdiction de l'inceste et la faculté langagière comme potentialité de distanciation en même temps que comme renoncement à l'immédiateté.

En effet, ce à quoi équivaut "interdire l'inceste", c'est bien nécessairement à décoller de l'univers des choses pour entrer dans celui des mots. Si le mot est la mort de la chose, nous pouvons aussi dire que le mot est mise en acte d'un "interdit de l'inceste avec la chose". Le monde des mots impose le désengluement d'avec le monde des choses.

En somme, le fait du langage est en lui-même mise en œuvre de l'interdit de l'inceste, et donc aussi consentement à la reconnaissance d'un impossible, ceci nous permettant de comprendre pourquoi l'inceste mère-fils a toujours des conséquences cliniques plus ravageantes que l'inceste père-fille.

16 Cf. C. LÉVI-STRAUSS, *Les Structures élémentaires de la parenté*, Paris-La Haye, Mouton, 1967.

17 Voir à ce propos la critique de Lévi-Strauss par LEGENDRE, lors de ses leçons publiques à la K.U.L., *Instituer le Sujet, ou la construction de l'Interdit en Occident*, 22 mars 1991, inédit.

En effet, le premier Autre auquel s'adresse l'enfant étant la mère, – le père est toujours autre que la mère, et donc déjà métaphore – c'est seulement avec la mère que se réalise l'inceste dans le champ du langage. Charge pour nous de constater que celui-ci ne rejoint alors sa définition juridique au sens strict que pour le fils, la fille en étant préservée "anatomiquement" en quelque sorte.

Ainsi, l'interdit de l'inceste – collectivement aussi bien qu'individuellement – introduit à la fonction langagière, en tant qu'est mise en place une indisponibilité irréductible – autrement dit aussi que la catégorie de l'impossible ait son statut logique – qui permet que s'articule la parole. Et c'est à ce titre que nous pouvons alors parler de "*la Loi du langage*".

Mais allons encore un peu plus loin, et remarquons que si le monde des mots implique un décalage d'avec le monde des choses, en même temps qu'un passage du continu au discontinu (figure 1), le renoncement à l'immédiateté que cela suppose devra se répéter au sein même de ce monde des mots : une fois que l'enfant – étymologiquement, celui qui n'est pas parlant – a consenti à entrer dans ce système langagier qui suppose qu'il ait renoncé à être-tout dans les choses, il lui faudra une nouvelle fois accepter ce renoncement, celui de prétendre à être-tout dans les mots; c'est ce renoncement redupliqué que les psychanalystes appellent "castration", respectivement primaire et secondaire, le mouvement de ne pas consentir à cette perte correspondant à la persistance du vœu d'accomplissement incestueux ou de toute-puissance infantile.

Reconnaître que l'être humain est défini par la fonction langagière, par cette possibilité de métaphorisation et consentir à ce que chaque sujet soit porté par cette fonction autant – et même bien plus – qu'il ne la porte lui-même, aboutit à devoir prendre en compte les conséquences de ce système ainsi qu'à reconnaître que *tous les besoins de l'être parlant sont contaminés par le fait d'être impliqués dans une autre satisfaction… et que la jouissance dont dépend cette autre satisfaction est celle qui se supporte du langage* [18]; il ne faudra dès lors pas nous étonner de ce que des problèmes aussi importants que celui de la

Figure 1

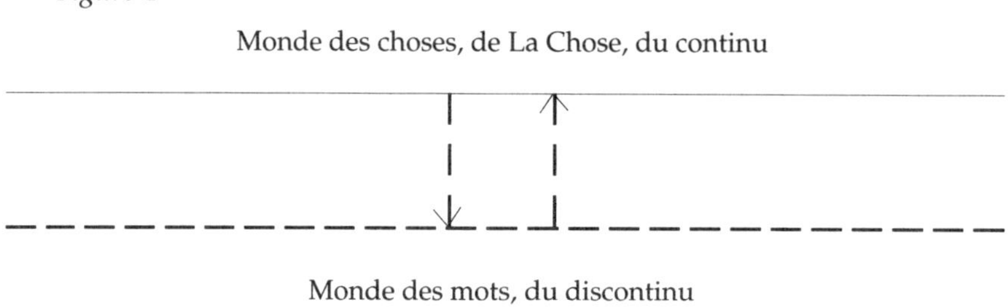

18 J. LACAN, *Le Séminaire, livre XX, Encore* (1972-73), Paris, Seuil, 1975, p. 49.

différence anatomique des sexes ou celui des règles de la filiation, ou encore celui du fonctionnement de l'organisme, seront profondément subvertis par cette Loi du langage.

Ainsi donc, avant même de "communiquer" quoi que ce soit, l'être humain est impliqué dans le système du langage. Avant même toute transmission d'un quelconque contenu, le fait de parler suppose d'être pris dans la jouissance de la parole.

4 Quelques conséquences

Voilà qui ne sera pas sans conséquences. Contentons-nous d'en préciser trois : l'impossible sortie du langage, l'incontournable malaise qui dès lors nous spécifie et l'altérité comme constitutive de l'être humain, étant donné que sa constitution s'est faite dans son matériau même.

Première conséquence : cette aptitude langagière est pour l'être humain incontournable. À nous libérer du préjugé commun selon lequel le langage sert à exprimer la pensée, force nous est de devoir constater que la pensée est elle-même déjà langage. De ce fait, il nous est impossible de sortir du langage, et donc un langage qui arriverait à sortir du langage pour dire la vérité sur le langage n'est nullement concevable autrement que comme un rêve. *Il n'y a pas de métalangage*, nous dira Lacan, et de l'appuyer de ceci que "*nul langage ne saurait dire le vrai sur le vrai puisque la vérité se fonde de ce qu'elle parle et qu'elle n'a pas d'autre moyen pour ce faire.*" [19]

Autrement dit, cette possibilité langagière qui est la nôtre est en même temps une détermination inéluctable, un impératif même.

Deuxième conséquence : cette aptitude véhicule avec elle un prix à payer : si le mot permet de se soustraire à l'urgence de la chose, la chose est en soi devenue inaccessible. Non parce qu'en désignant une pomme je ne puis atteindre l'objet mais parce que pour désigner cet objet, pour l'atteindre, je dois passer par ce système où un mot renvoie sans cesse à un autre; entre moi et l'objet, quelque chose désormais s'interpose, comme la présence d'un mur, du "mur du langage", manière de parler qui nous fait prendre en compte qu'il ne s'agit pas tant d'un médium qui permet l'échange que d'une butée infranchissable, en tant que pour le locuteur, l'interposition de ce mur reste le prix payé à l'entrée dans ce monde du langage. Un point d'impossibilité de ce fait s'inscrit : non pas seulement le fait qu'on ne puisse atteindre le référent, mais que l'on doive, pour obtenir cet effet de distanciation, se soumettre aux contraintes du système.

19 J. LACAN, *Écrits*, Paris, Seuil, 1966, p. 867.

D'entrer dans le monde du langage, la possibilité de médiatiser se paye d'une impossibilité radicale d'immédiateté. Ce qui a été gagné en possibilité spécifique de l'être humain a été perdu du fait de cette impossibilité tout aussi spécifique de faire coïncider le registre des mots avec celui des choses. L'être humain est ainsi plutôt condamné à l'exil. En même temps que l'aptitude qui le définit s'est mise en place, le paradis d'un monde où l'homme serait en coïncidence avec la nature est perdu.

Ne pourrions-nous d'ailleurs lire *La Genèse* en ce sens ? Qu'est-ce que le Paradis terrestre si ce n'est le lieu dont nous pouvons penser que l'on y sait ce que l'on veut, que l'on y sait ce que l'on fait, que chacun y serait transparent à lui-même.

Et ne pouvons-nous pas tout aussi bien interpréter en ce sens le deuxième Livre de la Bible, *L'Exode*, celui qui raconte la sortie d'Égypte, la sortie de cette terre d'Égypte où se prônait l'esclavage [20] ? Ne pouvons-nous y voir une sorte de métaphore de ce que nous, humains, sortons – par le langage – de cet esclavage, de cette soumission absolue au réel ? Nous pouvons dès lors lire les deux Livres du *Pentateuque* comme une mythologie de l'origine de l'humanité, en tant que sortie de la terre du réel pour entrer dans la terre de langage.

Si la patrie de l'homme est le langage, l'être humain n'y est jamais qu'en exil du réel. Lorsque le poète nous adresse que *"Je est un autre"* (Rimbaud), ou que *"Ma présence est poreuse"* (Valéry), ou encore que *"L'homme est un animal malade"* (Nietzsche), que fait-il d'autre que d'évoquer ce malaise radical qui nous caractérise ? Celui-ci n'est plus que la contrepartie de cette capacité de distance dont l'être humain dispose par rapport à lui-même ainsi que par rapport au monde qui l'entoure. Cette faculté fera qu'il ne sera jamais plus complètement adéquat à lui-même, condamné à se faire représenter comme sujet par des mots pour d'autres mots, mais qu'au contraire il sera soumis au malentendu.

Cette inadéquation entre l'ordre des mots et l'ordre des choses n'est plus dès lors un trait que nous serions en mesure de pouvoir gommer mais bien davantage l'irréductible conséquence logique de la spécificité humaine.

La radicalité de cette inadéquation nous amène à poser que l'ordre humain, d'être ainsi déterminé par la fonction langagière, est un ordre qui charrie avec lui un mal-être tout aussi définitoire, celui de l'équivoque, celui de l'inéluctable malentendu. C'est bien là ce en quoi consiste la différence entre l'animal qui peut posséder un système de communication mais qui n'en reste pas moins dans l'univoque, et l'être humain pour qui tout mot, tout geste, toute attitude est toujours susceptible d'équivocité.

20 A ce sujet, nous renvoyons au livre de R. DRAÏ, *La Sortie d'Egypte, l'invention de la liberté*, Paris, Fayard, 1986.

Il nous arrive bien sûr de rêver de pouvoir échapper à cet équivoque généralisé qui nous caractérise, mais précisément, il s'agit là de rêve ou de mythe.

"Rien à faire donc avec ce qui s'imagine et se confirme en bien des points d'un langage animal. Le réel là n'est pas à écarter d'une communication univoque dont aussi bien les animaux à nous donner le modèle, nous feraient leurs dauphins : une fonction de code s'y exerce par où se fait la néguentropie de résultats d'observation. Bien plus, des conduites vitales s'y organisent de symboles en tout semblables aux nôtres, à ceci près que ces symboles ne sont jamais équivoques." [21]

Cet équivoque précisé ici par Jacques Lacan – et qui nous caractérise comme humains – permet de repérer que le malentendu, loin d'être un avatar de l'humanité en serait devenu, bien au contraire, le matériau le plus spécifique.

Enfin, troisième conséquence, c'est dans le matériau même de l'Altérité que le sujet humain se constitue. Si en effet, l'être humain est ainsi définitoirement constitué par cette aptitude langagière, remarquons que cette dernière présentifie d'emblée l'Altérité puisque ce matériau du langage existe chez l'Autre avant que le sujet n'y accède lui-même, et que dans le mouvement de son accès à la parole, c'est dans le matériau de l'Autre qu'il se constitue comme sujet. C'est la raison pour laquelle Lacan appelle ce système du langage, ce lieu du langage, Le Grand Autre.

"L'Autre est le lieu où se constitue le je qui parle avec celui qui entend" [22].

Ou encore : *"Si ça parle dans l'Autre, c'est que c'est là que le sujet par une antériorité logique à tout éveil du signifié, trouve sa place signifiante. La découverte de ce qu'il articule à cette place, c'est-à-dire dans l'inconscient, permet de saisir au prix de quelle division il s'est ainsi constitué."* [23]

C'est aussi ce qui peut nous faire entendre la célèbre formule lacanienne *"Le désir de l'homme, c'est le désir de l'Autre"*, dont il faut percevoir qu'elle n'est nullement équivalente, mais qu'au contraire, elle se démarque de la formule hégélienne *"Le désir de l'homme c'est le désir de l'autre"*.

Car si pour Hegel, l'autre qui en fin de compte est désigné est l'autre comme conscience, et de ce fait enferme le sujet dans un désir de reconnaissance sans fin, pour Lacan, l'Autre, même s'il est soutenu par un premier autre de chair et d'os qu'est la mère par exemple, n'est que la scène du langage, d'emblée en position de médiation. Et tout l'enjeu de l'évolution de l'enfant

21 J. LACAN, "L'Étourdit", in *Scilicet*, n° 4, Paris, Seuil 1973, p. 47.

22 J. LACAN, *Écrits*, op. cit., p. 431.

23 Ibidem, p. 689.

sera précisément de passer d'un rapport immédiat à ce premier autre rencontré, à un rapport médiatisé par le progressif dégagement du langage comme tiers.

□

Voilà pourquoi il convenait de tant insister pour prendre en compte les implications de ce que parler veut dire. Loin d'être une faculté humaine parmi d'autres, le langage non seulement permet de se différencier du monde animal, mais il nous constitue "définitoirement".

Cette modalité langagière qui nous spécifie nous met en état de malaise de ne jamais pouvoir être identiques à nous-mêmes et nous constitue comme sujets dans le matériau même de l'altérité.

De plus, nous y sommes "faits comme des rats" : d'être des créateurs de métaphore, nous n'en sommes pas moins créés par elle et incapables de sortir du langage, devant reconnaître par ce fait le point d'impossible adéquation du monde des mots à celui des choses, comme un point d'ombilication. La potentialité humaine du Symbolique ne pourra dès lors qu'aller de pair avec la constitution d'un réel rebelle à la symbolisation, l'ordre du signifiant véhiculant avec lui sa propre limite.

Une autre façon de le dire est de saisir que le langage comporte trois types d'énoncés : unaires, binaires ou ternaires, ainsi que l'avance Dany-Robert Dufour. L'exemple le plus simple d'un énoncé unaire est celui où l'on décline son identité; un énoncé binaire, quant à lui attend une réponse vrai / faux : on le rencontre dans toutes les questions auxquelles il s'agit de répondre par oui ou par non; un énoncé ternaire enfin, véhicule avec lui, et ce qu'il énonce, et le fait même de l'énonciation : certaines formules – comme par exemple la formule "je mens" – sont irréductiblement ternaires. Mais de manière plus coutumière, toute formule qui s'énonce fait exister celui qui parle, et chaque fois que je parle, même si ce que je dis est faux, ma parole atteste de la vérité de ce que je suis parlant. Cette trinarité se retrouve au titre d'une structure dans la triade des pronoms personnels "je, tu, il" où "il" désigne l'absent alors que "je" et "tu" sont là comme présents.

> *"Le prisme formé par l'ensemble "je", "tu" et "il" fonctionne en quelque sorte comme un dispositif à l'intérieur de la langue, qui inscrit toujours à leur place les allocutaires. Il apparaît ainsi comme une sorte de langue préalable, une langue d'accès à la langue, une langue dans la langue."* [24]

Nous pouvons dès lors penser qu'en médecine, le langage du patient est spontanément pris en compte comme énoncé binaire, et que c'est de le traiter

24 DANY-ROBERT DUFOUR, *Les mystères de la Trinité*, Gallimard, Paris, 1990, p. 74.

ainsi – et seulement ainsi – qu'est manqué ce qui permet d'entendre le sujet dans sa singularité.

Il ne s'agit évidemment pas ici de nier l'utilité de la binarisation des formulaires permettant d'informatiser, par exemple, les données médicales; il s'agit de savoir que cette binarisation ne peut venir à bout de ce qui caractérise l'énoncé d'un sujet. Pour aborder ce dernier, il ne peut être fait impasse de l'énonciation dont la spécificité se trouve portée par le caractère ternaire de l'énoncé.

C'est cette dimension trine qui est "oubliée naturellement" dans le monde médical d'aujourd'hui. Il n'est pas un débat sur l'humanisation de l'hôpital, par exemple, qui ne fasse appel à la nécessité d'informer le patient, de lui octroyer une information correcte tant sur son état que sur le traitement auquel il va devoir se soumettre.

S'il n'est pas question de disqualifier l'utilité d'une telle information, il s'agit d'apercevoir que nous n'avons rien à en attendre pour ce qu'il en est d'une humanisation de l'hôpital. Informer, communiquer, c'est seulement transmettre des énoncés, c'est rester au niveau du mode binaire. Cette communication s'avère bien sûr nécessaire, mais ce qui humanisera l'hôpital, ce n'est pas qu'y circulent des énoncés, c'est que sera pris en compte que s'y confrontent des énonciations. C'est qu'au travers de ce qui est dit, les sujets puissent être reconnus comme des êtres de parole et de désir, soit comme des êtres du "dire". Et cette dimension n'est nullement reconnue sous prétexte que le patient est seulement correctement informé.

Informé, il peut effectivement l'être par un ordinateur et par des panneaux fléchés – et Dieu sait si cela nous est utile pour ne pas nous perdre dans les couloirs d'un hôpital – mais une parole énoncée et entendue par quelqu'un, c'est tout autre chose ! Or ce n'est nullement ce sur quoi on insiste dans tous les débats qui nous agitent concernant la possible réhumanisation de l'hôpital.

Bien plus, nous avons donné assez d'éléments pour faire entendre que cet objectif d'information peut véhiculer avec lui le vœu de faire taire la dimension de l'énonciation, de l'oublier… et nous savons d'ailleurs tous qu'en certaines circonstances particulièrement embarrassantes, nous ne savons quoi dire pour meubler un silence, ou pour masquer un malaise. C'est à ce moment-là que des propos informatifs sont particulièrement bienvenus pour éluder l'éventualité de voir surgir ce silence ou ce malaise.

Ainsi, à traiter le langage – à l'instar de la science – comme un instrument servant seulement à la communication, nous ne pourrons qu'éluder toutes les conséquences que nous venons d'évoquer et annuler l'ensemble des questions soulevées.

En méconnaissant le langage dans sa dimension de métaphore, en le ravalant à un seul moyen, la médecine peut faire du corps un organisme qu'habiterait un sujet comme elle fait de l'être humain un animal doué d'une faculté supérieure parmi d'autres; c'est en ne reconnaissant pas son poids au langage que du même mouvement, elle méconnaît le corps comme affecté par cette jouissance spécifique.

Et c'est ce à quoi s'est condamnée la médecine scientifique contemporaine en se calquant – pour des raisons tout à fait justifiées par ailleurs – sur le discours de la science : la médecine ne pouvait que participer à son mouvement, à savoir que pour la science, dans un moment qui prolonge et réalise le vœu qui était déjà celui des Grecs, toute trace d'interlocutivité devait disparaître. "*La science est un discours qui tend à se nier comme discours, qui ne consent à être discours qu'à condition d'être le moins possible discours.*" [25]

Et c'est à ces conditions constitutives qu'est soumise l'évolution de la pratique médicale. C'est à ce même "oubli" du langage qu'est amené le discours médical. L'ennui, c'est que dans ce mouvement, ce qui est éjecté, c'est l'objet même de la médecine, le patient.

Pour que la médecine retrouve sa dimension humaine et qu'elle ne se contente pas d'être vétérinaire, c'est au poids du langage qu'il faut qu'elle redonne sa place. Ce n'est qu'à ce prix qu'elle pourra dépasser l'universalité des maladies pour à nouveau – et autrement – prendre en compte la singularité du malade ainsi que celle du médecin.

25 Selon la formule de F. WOLFF déjà évoquée.

IV
La singularité du malade : ses mots

"Sans doute, ces savants connaissaient-ils mon mal, mais mon mal me connaissait mieux qu'eux."

Joe BOUSQUET, *Exploration de mon médecin.*

Ainsi donc nous avons pu prendre la mesure de ce que oublier le poids du langage en médecine équivalait à négliger l'importance de ce dit langage comme constitutif du sujet; il s'agit de prendre en compte le langage pas tant comme modalité de communication, que comme modalité de jouissance spécifique à l'être humain. Et faire l'impasse sur les effets de cette inscription langagière nous empêche de donner sa place à la singularité du patient. Le corps humain n'est plus alors considéré que comme un corps vétérinaire duquel toute référence à la jouissance a été exclue. La question reste néanmoins de savoir comment la singularité du patient peut être abordée.

1 Deux espaces différents

Les connaissances médicales, scientifiques, si elles parviennent à prendre en compte les maladies, n'arrivent pas pour autant à épuiser le savoir sur les malades. La connaissance de la seule maladie vient donc toujours buter sur un reste qui ne sera rien d'autre que le malade lui-même. Nous souscrirons volontiers à un schéma imaginé par Aldo Naouri (figure 1) pour rendre compte de ce reste.

"Ainsi donc, l'ensemble défini bien délimité du Savoir médical ne contient pas tout ce que demande le patient et ne prend pas en charge tout ce que peut charrier précisément une formulation. (...) Pour essayer de comprendre, de cerner, de saisir ce reste, j'ai imaginé une figure mathématique, une courbe qui prend l'allure d'une hyperbole. En abscisse, je mettrai l'objectivité du constat (oc) telle qu'elle ressort des différentes opérations que le médecin effectue. En ordonnée, je mettrai le respect de la formulation de la plainte (fp). Chaque opération effectuée sur la formulation ou la nature de la plainte sous la forme du codage réduit la formulation progressivement et l'éloigne de sa nature initiale. À ce prix, l'objectivité du constat, comme la courbe en atteste, augmente. L'existence d'une asymptote fait partie des propriétés d'une telle courbe; aussi loin que pourra aller le désir d'objectivité, il ne pourra annuler complètement la formulation de la

plainte. Je dirai que l'acte médical achevé dans son déroulement, celui qui aura pris en compte toutes les règles du fonctionnement que nous avons vues, occupe l'espace sus-asymptotique. L'espace sous-asymptotique prend en charge le reste." [1]

Figure 1

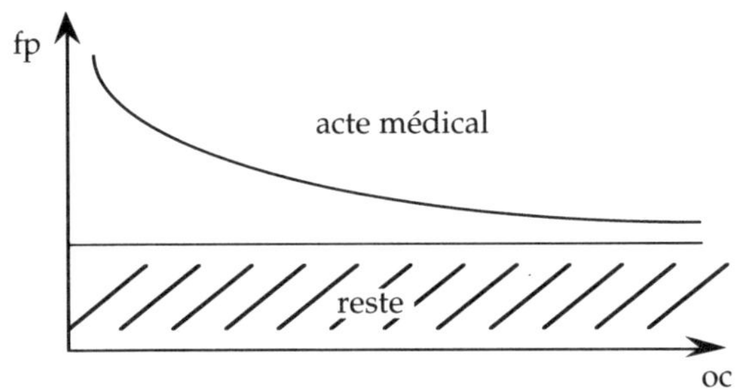

Cela revient à dire que les connaissances médicales qui équipent le médecin sont susceptibles de seulement rendre compte de l'ensemble de l'espace sus-asymptotique. Mais que l'objet de la médecine, s'il est convenu qu'il est la maladie qui survient chez un être humain, comprend également un espace sous-asymptotique qui ne pourra être pris en compte par le médecin si celui-ci reste dans les limites de ses connaissances médicales scientifiques.

La non-prise en compte de cet espace aboutit d'ailleurs à mettre le médecin dans une alternative peu enviable :

- soit appliquer ses connaissances à un malade qui ne l'est pas, et ainsi sauver la face; ce sera bien souvent la raison de prescriptions, tant diagnostiques que thérapeutiques, auxquelles nul ne croit, ni le malade, ni le médecin, source d'un gaspillage financier dont il y aurait lieu d'apprécier l'ampleur.
- soit déconsidérer ce patient qui lui adresse une demande pour laquelle il n'a nullement été formé, et traiter celui-ci comme un "nerveux", ou comme un patient qui n'a rien.

Des deux manières, la spécificité de ce malade qui n'entre pas dans la grille d'interprétation du médecin est condamnée à ne pas être prise en compte à sa juste place. Ceci revient à dire que la question qui se pose alors est double : que recouvre cet espace sous-asymptotique ? Et surtout comment l'aborder autrement qu'en l'appelant de manière vague : la subjectivité, le malade, l'humain… ?

Commençons par tenter de répondre à la première des questions : que recouvre cet espace sous-asymptotique ? Prenons ici un exemple de

1 A. NAOURI, *L'Enfant porté*, Paris, Seuil, 1982, pp. 55-57.

consultation rapporté par le même Naouri, dont nous pensons pouvoir utiliser toute la pertinence pour illustrer notre propos.

> *"L'appel de ce matin de décembre était ainsi noté par la secrétaire : trois mois, diarrhée.*
>
> *C'était assez près de mon cabinet. Dans l'arrière-cour d'une de ces petites entreprises familiales qui ont depuis disparu. Une chambre au rez-de-chaussée. Ce bébé de trois mois qu'on me présente pour la première fois n'a aucun antécédent pathologique. Il est allaité au lait artificiel depuis sa naissance. Son appétit a toujours été et est encore excellent. Il allait bien jusqu'à la veille au soir. C'est sa maman qui le déshabille pendant que le père déambule dans la chambre en sifflotant, sous le regard d'une personne plus âgée qui m'est présentée comme la grand-mère maternelle de l'enfant. L'examen succinct, rapide, mais qui ne laisse rien au hasard, ne montre aucune anomalie. La fontanelle est normotendue, le regard vif, la langue humide. L'abdomen n'est pas particulièrement ballonné ni gargouillant. Le foie palpé au passage est normal, et je m'offre le luxe, qui me semble un devoir, d'apprécier l'état neurologique et cardiovasculaire. Acte médical on ne peut plus simple : diarrhée banale, probablement à virus, c'est la saison. Un régime adéquat, que j'écris, devra parvenir à bout de ce symptôme ô combien fréquent ! Je ne compte pas le revoir pour cela.*
>
> *Le lendemain. Nouvel appel, même motif. Nouvel examen, conclusions inchangées. Il va bien, j'ai confiance dans mes éléments d'appréciation. Je suis on ne peut plus rassurant. L'amélioration va bien se dessiner dans vingt-quatre heures. L'après-midi même, j'évite de retourner en renouvelant mes assurances au téléphone, mais le lendemain, implicitement sommé d'en faire un peu plus, je prescris un médicament astringent et fais demander une coproculture. Toutes les conditions de l'examen sont strictement inchangées, à ceci près que l'impatience parentale paraît difficile à maîtriser et que mes paroles lénitives ne trouvent pas plus d'écho qu'elles n'ont d'effet, si bien que dans la nuit, quand je suis réveillé par le père inquiet, je résous mon irritation et mon impatience en conseillant une hospitalisation. Au moins là, l'objectivité régnant sans défaut va nous débrouiller tout cela.*
>
> *Hospitalisation de trente-six heures. Alimentation orale par la carotte. Pas de selle pendant la durée du séjour. Il sort guéri à 13 heures. Et à 17 heures, on me rappelle : il faut que je revienne, la diarrhée a repris et les résultats d'examen sont là. Normaux bien sûr ! Le bébé est toujours dans le même excellent état. On offre de montrer la pile de couches, que je ne regarde pas.*
>
> *Je suis mystifié par cette histoire. Ca ne ressemble à rien que je connaisse, à rien dont j'aie même entendu parler. Je n'ai aucune référence possible, aucun recours, aucune connaissance à appeler à la rescousse. Je suis partagé entre les assurances que me donne le séjour à l'hôpital, et que recoupe mon constat de clinicien, et l'inquiétude des parents. Mon regard quitte le bébé. Je suis soudain sensible à l'ambiance de la pièce. Le père déambule, grand, dégingandé, les mains dans les poches, sifflotant comme pour se donner quelque contenance. La mère, silencieuse,*

déshabille et rhabille son bébé. Par moment, son visage pâle et inexpressif disparaît sous l'énorme chignon posé en galette au sommet de son crâne. Près d'elle, le même chignon de la grand-mère s'efface pour laisser place à un regard, toujours le même, curieux, comme amusé, derrière les lunettes. Et surtout, la phrase qui sort de la bouche de cette dame âgée, c'est la quatrième fois que je l'entends; elle est venue ponctuer chacun des examens : "C"est normal, docteur, c'est leur premier, il a trois mois et il a la diarrhée".

Chaque fois, faute de n'en pouvoir utiliser aucun des termes dans mon système de correspondance, je lui avais assigné un sens commode et cohérent : voilà un jeune couple silencieux qui ne se manifeste que pour m'appeler à l'aide. Ils luttent comme ils peuvent contre leur angoisse, que je dois excuser au nom de leur inexpérience (c'est leur premier), majorée peut-être de surinvestissement effectué sur le sexe de cet enfant (peut-être souhaitaient-ils ou ont-ils eu justement un "garçon"). Et cette angoisse est elle-même à mettre sur le compte de la réputation péjorative de la diarrhée, qui a décimé des populations dans l'histoire de la médecine infantile. Quoi donc de plus "normal" que tout cela ?

Mon irritation est-elle à ce point visible que la grand-mère éprouve à chaque fois le besoin de cette ponctuation ? Pourtant, il y a seulement peu de temps que je commence à m'impatienter. Obséquiosité ? Étrange, pour une personne dont la condition est pour le moins éloignée de ce genre de préoccupations si l'on en juge par les lieux, les vêtements, la petite entreprise familiale. Certes, c'est le genre de milieu où l'on ne lésine pas à appeler le médecin, auquel on n'hésite pas non plus à conférer aura et respect. Mais tout de même, c'est bien étrange ! Qu'est-ce qui m'autorise à m'accrocher à une phrase aussi banale ? Peut-être n'ai-je rien d'autre à me "mettre sous la dent".

"Et alors ?" dis-je, pour marquer un temps. 'Alors, eh bien, vous me voyez, je suis la deuxième de ma mère. Avant moi, elle avait eu un garçon; à trois mois, il est mort d"une diarrhée. Ma fille que vous voyez est ma deuxième. Avant elle, j'ai eu un garçon; à trois mois, il est mort d'une diarrhée. Alors, vous comprenez, c'est son premier, il a trois mois, il a de la diarrhée, il va mourir !'" [2]

La clé de ce symptôme "diarrhée" se trouve donc dans les paroles de la grand-mère maternelle et non pas dans l'objectivité de l'état biologique de l'enfant. Comme le fait judicieusement remarquer l'auteur : *"le médecin était appelé non plus tant pour soigner le symptôme que pour en attester l'existence"*. Disons que c'est lorsque la plainte a été reconnue en position de reste, de déchet de la connaissance médicale qu'elle a pu s'élucider.

Cette famille amenait au médecin un symptôme qui entrait dans le champ médical (une diarrhée), mais la réalité de la plainte consistait dans l'angoisse d'avoir à traverser ce moment des *trois mois*, pour ce *premier garçon*,

2 Ibidem, p. 61.

rappel du destin familial où à cette date, dans les deux générations précédentes, l'enfant était *mort de diarrhée.*

Dans l'espace sous-asymptotique, inatteignable par la connaissance médicale stricto sensu et exclu de cet entendement, siègent donc des mots.

Les trois groupes de mots repris ci-dessus évoquent toute l'ampleur de l'angoisse amenant cette famille à consulter. Plutôt que "rien", ce sont donc des faits de langage auxquels nous sommes confrontés. Et l'on connaît l'habileté courante du médecin à séparer la paille des mots du grain des choses. Car le mot utilisé à l'origine de la consultation est un mot qui d'emblée renvoie à une réalité biologique que le médecin apprécie facilement. Or, ici ce n'est pas en tant que renvoyant à la chose qu'il est important, mais en tant que renvoyant à d'autres mots, qui ne sont que ceux de l'histoire de cette famille, de sa généalogie et du destin qui a été le sien.

Ce que recouvre l'espace sous-asymptotique, ce sont dès lors des faits de langage [3] non pas ici en tant que désignatifs du registre des choses, instruments pour désigner le réel, mais en tant que matériau dans lequel baigne un sujet, comme une constellation de mots déterminant l'existence singulière d'un individu.

Si de tels faits de langage sont là, nous avons du même coup la possibilité d'appréhender cet espace autrement qu'en termes vagues. Le mot *diarrhée,* loin de se référer univoquement au signifié *évacuation fréquente de matières alvines liquides*, renvoie à d'autres mots – *garçon, premier, mort, trois mois.* Et c'est ce voyage dans les mots de la famille qui est spécifique à la maladie de tel enfant en particulier, alors que l'ensemble des connaissances médicales n'arrive pas à aborder cette singularité, et se confine dans l'établissement du diagnostic d'une affection qui finalement ne serait nullement différente de celle de n'importe quel autre enfant.

L'espace sous-asymptotique ne recouvre donc rien d'autre que la singularité d'un sujet, accessible seulement à celui qui daigne prendre en compte les mots dont un sujet dispose pour se dire. Le passage entre les deux types d'espaces que sépare l'asymptote du schéma évoque le changement de registre auquel faisait référence Canguilhem et que nous avons déjà évoqué [4]. Dans le premier espace, les mots amenés par le patient représentent des choses pour le médecin. Ce dernier peut à souhait, ayant appris à les décrypter de par ses connaissances et de par l'enseignement qu'il a reçu, tenter d'intervenir et de porter remède à l'affection qu'ils désignent. Dans le second espace, les mots représentent la subjectivité du patient, et renvoient à d'autres mots qui font partie de ce qui a été transmis à ce patient au travers de son histoire.

---

3 Nous ferons les distinctions entre toutes ces appellations telles que langage, discours, parole, mot… plus loin.

4 Cf. Introduction.

Le médecin, s'il veut ne pas se rendre sourd à ce qu'il convient d'entendre, et par là même, non pas apporter médecine, comme on apporte une réponse, mais simplement accueillir la singularité de son patient, devra au moins permettre que ces mots puissent se dire.

Il lui faudra se rappeler que c'est la capacité de l'entendeur qui détermine les propos de celui qui parle, de la même façon que c'est l'arsenal plus sophistiqué du médecin spécialiste qui lui permet de prendre en compte autrement telle particularité symptomatique qui jusque-là avait échappé à l'omnipraticien.

2 Deux façons d'entendre

Il nous faut dès lors convenir que nous avons ainsi deux manières radicalement différentes d'entendre les mots du patient, soit comme des signes (ils représentent quelque chose pour quelqu'un) soit comme des signifiants (ils représentent le sujet pour d'autres signifiants).

Tentons de préciser cette différence dont l'importance est évidemment de taille.

Le *signe* est présent dans le monde animal; c'est par exemple le rouge du rouge-gorge, qui représente positivement un trait pour un partenaire, et qui, à ce titre, déclenche son comportement; notons que le signe a besoin de l'objet qui en est le support pour effectuer l'opération de représentation : nous pouvons donc avancer qu'il représente quelque chose pour quelqu'un.

La *trace* nous amène un pas plus loin, car elle n'a plus besoin de la présence de l'objet pour représenter, pas plus qu'elle n'a besoin d'un partenaire pour exister. Nous percevons ce que la trace implique déjà d'absence, mais elle est encore tributaire d'un support d'objet; la trace annonce cependant le caractère essentiel de ce qui sera le signifiant : l'absence.

Le *signifiant*, quant à lui, en tant qu'il fait partie du langage est un signe qui renvoie à un autre signe qui est lui-même organisé pour signifier l'absence d'un autre signe et pour s'opposer à lui dans un couple; le signifiant – tel le jour – renvoie à un autre signifiant – en l'occurrence la nuit, dont il a d'ailleurs charge de se distinguer – et pour cet autre signifiant, il représente celui qui est à même de s'engager dans un telle procédure langagière, soit un sujet.

Insistons ici sur cette dimension d'absence doublement répétée qui nous mène du signe au signifiant, et ce, par l'intermédiaire de la trace. Dans ce trajet, ce qui est essentiel, c'est cette double absentification : le passage du signe à la trace d'abord et celui de la trace au signifiant ensuite. En quelque sorte, nous voyons ici se refaire le trajet que nous avons déjà évoqué au chapitre précédent, et qui consiste à passer de la présence maternelle au phonème, en passant par la bobine, ou encore du langage-communication au langage-créant le sujet.

Ainsi traiter le mot "pomme" comme un signe, c'est y entendre l'évocation du fruit du pommier, mais nous savons bien qu'il s'agit parfois d'évoquer la "pomme" de discorde, ou encore de désigner la trogne d'un individu, si pas de susciter celle avec qui nous souhaitons la croquer; faire de tels renvois, c'est entendre le mot comme un signifiant

Entendre un mot comme un signe, c'est trouver ce qu'il représente pour le sujet qui l'énonce, mais dont on peut d'emblée supposer qu'il renvoie à une chose selon une communauté de représentation. Entendre un mot comme signifiant, c'est repérer qu'il vient à représenter un sujet qui en l'utilisant a pris le train de la chaîne signifiante qu'il habite, et qui l'habite, et qui donc renverra à d'autres mots eux aussi signifiants, attestant du même coup d'un échec à atteindre la chose désignée.

Entendre comme signe implique dès lors que l'on a compris ce à quoi il est renvoyé, éventuellement que s'en déclenche une réponse, alors qu'entendre comme signifiant suppose qu'il soit pris acte qu'il s'agit du dire d'un sujet.

La question se pose alors de savoir si ces deux manières d'entendre les mots sont compatibles l'une avec l'autre.

On peut sans doute entendre la parole et comme signe et comme signifiant, mais il nous faut d'emblée constater que le désir d'aller jusqu'au terme de l'un de ces points de vue semble exclusif de l'autre. Vouloir entendre la parole du patient seulement comme signe rend sourd à l'entendre comme signifiant; et vouloir l'entendre seulement comme signifiant, suppose qu'on ne l'entende plus comme signe.

Nous pouvons de ce fait saisir à quelle difficulté particulière est confronté l'omnipraticien qui a la charge de soutenir les deux manières d'entendre, et même de les articuler, pour autant évidemment qu'il ne décide pas de se cantonner dans l'univers de ses connaissances médicales et par là de se rendre inapte à prendre en compte la singularité de ses patients.

Ceci est d'ailleurs d'autant plus problématique que si comme médecin, il est éminemment bien préparé à entendre les plaintes de son patient du côté du signe, il l'est beaucoup moins pour ce qui est de les entendre côté signifiant. Rendre le médecin généraliste sensible à ce débat intérieur, constant dans sa pratique, à cette division face à l'objet dont il s'occupe, un malade et non une maladie, voilà qui serait peut-être source d'un progrès plus fécond que de continuer d'alimenter le rêve d'une médecine totale.

Autrement dit encore, cette opposition entre les deux espaces tels que nous les avons identifiés recouvre l'opposition traditionnelle entre le biologique et le psychique; celle-ci n'est donc ni à réduire, ni à supprimer, car elle est de structure, n'étant que l'effet de l'irréductibilité du registre des choses à celui des mots.

Est-ce à dire pour autant que nul travail n'est à accomplir ? S'agit-il là d'un constat d'échec ? Certes pas. Précisément, prendre en compte la maladie humaine supposera de reconnaître à celui chez qui elle survient la spécificité qui le constitue, à savoir cette radicale division qui le traverse eu égard à la faculté langagière. Il conviendra dès lors de situer plus justement une opposition telle que celle que nous venons d'envisager : en reconnaître les limites respectives, les points d'articulation et les possibilités d'interaction. En sachant que dans cette mise à plat, si l'approche rigoureuse du registre biologique par la médecine contemporaine n'est plus à démontrer, une approche aussi rigoureuse de la réalité psychique a tout lieu d'avoir sa place et même sa nécessité, sans pour autant que dans ce champ, il s'agisse de la même scientificité. Il ne s'agit donc pas de se contenter du renvoi à une subjectivité, ou à la psychologie, pour rendre compte de la spécificité de la maladie survenant chez un être humain. Il s'agit plutôt de donner sa juste place aux mots, aux paroles, à tout ce qui fait langage, celui-ci pouvant précisément être abordé avec rigueur; encore faut-il en accepter au préalable la portée déterminante.

3 Quelques éléments de linguistique

Ainsi donc nous prétendons que ce qui fait la spécificité d'un sujet humain, ce sont ses mots, mais ses mots non seulement en tant que chacun en disposerait comme d'un dictionnaire privé ou en tant qu'ils seraient un agencement particulier; bien plus ses mots en tant qu'ils attestent du rapport singulier que chaque sujet a établi entre le corps et le langage. Mieux encore en tant que chaque sujet est ce rapport singulier qu'il a – à son insu – établi entre corps et langage en se constituant comme sujet.

Il pourrait ici apparaître que nous évoquons de manière indifférente les termes de langage, de parole, de mot, ou de signifiant. Il s'agit donc de tenter d'en préciser à chaque fois la portée avant d'aller plus loin dans cette possibilité de prétendre prendre en compte le sujet au travers de ses mots.

Commençons dès lors par quelques définitions. Pour ce qui est du terme langage lui-même, sera-t-il nécessaire de préciser que sa définition est paradoxalement ce qui est le plus difficile, car toute tentative de définir le langage ne va se faire qu'en fonction de la représentation que déjà l'on s'en fait ? Ainsi pour Le Robert, au terme langage, répond "*fonction d'expression verbale de la pensée soit intérieure soit extérieure*" et par extension "*tout système de signe permettant de servir de communication entre les individus, de rendre intelligible un ensemble complexe*".

Une telle définition, loin d'être fausse, implique déjà une conception où la fonction de la communication est centrale, et dont dès lors tout ce que nous avons développé dans le chapitre précédent nous fait nous démarquer d'emblée. Il nous semble plus intéressant à cet égard de noter que le langage a manifestement depuis l'origine été pratiqué par l'homme, et que ce n'est que récemment que l'on a tenté de l'isoler et de le mettre en quelque sorte à distance pour l'envisager comme objet de connaissance. Le mouvement qui met en place le langage comme objet spécifique de connaissance implique :

> *"Qu'il cesse d'être un exercice qui s'ignore lui-même pour se mettre à parler ses propres lois : disons qu'une parole se met à parler le parlé. Ce retournement paradoxal décolle le sujet parlant (l'homme) de ce qui le constitue (le langage) et le fait dire comment il dit. Moment lourd de conséquences dont la première serait qu'il permet à l'homme de ne plus se prendre pour une entité souveraine et indécomposable, mais de s'analyser comme un système parlant, comme un langage. Peut-être pourrions-nous dire que, si la Renaissance a substitué au culte du Dieu médiéval celui de l'Homme avec une majuscule, notre époque amène une révolution non moins importante en effaçant tout culte, puisqu'elle remplace le dernier, celui de l'Homme, par un système accessible à l'analyse scientifique : le langage. L'Homme comme langage, le langage à la place de l'homme, ce serait le geste démystificateur par excellence, qui introduit la science dans la zone complexe et imprécise de l'humain, là où s'installent (habituellement) les idéologies et les religions. C'est la linguistique qui se trouve être le levier de cette démystification : c'est elle qui pose le langage comme objet de science, et nous apprend les lois de son fonctionnement (...). La question 'qu'est ce que le langage ?' pourrait et devrait être remplacée par une autre : 'comment le langage a-t-il pu être pensé ?'..."* [5]

Ainsi c'est à partir de Ferdinand de Saussure, considéré comme le père de la linguistique, que se met en place cette science *"dont la matière est constituée par toutes les manifestations du langage humain"*. Et il nous amènera à distinguer *la langue* comme ensemble de conventions nécessaires, du langage et de *la parole* :

> *"L'étude du langage comporte deux parties : l'une, essentielle, a pour objet la langue, qui est sociale dans son essence et indépendante de l'individu; cette étude est uniquement psychique;l'autre, secondaire, a pour objet la partie individuelle du langage, c'est à dire, la parole y compris la phonation : elle est psychophysique."* [6]

La langue en effet n'est pas la parole.

La langue est un pur objet social, ensemble systématique des conventions nécessaires à la communication; elle est à la fois institution sociale et système de valeurs.

La parole est avant tout un acte individuel de sélection et d'actualisation de la langue; elle est une pratique combinatoire supposant un choix et un

5 J. JOYAUX (alias KRISTEVA), *Le Langage, cet inconnu*, coll. *Le Point de la question*, Paris, S.G.P.P., 1969, pp. 16-17.

6 F. de SAUSSURE, *Cours de linguistique générale*, Paris, Payot, 1968, p. 37.

agencement personnels des éléments et procédés que la langue met à la disposition du sujet humain.

Langue et parole sont donc deux réalités distinctes mais pas autonomes : pas de langue sans parole, ni de parole hors de la langue. La langue est à la fois le produit et l'instrument de la parole. Elles sont donc unies par un procès dialectique, une praxis, c'est à dire qu'elles n'existent qu'en fonction l'une de l'autre. Elles sont deux aspects de cette réalité plus vaste qu'est le langage.

Le langage n'est pas ainsi que nous l'avons déjà précisé une des facultés de la pensée humaine : il est ce par quoi la pensée se définit. Sans le secours des signes du langage nous serions incapables de distinguer deux idées d'une façon claire et constante. En soi, la pensée serait une "nébuleuse" amorphe où rien n'est nécessairement délimité; il n'y a pas d'idées préétablies, et rien n'est distinct avant l'apparition du langage.

Pour le linguiste, le langage commence avec la rupture, passage irréversible de la continuité à la discontinuité. Cette rupture est le fait de l'articulation.

Un autre terme souvent évoqué est celui de discours. Benveniste, quant à lui, nous indique qu'il est *"le langage mis en action, et nécessairement entre partenaires"* [7], ce sur quoi d'ailleurs Lacan insistera à son tour en connotant la dimension de "lien social" que suppose le terme de discours.

Le langage possède donc avant tout une nature formelle, et la question se pose alors de savoir comment fonctionnent les rapports qui fondent le système linguistique.

Pour Jakobson, la régulation de ce système va pouvoir se faire selon deux axes : l'un métaphorique, l'autre métonymique. La production discursive implique la sélection de mots et leur combinaison.

Pour ce qui est de la combinaison, elle suppose la notion de contiguïté. Un tel rapport est fondé sur le caractère du déroulement temporel d'une phrase. Un terme n'acquiert de valeur que parce qu'il est opposé à ce qui précède ou à ce qui suit. C'est ce que Saussure appelait déjà rapport syntagmatique dont il précisait qu'il est un rapport "in praesentia" qui suppose que plusieurs termes sont présents dans une série.

Pour ce qui est de la sélection, ce rapport appelé alors paradigmatique quant à lui implique la notion de similarité et est fondé sur le caractère de nécessaire sélection du mot, ou encore de sa possible substitution à un autre.

7 Et de nous rappeler encore à cette occasion que *"la comparaison du langage avec un instrument doit nous remplir de méfiance, comme toute notion simpliste au sujet du langage. Parler d'instrument, c'est mettre en opposition l'homme et la nature. La pioche, la flèche, la roue ne sont pas dans la nature. Ce sont des fabrications. Le langage est dans la nature de l'homme, qui ne l'a pas fabriqué."* in E. BENVENISTE, *L'Homme dans le langage, Problèmes de linguistique générale*, Paris, Gallimard, 1966, p. 259.

Le choix du mot suppose également que l'on puisse substituer un autre à la fois différent du premier sur un certain aspect en même temps qu'équivalent sous un autre aspect. Saussure appelait déjà ce rapport associatif et il indiquait qu'il s'agissait d'un rapport "in abstentia", qui faisait appel à d'autres termes mais qui se caractérisaient par leur absence.

L'intérêt des travaux de Jakobson a été de montrer que ces deux axes du langage pouvaient être sélectivement atteints dans les aphasies et permettaient même d'ainsi les différencier. De l'aphasie, où c'est le trouble de contiguïté, ou encore le rapport de combinaison qui est atteint, l'étendue et la variété des phrases diminuent, l'ordre des mots devient chaotique, et les mots dotés des fonctions telles que les conjonctions et les prépositions disparaissent en premier lieu pour laisser en place le style télégraphique.

Alors que dans l'autre type d'aphasie où c'est la fonction de similarité qui est atteinte, le discours du patient n'est plus fait que de réactions; il peut continuer un dialogue, mais ne peut pas l'amorcer; il ne peut émettre une phrase si elle n'est pas réplique à un interlocuteur ou à une situation effectivement présente.

Devons-nous rappeler que dans ces deux axes constitutifs du discours que nous venons d'évoquer, les tropes que sont la métaphore et la métonymie constituent les figures les plus simples. En effet la métaphore est bien la substitution d'un mot à un autre et suppose donc bien l'opération de sélection. Ce "géant" pour parler de *Léonard de Vinci* par exemple. La métonymie quant à elle suppose toujours un lien entre les deux mots, par exemple du tout à la partie : trente voiles pour désigner trente bateaux.

Ainsi donc à travers ces deux procédés c'est la structure bipolaire du langage qui apparaît selon les deux axes de la contiguïté et de la similarité ou encore de la diachronie et de la synchronie. Mais relevons ici ce qu'amène Jakobson :

> *"En manipulant ces deux types de connexions dans leurs deux aspects, par sélection, combinaison, hiérarchisation, un individu révèle son style personnel, ses goûts et ses préférences verbales."* [8]

Ainsi un individu est soumis à ces règles du discours que sont l'existence de deux opérations différentes, à tel point d'ailleurs que telle aphasie en l'occurrence pathologique peut-être déterminée par ces règles en même temps, qu'en les modulant, il peut trouver son style propre.

Nous apercevons bien ici le point de butée de la linguistique : le sujet en quelque sorte s'il est contraint par les règles du discours, y reste quand même extérieur et en ce sens demeure en dernier recours le maître de l'opération, simplement contraint de passer par les règles du fonctionnement langagier.

---

8 R. JAKOBSON, *Essai de linguistique générale*, Paris, Minuit, 1963, p. 62.

4 Éléments de linguisterie

Nous avons montré que pour le psychanalyste, ce qui suscite son intérêt, ce sont également les contraintes imposées par les règles du discours, mais pas tant sur le discours du sujet que sur le sujet lui-même, pas tant sur l'énoncé que sur l'énonciation. Ce qui fera d'ailleurs dire à Lacan qu'il ne fait pas de la linguistique, mais de la "linguisterie".

Pour mieux saisir l'enjeu de cette distinction [9] reprenons l'usage différent que Lacan fait du terme de signifiant introduit par Saussure et les modifications qu'il apporte à ce concept. L'unité linguistique de base – très sommairement le mot – est :

> *"Une chose double,* nous dit Saussure, *fait du rapprochement de deux termes (...). Le signe linguistique unit non une chose et un nom, mais un concept et une image acoustique. Le signe linguistique est donc une entité psychique à deux faces qui peut être représenté par la figure ci-après :*

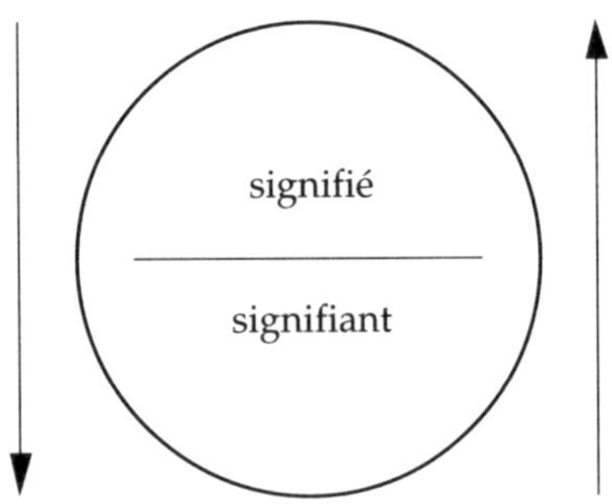

> *Nous appelons signe la combinaison du concept et de l'image acoustique, mais dans l'usage courant ce terme désigne généralement l'image acoustique seule, par exemple un mot. Nous proposons de conserver le mot signe pour désigner le total et de remplacer concept et image acoustique respectivement par signifié et signifiant (...). Le signe linguistique ainsi défini possède deux caractères primordiaux (...). Premier principe : l'arbitraire du signe, le lien unissant le signifiant au signifié est arbitraire. Second principe : le caractère linéaire du signifiant, le signifiant étant de nature auditive se déroule dans le temps seul et a les caractères qu'il emprunte au temps : il représente une étendue et cette étendue est mesurable dans une seule dimension, c'est une ligne (...). Par*

9 Nous ne pouvons que renvoyer sur cette question à l'excellent article de N. KRESS-ROSEN, *Linguistique et antilinguistique chez Lacan, Confrontations psychiatriques*, n° 19, 1981, pp. 145-162. Ainsi qu'au travail de M. ARRIVE, *Signifiant saussurien et signifiant lacanien*, in *Langages*, n° (référence non retrouvée).

opposition aux signifiants visuels, les signifiants acoustiques ne disposent que de la ligne du temps; leurs éléments se présentent l'un après l'autre : il forme une chaîne." [10]

Dans son article *L'Instance de la Lettre dans l'Inconscient*, Lacan reprend ce schéma de Saussure sous la forme d'un algorithme signifiant/signifié. Pour Lacan en effet "*on échouera à soutenir la question de la nature du langage, tant qu'on ne se sera pas dépris de l'illusion que le signifiant répond à la fonction de représenter le signifié.*" Et d'inscrire son schéma différemment ainsi :

$$\frac{\text{Signifiant}}{\text{signifié}}$$

Notons les différences importantes entre les deux écritures. Premièrement le signifié dans l'algorithme lacanien se trouve sous la barre, deuxièmement l'ellipse disparaît ainsi que les flèches qui symbolisent le caractère indissociable du signifiant et du signifié et troisièmement on peut lire S/s ce qui fait disparaître le parallélisme entre signifiant et signifié qui existait chez Saussure.

Ainsi pour Lacan, il y a donc une antériorité du signifiant par rapport au signifié : de simple répondant phonique du signifié, le signifiant passe à un statut d'indépendance par rapport à la signification et par contre créateur de signifiance. La prééminence du signifiant – ou du Symbolique –, devient ici évidente et loin de seulement rendre compte d'un sujet disposant d'une consistance propre, mais contraint par le signifiant à respecter les règles et les lois de celui-ci, nous avons à faire ici à un sujet "effet du signifiant", et dépourvu de toute consistance d'être en même temps que résidant dans cette seule coupure d'entre les signifiants.

Nous pouvons ainsi apprécier ce qui différencie la psychanalyse de la linguistique : pour cette dernière, le sujet est une plénitude qui devra se soumettre aux lois du système qu'il utilise, alors que pour la psychanalyse, le sujet n'est que l'effet de cette prise dans le langage, et c'est de "*naître avec le signifiant*, que *le sujet naît divisé*" [11].

De ce fait, nous pouvons appréhender la définition lacanienne du sujet, à savoir "*ce qui est représenté par un signifiant pour un autre signifiant*". L'effet "sujet" provient de ce qu'un signifiant renvoie à un autre signifiant, dans une suite tant que dure la vie, et que ce sujet ne peut être isolé sous l'un ou l'autre des signifiants, mais seulement identifiable dans la coupure entre ces dits signifiants. Soit que toujours il s'agira pour qu'il y ait sujet d'un signifiant

10 F. de SAUSSURE, ibidem, pp. 98-103.

11 J.LACAN, *Le Séminaire, livre XI* (1964), *Les quatre Concepts fondamentaux de la psychanalyse*, Paris, Seuil, 1973, p. 181.

binaire, d'un premier signifiant suivi d'un autre, et d'un effet sujet de cet "entre-deux signifiants".

Et Lacan d'évoquer ici le terme "d'aphanisis" du sujet par lequel il faut précisément entendre cette disparition momentanée du sujet lorsqu'il y a ce saut d'un signifiant à un autre. Il évoque d'ailleurs ici le phénomène du fading, soit de cette succession d'apparition et de disparition d'une voix lorsque par exemple Radio Londres était difficilement audible suite aux effets de distance et de brouillage. Ainsi le sujet peut se repérer dans le renvoi d'un signifiant à un autre, mais non lorsqu'il se met sous la coupe d'un signifiant; inversement il trouve son sens en se mettant sous la coupe d'un signifiant, mais se perd alors dans son identité de sujet. Dans l'Autre, le sujet est donc une place vide, et ce n'est pourtant qu'au niveau de l'Autre, comme champ du signifiant, que le sujet pourra se repérer. Paradoxe de ce qu'est la division du sujet, conséquence de son incontournable assujettissement au langage.

> *"A quoi sert le langage ?,* se demande Lacan, *s'il n'est ni fait pour signifier les choses expressément, je veux dire que c'est pas du tout sa première destination, et si la communication non plus ? Et bien c'est simple, c'est simple et c'est capital : il fait le sujet. Ca suffit bougrement. Parce qu'autrement, je vous le demande, comment vous pouvez justifier l'existence au monde de ce qu'on appelle le sujet."* [12]

Ce dont elle nous fait prendre la mesure, ce à quoi elle essaye de nous rendre sensibles, c'est qu'il n'y a de sujet que de l'effet de l'entrée dans le système langagier et que ce sujet n'y est jamais que postulé dans l'après-coup de cette dénaturation par le signifiant.

De telles contraintes exercées par le système langagier sont donc non seulement importantes ou conséquentes, mais elles sont déterminantes de ce en quoi consiste un sujet; elles peuvent très bien être décrites en termes de "détour obligé" dans la mesure où le mot est précisément ce qui détourne de la chose, ce qui en décolle.

> *"Un langage plutôt qu'être signe des choses nous dirons que sa fonction c'est de faire le tour non pas des choses, de la chose. C'est bien sensible pour nous quand il s'agit de l'expérience analytique. La chose que j'ai appelé un jour la chose freudienne qui est là au cœur et qu'on ne touche pas facilement en tout cas je vous l'assure qu'on ne vient jamais à comprendre le langage la cerne la chose. Et la chose que même si vous voulez j'écrirai comme ça : l'achose pour bien indiquer qu'elle ne se distingue pas là par sa présence."* [13]

12 J. LACAN, *Petit discours aux psychiatres*, 1966, inédit.

13 Ibidem.

Cet incontournable détour, ce décollement, c'est ce à quoi nous oblige le système langagier, ainsi que le précise Serge Leclaire :

> *"Ère native de toute pensée psychanalytique, c'est le lieu d'où ça dit qu'en tout état de cause ça ne collera pas, et que l'ordre du monde est fait de cette inadéquation constitutive des mots et des choses."* [14]

Pour Freud en effet et ce, dès *L'Interprétation des Rêves*, il s'agit de rendre compte de l'expérience de satisfaction par l'image mnésique de la perception, dont la réapparition reconstitue la situation de première satisfaction et aboutit à une réalisation hallucinatoire de désir. Et c'est cette différence entre le plaisir de satisfaction exigée et celui qui est obtenu, qui est à l'origine de ce facteur qui nous pousse et ne permet jamais de nous en tenir à une situation établie, mais qui nous *"presse, indompté, toujours en avant"* – selon les mots du poète [15].

Ainsi donc ce qui différencie la satisfaction animale et celle en cours chez l'être humain ou encore ce qui fait différence entre une satisfaction instinctuelle et une satisfaction qu'on appelle pulsionnelle, c'est précisément ce "détour obligé", cette absence radicale d'un objet de satisfaction chez l'être humain. La différence de la pulsion d'avec l'instinct est précisément – entre autres – que la première s'organise non plus autour de la présence de l'objet, mais plutôt autour de son absence.

> *"Si on distingue au départ de la dialectique de la pulsion le besoin de l'exigence pulsionnelle c'est justement parce qu'aucun objet d'aucun besoin ne peut satisfaire la pulsion."* [16]

Rappelons qu'en nous référant au langage et à ses contraintes pour le sujet, nous avons déplacé la conception de l'inceste. Celui-ci en effet peut être désormais lu et entendu comme refus de ce détour obligé, comme persistance de la prise dans le registre de la chose, ou déjà plus métaphoriquement dans les mots de l'autre, sans décollement, en tout cas comme tentative de maintenir la satisfaction immédiate, instinctuelle oserait-on dire, de la parole. Ou encore comme non consentement à l'impossible que l'inscription dans le langage implique.

Ce qui apparaît donc ici avec beaucoup de pertinence, c'est l'identité structurale entre la façon dont le langage se constitue pour chaque sujet, et la façon dont s'articule son monde œdipien, ses relations avec ses père et mère. Et nous pourrons identifier comme vœu incestueux aussi bien le désir de continuer à posséder la mère que le vœu d'élision de l'impossible.

---

14 S. LECLAIRE, *Détour*, in *Etudes Freudiennes*, n° 25, Paris, avril 85, p. 116.

15 Freud renvoie ici au personnage de Méphisto dans le *Faust* de GOETHE.

16 J. LACAN, *Le Séminaire, livre XI*, op. cit., p. 153.

Ainsi dans le seul fait de parler se trouve engagée la singularité du sujet. Pour autant évidemment qu'on ne se contente pas d'entendre ces mots comme des éléments de communication. Ce que nous savons depuis Freud, c'est que dans le moindre acte de parole est impliquée une satisfaction pulsionnelle – ce que Lacan appelle une jouissance – et que la singularité d'un sujet n'est pas seulement la constellation des signifiants qui le constitue, mais que c'est aussi la manière singulière dont ces signifiants sont noués au corps, à savoir la spécificité de la jouissance qui est la sienne.

Si la tâche de l'homme de science, et donc du médecin d'aujourd'hui, est de prendre les mots en tant que signe, soit en tant qu'ils communiquent des contenus, la tâche du psychanalyste est d'entendre les mots en tant qu'ils se réfèrent à cette jouissance singulière du patient: le psychanalyste rejoint paradoxalement le médecin lorsque ce dernier fait dire trente-trois à son malade non pour écouter le chiffre énoncé mais pour entendre comment résonne sa cage thoracique.

□

D'avoir ainsi spécifié ce en quoi c'étaient les signifiants qui constituaient l'armature d'un sujet, et donc la singularité d'un patient, et d'avoir de ce fait défini une voie d'accès possible à ce singulier habituellement exclu de l'univers médical scientifique, nous permet peut-être de tirer quelques conclusions.

Nous avons à discerner dans la façon dont médecin et psychanalyste prêtent oreille au langage ce qui fait le pont, la jonction, le point de passage entre les deux écoutes.

Le médecin se doit d'entendre les mots du patient comme des signes qui vont le renvoyer à un savoir dont il dispose et qui viendront évoquer un référent auquel ces mots renvoient. Le psychanalyste quant à lui se devra d'entendre les mots du patient comme des signifiants afin que puisse émerger progressivement en quoi les signifiants particuliers à tel sujet viennent circonscrire ce qu'il en est de son désir et de la jouissance qui y est attenante, et comment la "faire passer dans les mots" équivaudra à la déplacer. Le point de passage entre les deux écoutes est précisément ce mot qui peut être entendu soit comme signe soit comme signifiant.

C'est le mot de "diarrhée" dans notre exemple princeps qui est le pont entre une écoute médicale et une écoute qui laisse exister quelque chose de ce que la psychanalyse pourra appréhender. Du côté du médecin, le mot est véhicule d'une communication; du côté du psychanalyste le mot est véhicule de la subjectivité.

Prenons dès lors toute la mesure de ce qu'en n'écoutant les mots que comme des renvois à un référent, que comme des moyens de communication, nous fermons la porte à ce qu'est le sujet dans sa singularité [17]. Pour que celle-ci puisse être prise en compte, il faudra que les mots puissent être entendus aussi comme des signifiants, comme renvoyant à tout un ensemble d'autres signifiants, d'autres mots délimitant la constellation propre à chacun.

5 Quelques exemples

Évoquons quelques exemples encore qui nous permettent d'apprécier le poids des mots.

Jean Reverzy, médecin lyonnais, publie en 1954 un premier roman *Le Passage* [18] qui lui a d'ailleurs valu le prix Renaudot. Après un vaste succès de librairie Jean Reverzy tombera dans l'oubli. Son fils Jean-François Reverzy a récemment rassemblé l'ensemble des écrits autobiographiques de son père sous le titre *Le Mal du soir* [19]. Tout médecin devrait lire *Le Passage*, ce roman qui devait s'appeler initialement *Psychologie des agonisants* et qui décrit les derniers moments de Palabaud, revenu dans sa banlieue triste pour y mourir tranquille après avoir passé sa vie dans le décor des îles polynésiennes : appels aux médecins rencontrés auparavant lors d'un voyage en Océanie, installation dans un hôtel pauvret, réminiscences, fin d'un compagnonnage, abandon, dernières souffrances, encore une visite au médecin, dernière attente.

Dans ce livre, rien d'extraordinaire du côté de l'anecdote, mais une sorte de radiographie de l'agonie, non pas le cliché auquel est habitué la médecine et qui lui permet de diagnostiquer la tumeur, mais celui du médecin qui s'autorise à entendre de quoi est faite la vie d'un homme, des faits et des mots qui donnent corps à une existence et ce jusqu'au dernier instant, celui où *"Palabaud fut soudain absent de l'après-midi"* [20].

La lecture de ce livre permet de mesurer l'importance du trajet parcouru par un médecin pour parvenir à appréhender le poids du langage alors qu'il a été scientifiquement formé à distinguer la paille des mots du grain des

17 Ecoutons à ce propos ce qu'en dit le poète : *"Qu'est-ce que les mots nous disent dans la nuit ? Qu'est-ce que les mots nous disent à l'intérieur de nous ? Ils ne sont ni des instruments qui se troquent ni des outils qui se remplacent, mais qu'ils ont leur mot à dire. Ils en savent sur le langage beaucoup plus que nous. Ils savent qu'ils sont échangés entre les hommes non comme des formules ou des slogans mais comme des offrandes et des danses mystérieuses. Ils en savent plus que nous; ils ont raisonné bien avant nous; ils se sont appelés les uns les autres bien avant que nous ne soyons là. Les mots préexistent à ta naissance. Ils ont raisonné bien avant toi. Ni instruments ni outils, les mots sont la vraie chair humaine et comme le corps de la pensée."* V. NOVARINA, in *La Communication sans parole*, Libération, 23 février 1991.

18 J. REVERZY, *Œuvres*, Paris, Flammarion, 1977.

19 J. REVERZY, *Le Mal du soir*, Arles, Actes-Sud, 1986.

20 J. REVERZY, *Œuvres*, op. cit., p. 160.

choses. Reverzy nous fait bien entendre que c'est faute de vouloir être attentifs à ce qui nous fait singuliers, que toutes les agonies finissent par se ressembler et *"qu'un mur sépare les médecins de la vie qu'ils surveillent"*. Sans vouloir épiloguer davantage sur la capacité de Reverzy à être resté attentif au travers de ses connaissances médicales à ce qui fait la singularité d'un sujet au point de pouvoir en retracer le contour dans un roman, nous noterons néanmoins cette page de son journal, qui nous semble mettre le doigt sur ce qui lui permettait de rester ainsi disponible :

> *"Pour que je puisse dire cette femme, il faut que d'une manière ou d'une autre je lui retire sa réalité d'os et de chair, la rende absente et l'anéantisse. Le mot me donne l'être mais le donne privé d'être. Il est l'absence de cet être, son néant, ce qui demeure de lui lorsqu'il a perdu l'être, c'est-à-dire le seul fait qu'il n'est pas"*[21].

C'est bien ici cette capacité de ne plus traiter le mot en pure présence qui est à l'œuvre, comme renvoyant seulement à la chose désignée, mais au contraire d'entendre que le mot renvoie aussi bien à l'absence de la chose et de là à d'autres mots.

Un autre exemple, clinique cette fois, est d'autant plus intéressant qu'il pourrait apparaître en contradiction avec tout ce que nous venons d'évoquer du côté de l'importance des mots; il nous permettra d'ailleurs de bien faire percevoir l'utilité de différencier mot et signifiant.

Une petite fille, Marie, présente un retard psychomoteur important puisqu'à l'âge de dix-sept mois, elle ne sait ni marcher, ni s'asseoir.

Jusqu'à cette date, le symptôme est très bien toléré par l'entourage, sans inquiétude de la mère ni du père, pourtant tous les deux de formation médicale et donc censés être bien informés.

Brusquement lorsque Marie atteint son dix-septième mois, un matin, la mère saisie tout à coup de panique, amène l'enfant dans un service de pédiatrie; un examen sérieux est pratiqué et s'avère strictement normal; le verdict du pédiatre est d'ailleurs formel : *"Je n'y comprends rien, elle a tout pour marcher, et elle doit marcher !"*

La mère et l'enfant rentrent alors à leur domicile; une heure après l'enfant s'assoit; deux heures plus tard Marie marche et traverse même l'appartement.

Des années passent et cet épisode reste inexpliqué sans poser vraiment question jusqu'à ce que la mère de Marie entreprenne une psychanalyse.

Au cours de celle-ci, à l'occasion d'un rêve, elle est amenée à questionner sa propre mère – la grand-mère maternelle de Marie – sur ce qui s'est passé pour elle pendant les toutes premières années de son existence. À sa grande stupéfaction, l'analysante apprend que sa mère, inquiète des mauvais

21 J. REVERZY, *Le Mal du soir*, op. cit., p. 209.

traitements que lui avait fait subir son frère plus âgé alors qu'elle était bébé, lui a interdit toute marche jusqu'à l'âge de dix-sept mois, pensant qu'il ne faudrait la mettre par terre que lorsqu'elle serait suffisamment costaude pour se débrouiller avec l'agressivité de ce frère à peine plus âgé qu'elle.

C'est du moins la version de la mère de cette analysante, mais celle-ci remarque que c'est à peu près à cette époque, lorsqu'elle avait dix-sept mois, que son père absent, jusque-là éloigné du domicile familial par la guerre, est revenu ! [22]

Ici aussi, la marche "interdite", les "dix-sept mois" restent inexpliqués si on les entend comme des signes, mais au contraire trouvent sens à les entendre comme des signifiants.

Et nous pouvons ici profiter de cette illustration clinique pour apprécier que l'efficacité malencontreuse de cette histoire familiale n'a même pas eu besoin de ce que des mots soient prononcés : c'est "sans mot aucun" que Marie a répété cette partie d'histoire de sa mère.

Si en effet, ce sont les mots du patient qui déterminent sa singularité, ceci n'est qu'approximatif, car il n'y a pas que les mots ou que les paroles qui peuvent être des signifiants. Un signifiant peut aussi être un bout de mot, un phonème, une lettre, ou même un mot imprononcé.

Nous pouvons renvoyer comme autres exemples de signifiants aussi à la lettre W dans le cas de l'homme aux loups [23], ou encore au bout de chiffon ayant appartenu à la mère [24], et qui en l'absence de celle-ci avait permis à un bébé de se renourrir normalement. Un signifiant est donc souvent verbal – et de structure c'est le verbal qui incontestablement autorise le plus de jeu de sélection-combinaison – mais il peut être également visuel ou olfactif : il suffit qu'il fonctionne en opposition différentielle avec d'autres signifiants, et que par lui-même il ne signifie rien.

Nous voudrions pour terminer évoquer un dernier exemple qui nous permettra d'indiquer ce qu'à prendre cette voie nous pouvons rencontrer d'insolite, car les règles de transmission des mots-signes ne sont nullement les mêmes que celles des mots-signifiants.

Nous relatons ici mot à mot – au risque de répétitions, et des embûches du langage parlé – un travail de supervision collective d'infirmiers [25] consacré

---

22 Nous devons cette illustration clinique à Janine MARCHIONI-EPPE, qui en a parlé lors d'une communication à des Journées de travail de l'Association Freudienne. Cette Nous porter sur l'évolution de l'usage des mots au cours des études de médecine par exemple.

23 Selon le cas célèbre de FREUD, in *Cinq psychanalyses*, P.U.F.

24 Selon l'exemple devenu tout aussi célèbre de Françoise DOLTO.

25 Nous renvoyons ici à un travail accompli à l'école d'infirmières de la ligue du Nord, Lille. Nous remercions le stagiaire d'avoir bien voulu que nous utilisions sa présentation; nous remercions surtout Mme C. DELPLANQUE directrice de cette école qui a bien voulu nous y accueillir.

à l'approche de la douleur et de la souffrance chez les malades. Un stagiaire infirmier, à l'occasion d'un cas qu'il a choisi, interroge ce qu'il en est de la souffrance du patient :

– Stagiaire : *Je vous présente ce patient. Mr Fabrice est âgé de 28 ans. Il est entré le 17 novembre 1990 en dermatologie pour atteinte de l'état général. Il faut savoir que Mr Fabrice est atteint du Sida, stade 4 et qu'à la moindre élévation de la température, son médecin l'envoie en dermato. Mr Fabrice habite L. où il travaillait à T. Il est fils unique, célibataire et il vit avec un ami.*

En octobre 87, il a eu un écoulement à la verge. Après une période d'attente et devant la répétition des écoulements il décide de consulter un médecin qui lui fait des prélèvements et une prise de sang en le prévenant qu'on allait rechercher le virus du sida. Alors à ce moment-là, il m'a dit qu'il avait extrêmement peur et qu'il ne mangeait plus. En fait il m'explique qu'il est homosexuel et qu'il savait que c'était un facteur de risque considérable. Par la suite on lui déclare qu'il est séropositif. Il est perdu et par réflexe il a prévenu son ami qui a bien réagi et qui l'a soutenu. Par la suite il s'avérera que son ami lui aussi est séropositif. Ensuite on lui propose d'aller au C.H.R. de M. pour une période de trois jours pour confirmer sa séropositivité. Après la confirmation il devait y aller une fois par mois pour voir l'évolution.

A ce moment-là il m'a dit : "Avant que je sache que je sois séropositif je me disais, bon ça n'arrive qu'aux autres". Pendant cette période où il était séropositif, il devait aller une fois par mois au C.H.R. Donc il y a une espèce de routine et d'habitude qui a pris place à ce sentiment et il m'a dit qu'il continuait à avoir des relations sexuelles avec son ami, avec des préservatifs et qu'il travaillait toujours à T. En fait il était séropositif mais la maladie ne s'était pas extériorisée, il ne l'a pas ressentie, il souffrait un petit peu moralement, mais sans plus. Après c'était de la routine. En avril 90, c'est un nouveau stade : des tâches violacées au niveau de la poitrine; il voit sa maladie : "C'est effrayant, la maladie s'extériorise. Les examens le disent bien". Donc il est hospitalisé à T. où il reste une semaine. Les tâches s'étendent; il en a eu aussi sur la figure et se sent montré du doigt dans la rue. Et c'est à ce moment-là qu'il arrête son travail. En fait le sida se voit sur son visage et lui est persuadé que ça se lit sur son visage. Il souffre non pas de douleur physique mais morale.

Lorsqu'il apprend à ses parents qu'il a le sida, ses parents le renient. Sa mère ne le considère plus comme son fils mais comme un étranger, elle lui dit : "Tu n'es plus mon fils, je ne veux plus te voir". À l'hôpital de T. où il va régulièrement il se sent mal accueilli par le personnel soignant. Pour lui, c'est un sidatorium et là-bas il se voit un peu comme en prison où il doit expier une peine. Sa faute : être homosexuel, selon ses dires. Alors c'est pour cela qu'il va venir à chaque élévation de la température ici en dermato chez le professeur V. et non pas à T.

Lorsqu'il est arrivé le 17 novembre ici, les infirmières me conseillaient fortement de ne pas entrer dans la chambre et d'éviter tout contact avec lui. C'était un peu la protection du petit stagiaire. Le 18 novembre, l'infirmière de garde fait son tour comme d'habitude et elle ressort de la chambre de Mr Fabrice les larmes aux yeux. Je sus plus tard qu'elle eut une discussion avec Mr Fabrice qui lui avait dit : "J'ai envie de crever". Le personnel soignant en fait en dermato était divisé en deux; il faut savoir que c'était la troisième fois que Mr Fabrice revenait pour élévation de la température et donc tout le personnel le connaissait très bien. En fait il y avait d'un côté les infirmières qui le connaissaient très bien et qui avaient de très bons rapports avec et d'un autre côté il y avait les infirmières, je ne devrais pas dire les infirmières, je devrais dire les infirmiers, qui – j'ai ressenti ça comme ça – s'ils pouvaient le soigner du couloir, ce serait mieux quoi, à distance ce serait l'idéal. Une anecdote : tôt le matin je me suis retrouvé avec ces deux infirmiers et on devait faire les bilans, les prises de sang à sept heures du matin et tous les tubes se remplissaient etc. et il restait bien sûr le dernier tube à remplir, les tubes de Mr Fabrice, et l'un des infirmiers me dit, qui avait la trentaine, l'autre cinquante – l'autre n'était pas là, ça m'a choqué – il fait : "L'autre infirmier, il a cinquante ans, moi j'en ai trente, il devrait lui faire la prise de sang".

À chaque fois que j'avais un moment de libre ou au lieu d'aller faire une pause avec l'équipe d'infirmiers, j'allais discuter avec Mr Fabrice, c'est ainsi que j'ai appris son histoire et que j'appris que c'était un grand sportif et qu'il pratiquait le tennis, la natation avant qu'il soit malade, qu'il aimait sortir en boîte avec ses copains, qu'il avait les mêmes goûts musicaux que moi. 28 ans, c'est encore jeune. Entre deux il me parlait de sa souffrance, de son mal de vivre. Alors il ne souffrait pas de sa maladie en elle-même, mais plutôt du rejet de la société envers cette maladie. Il souffrait de ce vide qui se créait autour de lui et surtout de la rupture ombilicale avec sa mère. En effet, avant il avait de très bon rapports avec sa mère qui se consacrait entièrement à lui. Il était fils unique. Selon ses propos sa mère a rejeté en lui l'idée de la mort qui va le priver de son fils [26]. *Il faut que j'explique… Alors en fait, elle ne rejette pas son fils en lui-même, elle rejette la mort qui est symbolisée par le sida. J'ai dit, n'est-ce pas l'image que tout le monde a du sida, le sida, la mort, on fait l'association. Elle le rejette, mais elle rejette surtout la mort qui va la priver de lui. Je suppose qu'elle savait qu'il était homosexuel parce que, s'il l'avait attrapé d'une autre façon, par exemple une transfusion, elle aurait pas réagi comme ça.*

– Responsable de prat. prof. : *Je reviens sur ces termes. Vous voulez dire, je pense essayer de comprendre ceci : c'est que finalement cette mère, elle souhaitait que son fils ne soit mort avant de vivre l'expérience de cette maladie qui allait le conduire à la mort. C'est-à-dire qu'elle aurait préféré qu'il meure d'une autre maladie que le sida.*

– Stagiaire : *C'est pas ça. Elle voulait pas vivre cet épisode, voir son fils vivre sa maladie et mourir quoi !*

26 C'est nous qui soulignons.

– Responsable de prat. prof. : *C'est-à-dire d'une maladie honteuse. Elle ne veut pas de cette maladie honteuse. Elle veut bien de la mort de son fils mais elle ne veut pas de la maladie honteuse.*

– Stagiaire : *Ben oui, ça serait une autre maladie, en fait oui. C'est le sida...*

– Responsable de prat. prof. : *De la même façon que les soignants veulent bien soigner mais pas des maladies dites soi-disant honteuses...*

– Stagiaire : *En fait c'est la société qui réagit comme ça face au sida.*

– Responsable de prat. prof. : *La mère peut supporter bien des choses mais enfin je veux dire les soignants, ils font la même chose.*

– Stagiaire : *Par rapport à ça, j'avais envie de parler de ça. J'étais au sous-sol en dermato et c'était le professeur V. qui dirigeait ce service. Et au rez-de-chaussée, j'ai su que le professeur S. n'acceptait pas les sida, les séropositifs, c'est une infirmière qui m'a dit ça, il ne voulait pas les connaître, il les rejetait mais vraiment complètement et il n'y en avait aucun dans son service, il ne les acceptait pas. Il n'y avait que le professeur V. au sous-sol qui les acceptait. Et ça, ça m'a un peu révolté. Le professeur V. était bien avec eux, enfin il ne passait que le mercredi...*

– Responsable de prat. prof. : *C'est pas un malade comme les autres, c'est un malade singulier, complètement différent. On n'est pas comme les autres, on est singulier dans la maladie et dans le travail. Faites très attention... Il n'y a pas de normalité dans la maladie, pas plus qu'il n'y a de normalité dans la santé, excusez-moi.*

– Stagiaire : *Ça pouvait pas être un malade comme les autres parce qu'en fait il y avait tout un protocole par rapport à lui, rien ne devait sortir de sa chambre, il y avait des sacs rouges dans sa chambre, les pertes ne devaient pas sortir de sa chambre. En plus on devait remplir un papier de ce qu'on avait utilisé pour ce patient qui avait le sida. Non ça ne pouvait pas être un patient comme les autres, jusqu'aux petits points rouges qu'on met sur les feuilles qui parlent de lui pour bien faire marquer qu'il a le sida. Ça pouvait pas être un patient comme les autres.*

Je vais peut-être conclure. Alors je ne sais pas si c'est le fait qu'il se confiait à moi ou la baisse de sa température, eh bien petit à petit, il reprenait des couleurs et souriait de temps à autre. Gilles Cambier avait-il raison en disant "la douleur et l'angoisse ne s'apaisent qu'à mesure où elles trouvent à s'exprimer" ?

Pourquoi cette observation ramenée de manière aussi brute ? Simplement parce qu'ici aussi les mots ont tout leur poids. Et nous devons d'ailleurs noter à quel point il serait difficile d'obtenir de la part d'un médecin qu'il relate autant de propos de son patient. Par rapport à un même malade, il serait très intéressant d'obtenir et de comparer ce que peut en dire l'infirmière, et ce que peut en dire le médecin. Il est plus que probable que ce dernier s'étendra sur l'affection de son patient en évoquant ses composantes biologiques, l'étendue de son atteinte, son pronostic etc., tout ceci dans son jargon, alors que l'infirmière, elle, avancera des qualificatifs liés à la personnalité, à l'histoire autant qu'à la pathologie du malade [27].

Manière de dire que le monde infirmier est sans doute plus près de la rencontre avec le patient dans sa singularité que le monde du médecin.

Mais ce qui nous intéresse ici davantage, c'est ce qui est venu donner à ce stagiaire-infirmier la possibilité de rencontrer ce patient dans sa singularité. Comment pouvons-nous nous formuler la clé de cet échange réussi ? Nous pourrions évidemment nous contenter de supposer qu'il s'agit de la conséquence de ce qu'il lui a consacré du temps, de ce qu'il était sensible et bien décidé à ne pas cautionner cette dimension d'exclusion sociale du SIDA... mais nous avons aussi à prendre en compte une autre hypothèse.

Nous pouvons en effet penser que dans sa manière de ramener la relation qu'il a eue avec ce patient, il nous témoigne de ce que, à son insu, il a entendu quelque élément du drame singulier du malade : tout particulièrement lorsqu'il nous ramène ses propos selon lesquels "*sa mère a rejeté en lui l'idée de la mort qui va le priver de son fils*". Cette phrase d'ailleurs pas très évidente quant au sens à lui donner d'emblée semble bien porter quelque chose de la singularité du patient, ce que la responsable de pratique professionnelle a d'ailleurs bien entendu, mais elle aussi à son insu, car elle finit par imposer une compréhension que le stagiaire avait d'abord refusée.

– Responsable de prat. prof. : *Vous voulez dire, je pense... que cette mère aurait préféré qu'il meure d'une autre maladie que le sida.*

– Stagiaire : *C'est pas ça. Elle voulait pas vivre cet épisode, voir son fils vivre sa maladie et mourir.*

– Responsable de prat. prof. : *C'est-à-dire d'une maladie honteuse. Elle veut bien de la mort de son fils mais elle ne veut pas de la maladie honteuse.*

– Stagiaire : *Ben oui, ça serait une autre maladie, en fait oui. C'est le sida.*

Ce qui était pourtant avancé dans la phrase rapportée par le stagiaire c'est que la mère de ce patient homosexuel "a rejeté en lui l'idée de la mort qui va le priver de son fils", qu'elle ne voulait pas vivre cet épisode : voir son fils vivre sa maladie et mourir; soit que ce que cette mère ne peut supporter, c'est "que la mort va le priver de son fils", et que c'est cela-même qu'elle va anticipativement rejeter en rejetant son fils, c'est-à-dire que cette privation qu'elle aurait déjà dû avoir acceptée comme mère, à savoir que son fils n'a pas à être tout pour elle, elle ne peut en convenir; et cette absence qu'elle refuse va se présentifier par la mort réelle, et pour ne pas avoir à supporter cela, elle rejettera d'emblée son fils malade.

27 Une enquête serait ici à mener pour vérifier cette hypothèse; elle pourrait d'ailleurs aussi porter sur l'évolution de l'usage des mots au cours des études de médecine par exemple.

Par ailleurs, il est à remarquer que la phrase contient une autre ambiguïté, puisqu'elle aurait dû être rapportée en disant "que la mort va *la* priver de son fils". Qu'entendre dans ce masculin, là où un féminin aurait dû venir ? Cela change-t-il le destinataire de la privation, ou s'agit-il d'un changement de sexe de la destinataire ? Nous n'avons pas à trancher dans tout ceci, mais nous pouvons préciser que cette phrase est sans aucun doute porteuse de ce qui fait la souffrance spécifique de ce patient dans sa singularité. Il est d'ailleurs à noter que dans la même supervision, une stagiaire-infirmière a plus tard interpellé son collègue en lui demandant :

> *"Moi, j'ai une question. Moi j'ai ressenti toute la douleur que ce monsieur a ressentie lors de la cassure avec la maman. Est-ce qu'il n'est pas possible de faire avec le médecin un appel à la maman, parce que je crois qu'il souffrait vraiment de la cassure là ? Et justement, est-ce qu'il n'a pas demandé ce service pour trancher plus, pour être plus éloigné ou... Est-ce que en tant qu'infirmière on ne pouvait pas discuter avec ce médecin, et chercher à voir la maman ?"* [28]

Sans nous prononcer sur la judiciosité de la proposition, nous ne pouvons qu'acquiescer à ce que cette infirmière a entendu au travers de cette séquence.

Et nous pouvons en plus poser l'hypothèse que cet infirmier a véritablement entendu ce patient dans sa singularité, sans pour autant le savoir ! C'est au travers des propos du patient, et grâce au fait qu'il les ait ramenés que, et la responsable de pratique professionnelle – sur une modalité négative –, et la collègue infirmière ont entendu ce qui était propre à ce patient. Nous sommes loin des procédés habituels de la transmission d'informations : nous sommes pourtant au cœur de ce qui fait un sujet, sa prise dans le langage et son inconscient.

Ce dernier peut d'ailleurs précisément être défini comme suit : "Je ne sais pas ce que je dis à quelqu'un qui ne sait pas ce qu'il entend". Peut-on trouver exemple plus juste pour en témoigner ?

Ce qui était singulier à monsieur Fabrice se trouvait dans ses mots; ceux-ci ont été entendus, au sens où ils ont trouvé un allocutaire même s'ils n'ont pas pour autant été compris, voilà ce qu'il nous faut penser; chose que nous ne devons pas négliger, si pas pour rendre compte de son amélioration momentanée, tout au moins pour noter que c'est par là qu'il a été traité comme sujet.

□

D'une manière plus générale, il arrive aujourd'hui que des infirmiers ou des médecins souhaitent rapporter à un psychanalyste des paroles entendues

28 Même travail de supervision collective, texte inédit.

dans le contexte de leur travail, espérant de ce fait être davantage à même de répondre adéquatement à leurs patients ou au moins de mieux les comprendre. Et ils s'adressent alors au psychanalyste en attendant de lui qu'il leur apporte cette qualité d'écoute qu'ils lui supposent et dont eux s'estiment dépourvus. Or il se fait que cette disposition de travail, pourtant bien intentionnée s'avérera être une impasse. En effet, le propre du psychanalyste et de sa formation n'est nullement de disposer d'un savoir qui lui permet de comprendre ce que dit le patient, mais plutôt de disposer du savoir qui le rend apte à porter la parole d'un autre le temps nécessaire à ce que cet autre se réapproprie son propre savoir jusque là insu.

Le psychanalyste sait que n'importe quel sujet prête à l'autre de disposer d'un savoir qui lui serait utile pour améliorer son état; il accepte dès lors de se prêter à être pour le patient celui qui est supposé savoir. D'où cette définition lacanienne du transfert : "*Sujet supposé savoir*". Le psychanalyste se prêtera à cette illusion le temps nécessaire pour que le sujet ait accès à son savoir inconscient, celui qui est déjà en lui, mais que les contraintes de la structure langagière ont amené à penser qu'il se trouve chez l'autre. Pour être plus précis, c'est chez l'Autre qui est en lui-même que ce savoir se trouve déposé. Et c'est d'ailleurs pour cela que la cure psychanalytique ne peut se faire que moyennant la présence physique d'un autre qui va présentifier momentanément cette scène de l'Autre, et pas seulement chez soi face à son mur. Lorsque le patient en saura assez de lui-même, il lui restera à se passer de celui dont il a eu besoin pour avoir accès à son propre savoir. Ceci pose toute la question de la fin de la cure dont la difficulté tient à la fois à la façon dont le psychanalyste a occupé sa place dans le déroulement du travail – donc aussi à la manière dont lui-même s'est séparé de son psychanalyste – mais évidemment aussi au consentement du patient à faire le deuil de ce dispositif momentané qui lui assurait une présence réelle là où il devra désormais se contenter d'une pure et simple absence.

C'est ce qui faisait avancer à Moustapha Safouan :

"De tous ceux qui savent, le psychanalyste se distingue par ceci qu'il est le seul qui sait non pas qu'il ne sait rien, auquel cas il n'échappera pas, qu'il le veuille ou non, à un sentiment de quelque imposture, mais par ceci, qu'il possède le savoir qui lui permet de parer à cette investiture." [29]

La conséquence paradoxale de ceci, c'est que les médecins ou infirmiers sont eux-mêmes, et à leur insu, susceptibles de soutenir ce qu'ils entendent même s'ils ne le comprennent pas, car cette écoute leur est possible non du fait d'un savoir dont ils croient devoir disposer, mais du seul fait de pouvoir soutenir d'en être l'adresse. Encore faut-il qu'ils restent disponibles à l'existence d'un autre type de réponse que celle qu'ils ont pris l'habitude

29 M. SAFOUAN, «La Proposition d'octobre 1967, dix ans après», in *Lettres de l'École Freudienne*, n° 23, avril 1978, p. 11.

d'avoir à leur disposition tout au long de leur formation. Notons que dans leur demande adressée au psychanalyste, ils risquent même d'écraser ce qui leur reste de cette possibilité en voulant trop mettre la main sur la réponse adéquate – réponse qu'ils supposent au psychanalyste.

□

Il suffit de peu de chose pour qu'une parole soit entendue dans sa dimension d'énonciation, et nous ne pourrons assez insister sur le fait que ce qui fera que le médecin – aussi savant soit-il – reprendra sa tâche d'héritier d'Hippocrate, tiendra surtout à sa capacité de redonner oreille à ce qui fait la singularité de son patient, à savoir ses mots. Nous pensons à cet exemple anodin observé par notre habituelle marchande de journaux qui nous relatait – sans savoir à qui elle parlait – la petite histoire suivante : une maman venait d'acheter pour sa petite fille un stylo et lui avait proposé d'écrire quelques mots pour en vérifier l'usage; ce que la petite fille avait spontanément écrit sur un morceau de papier prêté par la commerçante était, me précisait-elle, particulièrement éloquent : "*papa maman la guerre*".

Nous pouvons penser que cette disponibilité de la vendeuse de journaux du matin a fait que cette bouteille à la mer lancée par la fillette ne soit pas restée lettre morte. Bien sûr ceci ne suffira nullement, mais il n'est pas inutile de rappeler que c'est pourtant la voie incontournable, et qu'à cet égard il arrive bien souvent que l'ampleur de la formation scientifique médicale fasse complètement bouchon à une telle ouverture.

Il est possible d'ainsi mesurer les conséquences d'un apprentissage du savoir dans le champ de la connaissance scientifique – où c'est la logique du signe qui prévaut – et d'estimer à quelles difficultés se confronte celui ou celle qui veut rester ouvert à une autre logique, celle du signifiant.

V
L'abord "scientifique" du singulier

Une possible approche de l'univers n'est qu'une simple approche du possible.
Ici, l'impossible se bute à la pérenne question de son inconcevabilité; question cruciale à laquelle il s'est, toujours, dérobé.
A jamais, il y aura un impossible que le possible mine.[1]

Edmond JABÈS

Si la singularité d'un sujet, ainsi que nous avons tenté de le montrer, se retrouve dans le langage du patient, dans les mots du malade et que cette singularité est précisément ce qui est exclu – pour des raisons de structure que nous avons déjà fait entendre[2] mais que nous allons développer ici – de la démarche scientifique, la question se pose alors de savoir comment aborder ce domaine exclu.

Ne s'agirait-il pas simplement de renvoyer cette zone d'ombre à ce qu'on appelle "l'irrationnel" ? Nous acceptons aisément qu'une part d'irrationnel nous gouverne. Ainsi, le monde médical a toujours été très sensible à cette dimension d'irrationalité, ou en tout cas à d'autres rationalités; tel "patron" invitait ses étudiants – lorsqu'il évoquait la recto-colite ulcéro-hémorragique survenue chez l'un de ses patients dont l'épouse avait dû subir une hystérectomie à la suite d'une affection ayant entraîné de multiples hémorragies – à remarquer que : *"Maintenant, ce n'était plus elle qui saignait, mais lui"*; tel autre évoquait la survenue brutale d'un cancer à la suite de tel ou tel événement familial, ou encore comme une manière de quitter la scène en beauté, plutôt que de se trouver confronté à la mise à nu de son impasse existentielle au vu et au su de tous.

Toutes ces anecdotes sont loin d'être ignorées du monde de la médecine, mais sont-elles pour autant prises en compte rationnellement ? Ou renvoient-elles simplement à un irrationnel vague et fumeux dont il ne faudrait pas vouloir repérer les règles d'ordonnancement ?

Rappelons que le médecin est en général tout à fait prêt à consentir que des raisons psychologiques, par exemple, interfèrent dans le déroulement d'une pathologie, ou influent sur la santé physique d'un individu. Il y est

1 E. JABÈS, *Désir d'un commencement. Angoisse d'une seule fin*, Paris, Fata Morgagna, 1991, p. 19.

2 Voir à ce propos le chapitre II.

d'ailleurs d'autant plus sensible qu'il est préparé à ce que le patient n'est pas le maître de sa santé, et à ce qu'éventuellement ce soit un autre sujet, un sujet "inconscient" qui interfère dans la conscience de ce dit patient; mais il éprouvera une difficulté autrement conséquente lorsqu'il lui faudra concevoir que ce qui éventuellement dirige le patient, ce n'est pas un maître plus puissant que lui, un "homo psychologicus", mais bien plutôt du discours, des phrases, des mots, soit un savoir acéphale.

Dans ce type d'interrogation, pensons par exemple à Madame Bovary de Flaubert, non la seconde, Emma, que la littérature a suivie dans ses débordements, mais la première, Héloïse, celle que Charles Bovary épouse en premières noces, rentrant ainsi entièrement dans les desseins de Madame Bovary mère qui, après l'avoir amené à être officier de santé, l'avait installé à Tostes et lui avait trouvé une femme nantie, veuve d'un huissier de Dieppe. Rappelons-nous que lors d'une de ses visites à domicile, Charles Bovary s'éprend de la fille de Monsieur Rouaut, suscitant évidemment la jalousie de sa première femme Héloïse. Le climat se dégrade et, comble de malheur, on apprend que la fortune d'Héloïse s'avère réduite à presque rien, à la suite des malversations du notaire chargé de ses intérêts.

> *"Héloïse, il est vrai, possédait encore, outre une part de bateau évaluée six mille francs, sa maison de la rue St-François; et cependant, de toute cette fortune que l'on avait fait sonner si haut, rien, si ce n'est un peu de mobilier et quelques nippes, n'avait paru dans le ménage. Il fallut tirer la chose au clair. La maison de Dieppe se trouva vermoulue d'hypothèques jusque dans ses pilotis; ce qu'elle avait mis chez le notaire, Dieu seul le savait, et la part de barque n'excéda pas mille écus; elle avait donc menti, la bonne dame ! Dans son exaspération, Monsieur Bovary père, brisant une chaise contre les pavés, accusa sa femme d'avoir fait le malheur de leur fils en l'attelant à une haridelle semblable, dont les harnais ne valaient pas la peau. Ils vinrent à Tostes. On s'expliqua. Il y eut des scènes. Héloïse, en pleurs, se jetant dans les bras de son mari, le conjura de la défendre de ses parents. Charles voulut parler pour elle. Ceux-ci se fâchèrent et ils partirent.*
>
> *Mais le coup était porté. Huit jours après, comme elle étendait du linge dans sa cour, elle fut prise d'un crachement de sang et le lendemain, tandis que Charles avait le dos tourné pour fermer le rideau de la fenêtre, elle dit : 'Ah ! Mon Dieu !', poussa un soupir et s'évanouit. Elle était morte ! Quel étonnement !"* [3]

La question qui se pose pour nous est celle de savoir si un tel propos est soutenable "scientifiquement". Soit, si un être humain peut être amené à mettre en jeu son corps jusque dans le tréfonds de sa biologie et ce jusqu'à l'extrémité fatale. Autrement dit, peut-on mourir à coup de mots ? Et mourir autrement qu'en portant volontairement atteinte à soi-même, évidemment !

3 G. FLAUBERT, *Madame Bovary*, Paris, Gallimard, coll. Folio, pp. 41-42.

Et si à la question ainsi abruptement posée, il s'avérait que nous devions répondre positivement – ce qui, convenons-en, ne va pas du tout de soi, pour le scientifique, encore que précisément ce dernier fera côtoyer bien souvent et sa science et tel propos de bon-sens populaire [4] – il resterait encore à savoir en quoi un tel phénomène est susceptible de se trouver expliqué rationnellement.

Il ne faut pas nous cacher qu'il y a là un paradoxe. Celui de dénoncer que le développement de la science implique une exclusion du sujet à partir de sa constitution comme savoir rationnel, et de prétendre prendre rationnellement en compte ce qui a été exclu de ce savoir parce qu'il était rationnellement constitué. Autrement dit, par quel tour de passe-passe pourrions-nous prétendre étudier "scientifiquement" ou rationnellement ce que nous définissons comme exclu du fait de cette même rationalité ?

Nous pouvons déjà répondre qu'il s'agit précisément du paradoxe que soutient la psychanalyse, et qu'un tel paradoxe ne peut se soutenir que depuis la naissance de l'ère de la science; voilà ce qui doit nous amener à repérer dans le cogito de Descartes, l'enjeu de cette fracture dont nous devons toujours constater les effets.

1 "Le saut" de Descartes

Il n'est pas neuf, ni particulièrement original, de faire remonter à Descartes la coupure qui inaugure la science moderne et le monde de *ratio* auquel aujourd'hui nous sommes confrontés. Ce qui l'est davantage, c'est de repérer en quoi les énoncés de la science sont tributaires de ce saut cartésien, et en quoi la démarche de l'auteur du *Discours de la méthode* est susceptible de nous faire percevoir le ressort de la découverte de la psychanalyse en même temps que celui de l'expansion de la science; autrement dit, que c'est dans le cogito que peut être situé le lieu d'origine qui fonde aussi bien la cohérence conceptuelle de la science que la prise en compte de l'inconscient.

Mais revenons donc d'abord à ce "saut" de Descartes.

---

4 A ce propos voir C. MELMAN, "Formalisation et Inconscient", in *Le Trimestre Psychanalytique*, n° 1, 1991, pp. 111-125. La première partie de cet article propose la distinction entre savoir et connaissance. Et l'auteur de préciser : *"Je suppose que, comme moi, vous avez pu être surpris que des personnes, des relations qui ont des connaissances extrêmement élaborées, fines, savantes, qui possèdent la science, peuvent n'en tenir absolument aucun compte dans leur conduites quotidiennes : combien leur savoir – au détriment de tout ce qu'ils ont pu apprendre – va les diriger dans telle ou telle circonstance. Pour rester simplement dans le domaine qui m'est le plus proche, le domaine médical, combien de fois ai-je été frappé de voir des médecins qui, lorsqu'ils avaient à faire à un problème de santé personnel ou touchant l'un de leurs proches, utilisaient les recettes de leur maman en ayant bizarrement complètement oublié tout ce qu'ils savaient et ce malgré le caractère rudimentaire, voire même éventuellement dangereux du savoir de maman en cette matière."* (p. 115).

Dans ses *Entretiens sur Descartes*, Alexandre Koyré nous rappelle combien *il est extrêmement difficile de nous rendre compte de l'importance et de la nouveauté de l'œuvre de Descartes* [5].

Et de rappeler que le *Discours de la méthode*, publié en 1637, consiste en fait en une préface à une nouvelle méthode scientifique, nouvelle parce qu'elle se démarque des positions qui l'ont précédée, par exemple celle de Montaigne. Ce dernier constate la vanité du savoir et faisait du doute un état permanent dont il ne pouvait plus sortir, ce qui l'a amené au scepticisme qui le définit. Mais là où Montaigne subit le doute, Descartes va l'exercer. Là où le doute de Montaigne est un état, celui de Descartes s'avère être un choix.

Ce que veut ce dernier, c'est fonder un point de certitude pour la constitution de la science, *"établir quelque chose de sûr et de constant dans les sciences"* et c'est à ce titre qu'il convoque le doute : doute qu'il commence par appliquer aux idées qui viennent de la tradition et des sens, leur opposant les seules qui ont le mérite d'être claires, les idées mathématiques. Et dès lors, il lui faut tenter de dégager l'essence même de la rationalité mathématique, qui consiste à essayer d'établir des relations ou proportions précises, et de les relier par des séries de rapports ordonnés. Et Koyré alors d'avancer :

> *" Les semences des sciences sont en nous : cela veut dire que notre raison n'est pas vide, n'est pas table rase qui doit tout recevoir du dehors comme le croit Aristote, au moyen de l'imagination et des sens : au contraire, nous avons en nous-mêmes de quoi faire la science, nous portons en nous-mêmes les principes du savoir, et notre pensée, replongée en elle-même et rendue à elle-même, pourra donc, sûre d'elle-même, dérouler sans sortir d'elle-même ses longues chaînes de raison dont nous parle le discours. Les semences des sciences sont en nous : voilà pourquoi l'entreprise cartésienne n'est pas chimérique; voilà pourquoi on peut et on doit tenter de débarrasser la raison de tous les apports extérieurs, de tout ce qu'elle a pu acquérir et recevoir dans la vie."* [6]

Ainsi, la nouvelle science se constitue non plus sur les perceptions mais sur les idées elles-mêmes. La rupture est donc faite avec la position épistémologique d'Aristote pour qui la priorité restait accordée à la chose existante. Ce premier pas soutenu par Descartes va bel et bien à l'encontre de la conception courante que l'on se fait de la science – et de son développement progressif – qui en dénudant l'objet aboutirait, dans ce mouvement de dévoilement, à la connaissance du réel. Ce en quoi Descartes innove, c'est en décrétant que *pour connaître le réel, il faut commencer par fermer les yeux, boucher les oreilles, renoncer au toucher; il faut, au contraire, nous tourner vers nous-mêmes, et chercher dans notre entendement, des idées qui soient claires pour lui.* [7]

---

5 A. KOYRÉ, *Introduction à la lecture de Platon*, suivi de *Entretiens sur Descartes*, p. 164, Paris, Gallimard, coll. Les Essais, 1962.

6 A. KOYRÉ, *Entretiens sur Descartes*, op. cit., p. 198 et pp. 202-203.

7 Ibidem, op. cit., p. 218.

Ce n'est alors que dans un second mouvement que Descartes pour fonder sa physique va travailler à sa métaphysique. Car pour mettre en place sa physique comme science du réel, il lui est nécessaire de découvrir un point où savoir et réel coïncident : il s'agira donc de reprendre la même stratégie, celle du doute et de l'appliquer une nouvelle fois à la pensée.

Mais reprenons ceci pas à pas. Ainsi donc, tout commence avec le rejet par Descartes de tous les savoirs, aussi bien ceux qu'il a appris chez les Jésuites que tout ce qui est de l'ordre de l'évidence perceptive : plus rien ne résiste au crible du doute systématique, plus rien sauf… :

> *"Mais, aussitôt après, je pris garde que, pendant que je voulais ainsi penser que tout était faux, il fallait nécessairement que moi, qui le pensais, fusse quelque chose. Et remarquant que cette vérité :* je pense donc je suis, *était si ferme et si assurée que toutes les plus extravagantes suppositions des sceptiques n'étaient pas capables de l'ébranler, je jugeai que je pouvais la recevoir sans scrupule pour le premier principe de la philosophie que je cherchais."* [8]

Nous pouvons avancer que le projet cartésien réside en cette formule *"(dubito ergo) cogito ergo sum"*.

Remarquons que toute la procédure de l'auteur consiste à maximaliser le doute, à en transformer l'incertitude radicale en point de certitude absolue, en même temps que de faire de celui-ci un point d'origine alors qu'il est en fait un aboutissement. C'est ce moment que nous avons à identifier comme constitutif de la démarche scientifique mais aussi des présupposés qu'elle véhiculera désormais avec elle. Le doute cartésien parvient à tirer leçon du doute sceptique en quittant l'inlassable circularité de celui-ci pour constituer en un acte fondateur – le cogito – le départ d'une avancée linéaire, continue et progressive.

En osant se soutenir comme sujet d'une certitude fondée sur l'incertitude, Descartes fait un saut dont il ne pourra pourtant pas longtemps se contenter, le contexte de la pensée médiévale qui était le sien ne lui permettant pas de soutenir son audace jusqu'à son terme; il lui sera donc nécessaire de se référer à l'existence de Dieu, il lui faudra s'assurer de l'existence du Dieu vrai comme cause des idées innées dans l'âme du sujet [9].

Nous ne nous attarderons pas ici sur la démonstration du second temps de l'entreprise de Descartes, mais repérons néanmoins que l'auto-fondation du sujet du cogito va de pair avec l'expulsion de la question de la Vérité, la charge de celle-ci étant désormais reportée sur la volonté divine, et que c'est

8 DESCARTES, "Discours de la méthode", in *Œuvres et Lettres*, La Pléiade, 1963, p. 147.

9 Cf. à ce sujet B. BAAS et A. ZALOSZYC, *Descartes et les fondements de la psychanalyse*, Paris, Navarin-Osiris, 1988.

grâce à cette dissociation que se met en place la possibilité d'un savoir à l'abri de la question de son fondement [10].

Dans ce mouvement de constitution du cogito, Descartes suspend un moment l'allégeance du savoir à la Vérité; même si dans un second temps, il redonne sa place à cette question de la Vérité, en la faisant porter par Dieu comme Autre absolu. Le coin dans l'édifice de la représentation est irréductiblement installé même si l'opération de rattrapage s'avère nécessaire par la référence à un Dieu non trompeur, car c'est dans la brèche ainsi ouverte que peut s'engouffrer un nouveau savoir, enfin cumulable et dégagé des contraintes que lui imposait sa fidélité au réel.

"Ce surgissement (du cogito) fait doublement acte. D'une part, il introduit dans la rationalité occidentale une discontinuité qu'aucune 'explication' ne peut réduire; les nouveaux principes de la physique et leur théorisation philosophique réalisent une mutation radicale et jusqu'à ce jour définitivement liée à la ratio, par où l'on passe de la représentation imaginaire à la pensée proprement dite, en d'autres termes, au symbolique (...). D'autre part, il introduit un bouleversement de la conception du 'vrai', lequel ne peut plus être entendu comme 'adæquatio intellectus et rei', accord de la pensée et de la chose, définition qui posait le 'vrai' comme image fidèle du réel. Le 'vrai' procède désormais d'un accord de la pensée avec elle-même, point où nous touchons l'essence de la discursivité scientifique." [11]

En réintroduisant Dieu à cet endroit, Descartes expulse la question de la Vérité qui jusque-là avait encombré la démarche scientifique. À partir de l'ancrage du cogito qui permettra le développement d'une élaboration toute dans le Symbolique – le mathématisable – c'est la question de la Vérité en tant que liée à la chose étudiée, qui est expulsée de cette nouvelle modalité de discours. Le fait d'en tenter la récupération par l'appel au Dieu non trompeur ne change rien à la subversion introduite dans l'édification de cette science, désormais possible, alors que jusque-là, elle n'arrivait pas à en être vraiment une, tant elle restait hypothéquée par cette question de la Vérité.

"La démarche de Descartes, ce n'est pas une démarche de vérité, ce qu'il signale, ce qui fait sa fécondité, c'est justement qu'il s'est proposé une visée, une fin, qui est celle d'une certitude, mais que pour ce qui est de la vérité, il s'en décharge sur le grand Autre, sur Dieu pour tout dire. Il n'y a aucune nécessité interne à la vérité, la vérité même de deux et deux font quatre est la vérité parce qu'il plaît à Dieu qu'il en soit ainsi. C'est ce rejet de la vérité, hors de la dialectique du sujet et du savoir, qui est à proprement parler le nerf de la fécondité de la démarche cartésienne, car Descartes peut bien encore un temps conserver lui, penseur, le

10 Nous ne pouvons que renvoyer ici à G. LE GAUFEY, "Descartes et la question du fondement", in *L'Incomplétude du Symbolique*, Paris, E.P.E.L., 1991, pp. 17-44.

11 M. FENNETAUX, *La Psychanalyse chemin des lumières ?*, Paris, Point Hors Ligne, 1987, p. 83-84.

carcan de l'assurance traditionnelle des vérités éternelles : elles sont ainsi parce que Dieu le veut. Mais de cette façon aussi bien il s'en débarrasse, et par la voie ouverte, la science entre et progresse, qui institue un savoir qui n'a plus à s'embarrasser de ses fondements de vérité (...). La démarche de Descartes ne se soutient pas un instant s'il n'y a pas cette énorme accumulation qui a suivi le savoir, un savoir toujours lié, pris comme par un fil à la patte sur le fait critique, que son départ, à ce savoir, est lié aux possibilités de constituer la vérité; j'appellerai ce savoir d'avant Descartes un état pré-accumulatif du savoir; à partir de Descartes, le savoir, celui de la science, se constitue sur le mode de production du savoir." [12]

Voilà ce qu'autorise la démarche de Descartes qui inaugure celle de la science : un savoir qui n'est plus encombré de la question de la vérité; un savoir sans vérité.

Désormais savoir et vérité sont disjoints, et de par cette fonction du cogito une subversion des rapports du registre du réel et du symbolique est opérée. Là où le réel convoquait le symbolique, celui-ci, à lui tout seul désormais, en s'excluant du rapport à la Vérité, prétend rendre compte du réel; en fait, il repositionne un réel au-delà de son jeu d'écriture – un réel auquel, dès lors, la science n'aura de cesse de vouloir coïncider.

Pour illustrer cette subversion opérée par le cogito cartésien, reprenons l'exemple de la fameuse loi de la chute des corps, et le saut qui s'est opéré d'Aristote à Galilée.

Le premier avait affirmé que "si deux poids différents de la même matière tombaient de la même hauteur, le plus lourd atteindrait la Terre avant le plus léger, et cela en proportion de leur poids". En cela, il dégageait une loi qui restait conforme avec la vérité de ce qu'il observait. Le second établira que "tous les corps tombent avec une vitesse égale".

Ainsi, pour Aristote, il s'agissait d'interpréter les faits et de dégager de l'observation une loi capable de rendre compte ce qui se passait. Moyennant quoi, il ne pouvait aboutir à rien qui tienne le coup, bien que son assertion fut reçue pendant près de deux mille ans comme axiome de la science du mouvement.

Galilée, quant à lui, concevra le recherche d'une loi, non comme une explication physique, mais à partir des mathématiques, moyennant quoi il ne pourra d'ailleurs pas "observer" la validité de sa loi puisque celle-ci ne pourrait s'observer que dans le cas abstrait du mouvement dans le vide.

Et c'est à partir de l'abandon de l'hypothèse physique au profit de l'appréhension mathématique que se constitue la révolution cartésiano-

12 J. LACAN, *Le Séminaire livre XII, Problèmes cruciaux pour la psychanalyse* (1964-65), inédit, séance du 10 juin 1965.

galiléïque. Autrement dit, ce n'est plus à partir du réel qu'il met en place un symbolique mais à partir d'un symbolique cohérent d'aller jusqu'à postuler un réel "impossible" à observer sans pour autant remettre en cause la validité de la loi qu'il a pu dégager.

A tel point que Koyré peut aller jusqu'à prétendre au caractère mythique des fameuses expériences de Pise, selon lesquelles Galilée aurait fait tomber du haut de la tour une grosse boule de pierre et une plus petite pour montrer aux doctes de l'époque que la grosse ne tombe pas plus vite.

> *"Enfin, comment se fait-il que cette expérience, tellement importante, tellement décisive, montée avec un tel art publicitaire, nous soit connue uniquement par le récit qu'en fit, soixante ans plus tard, Viviani ? (...) La seule explication possible de ce silence est la suivante : si Galilée ne parle jamais de l'expérience de Pise, c'est qu'il ne l'a pas faite. Très heureusement pour lui, d'ailleurs. Car, s'il l'avait faite, en formulant le défi que, pour lui, formulent ses historiens, elle eût tourné à sa confusion."* [13]

Si effectivement la science – à l'instar du Cogito – pour se constituer, se coupe de son ombilication dans le réel, elle peut alors prétendre à une vocation totalisante sans qu'il faille s'en étonner; il ne convient pas plus de dénigrer une telle prétention puisque l'efficacité de la science tient à cette origine même : c'est parce qu'elle a pu – ne fût-ce qu'un moment, celui du cogito – se dégager de son rapport à la Vérité qu'elle peut se constituer comme corps de savoir et que la transformation progressive de celui-ci en aptitude technique par le biais de l'expérimentation, lui permettra d'aboutir à l'efficacité que nous lui connaissons.

Ainsi la science "oublie" le lieu d'où elle est issue, car sa constitution s'organise sur la possibilité d'un tel oubli. Jean-Marc Lévy-Leblond a ainsi pu dire *"qu'on parle généralement de scientificité quand on a affaire à un savoir dont les origines sont gommées"* [14]. La science est sans mémoire [15].

Ceci nous permettant d'expliciter pourquoi les connaissances médicales peuvent ne pas se soucier de leur histoire. Nul besoin pour traiter un diabète de connaître l'histoire de la découverte de l'insuline. Seul le dernier savoir en date importe, celui-ci rejetant systématiquement le précédent dans les oubliettes.

---

13 A. KOYRÉ, "Galilée et l'expérience de Pise, à propos d'une légende", in *Études d'histoire de la pensée scientifique*, Tel, Gallimard, 1973, p. 219.

14 J.M. LÉVY-LEBLOND, *L'Esprit de sel : science, culture, politique*, Fayard 1981, cité par G. FOUREZ, in *La Construction des sciences*, Bruxelles, De Boeck, 1988.

15 Nous retrouvons ainsi dans J. LACAN : *"La science, si l'on y regarde de près, n'a pas de mémoire. Elle oublie les péripéties dont elle est née, quand elle est constituée, autrement dit une dimension de la vérité que la psychanalyse met là hautement en exercice"*. *Écrits*, op. cit., p. 869.

Mais revenons maintenant au cogito, et montrons en quoi celui-ci, de permettre le pas inaugural de la science est également celui qui introduit à ce qui sera pris en compte par la découverte psychanalytique. Ou encore, tentons de rendre compte de la formule de Lacan : *que le sujet sur quoi nous opérons en psychanalyse ne peut être que le sujet de la science* [16].

2 "L'oubli" de Descartes

Nous pouvons donc repérer ce qu'implique la logique du propos cartésien : la substitution d'une plénitude d'être à un point d'évanouissement. Or, c'est ce dernier qui pour la rationalité psychanalytique contient la vérité du sujet en tant que ce qui en fin de compte le définit, c'est un défaut d'être – ainsi que nous l'avons déjà évoqué. Nulle consistance à ce sujet, seulement une division fondatrice, effet de la structure langagière. L'impossibilité véhiculée par le langage implique que le sujet ne puisse pas être congruent avec lui-même, et c'est cette non-congruence structurale qu'évacue le Cogito.

Le sujet dont parle la psychanalyse est bien le même que celui qu'a élaboré Descartes, mais pris à contre-sens. Et de ce fait, la critique du discours cartésien est du même mouvement, élaboration du discours psychanalytique.

A la formule "je pense, donc je suis", Lacan va opposer "je pense où je ne suis pas" ou encore "je suis où je ne pense pas"; c'est à dire qu'il va, au nom de l'expérience psychanalytique de Freud, – qui avait déjà introduit la formule *Wo es war, soll ich werden, là où c'était, il faut que j'advienne* – battre en brèche l'équivalence de l'être et de la pensée qu'affiche le Cogito.

En effet, l'auteur des *Écrits* nous amène à prendre en compte l'irréductible perte d'être que suppose l'entrée dans l'univers langagier : pour ce faire, il évoque ce qu'à la suite de Hegel, il appelle le "vel aliénant". Plutôt que de pouvoir se constituer dans une conjonction de l'être et de la pensée, le sujet va d'emblée être amené à choisir soit l'être, soit la pensée. Ceci n'est d'ailleurs nullement exclu de l'expérience quotidienne, où chacun peut régulièrement constater qu'une fois qu'il s'énonce, il n'arrive pas à dire ce qu'il veut vraiment dire. Soit qu'il perd l'être de sa pensée ! Mais ce choix ne sera pas un "ou/ou" tel que nous le connaissons habituellement sous la forme "ou fromage, ou dessert", il correspond plutôt au "ou" de l'expression "la bourse ou la vie !". Soit que loin d'avoir affaire à un "ou" exclusif qui permettrait d'avoir l'un des deux termes entièrement, nous avons affaire à ce "ou" aliénant qui nous laisse de toutes façons amputés : que nous choisissions de donner la bourse, et elle nous manquera, mais que nous choisissions de donner la vie et les deux nous manqueront ! Ce choix forcé qui nous oblige à consentir à une perte inscrite dans chacune des alternatives, voilà ce qui

16 Ibidem, p. 858.

caractérise le rapport du sujet au langage. Dans un moment mythique, le futur sujet aurait à choisir soit d'entrer dans l'univers du langage, de l'Autre et de ce fait d'acquiescer à une perte d'être, soit de ne pas y consentir sous prétexte de garder son être, mais dans ce cas de se voir amputé des deux. C'est ce choix forcé que Lacan formalise sous la forme de ces deux ensembles :

Figure 1

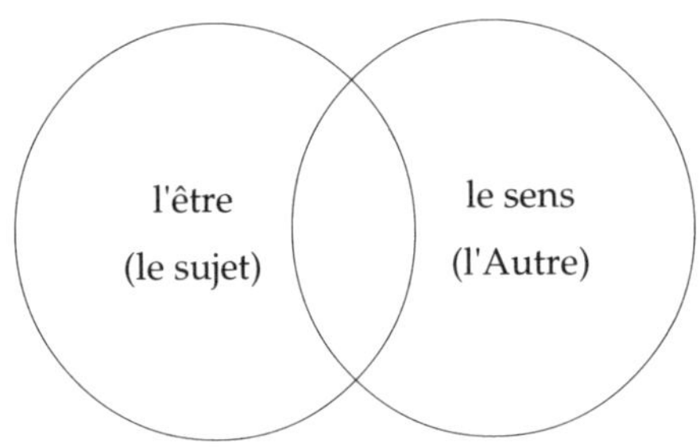

Ce que nous pouvons lire comme suit : soit je choisis l'être, je cherche à assurer ce que je suis, mais il faudra quand même qu'en définitive je prenne en compte que cet être n'a pas de consistance dernière, qu'il est toujours amputé par le cercle de droite qui représente la prise dans le langage, ce qui ruine d'emblée sa tentative de totalité d'être; soit je choisis l'Autre, les défilés du signifiant, l'engagement dans la parole, et si cette voie m'autorise à me situer davantage, il n'en reste pas moins que ce choix butera lui aussi sur un écornement, sur un non-sens, tout n'entrant pas dans ces voies du langage.

> *"Nous choisissons l'être, le sujet disparaît, il nous échappe, il tombe dans le non-sens – nous choisissons le sens, et le sens ne subsiste qu'écorné de cette partie de non-sens qui est à proprement parler, ce qui constitue dans la réalisation du sujet, l'inconscient."* [17]

Il nous faut ici préciser deux remarques complémentaires : la première c'est que grâce à ce vel aliénant, Lacan nous fait saisir la perte inéluctable qui caractérise la prise dans le langage, perte qui s'inscrit en faux contre toute tentative de complétude – même partielle, tout le fromage par exemple – que l'emploi d'un vel exclusif aurait maintenu comme vœu illusoire. La seconde, c'est que l'espace d'intersection s'il est évidemment unique, recouvre deux manques différents : le premier de ces manques est celui qui correspond à la perte d'être liée à ce que le signifiant entame sur le champ de gauche, le second de ces manques est lié à ce que, dans le champ du signifiant, de l'Autre, une partie reste inéluctablement inconnue et inaccessible. Entendez l'inconscient, comme irréductible.

17 J. LACAN, *Le Séminaire XI*, op. cit., p. 192.

Nous pouvons dès lors resituer l'énoncé de Descartes selon ce schéma, en l'inscrivant dans la zone d'intersection, qui rappelons-le n'équivaut pas à l'addition, étant donné l'existence d'une partie commune.

Figure 2

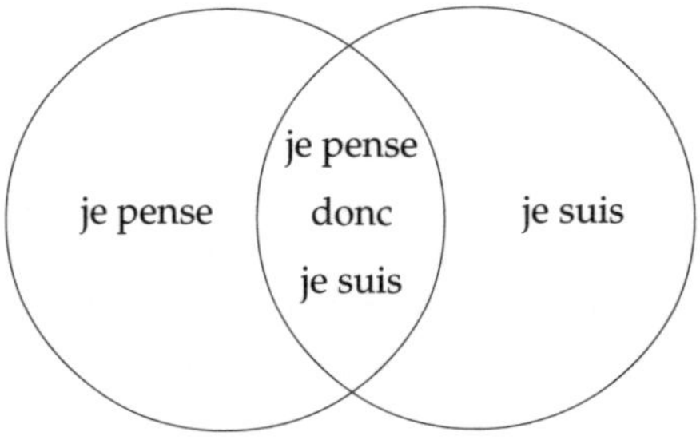

Nous voyons grâce à ces schémas comment Descartes a substitué à ce rapport aliénant de l'être et de la pensée l'être consistant d'un "je" et ainsi instauré le sujet de la science dans cet acte fondateur qu'est le cogito. Et ce sera la charge du discours psychanalytique de réinterroger ce même sujet de la science là où il s'exclut de sa division. Car si cet acte fondateur crée un point d'appui stable à partir duquel la science peut s'élaborer en se dédouanant désormais de toute question sur le fondement, cet avantage s'accompagne d'une réduction, due au rejet de sa division.

Nous pouvons ici appréhender avec plus de précision ce qu'il en est de ce que nous avons déjà évoqué comme étant l'exclusion du sujet dans l'univers de la science. Nous pourrions en effet penser que cette exclusion est pure et simple mise entre parenthèses méthodologique, et que dès lors, il serait loisible de restaurer ce sujet dès que le vœu s'en exprimerait [18]. À prendre la mesure de ce que la démarche scientifique suppose, nous ne pouvons que constater qu'une telle formulation est bien trop légère.

Nous devons préciser qu'au contraire cette exclusion ouvre la voie à une possible forclusion, soit à une dés-inscription. Le discours de la science s'inaugurant sur le Cogito en partage désormais le parti-pris, celui-ci étant de gommer la division du sujet, et de postuler un sujet identique à lui-même en son point de conjonction de l'être et de la pensée; une telle prise de position tout à fait auto-fondatrice risque d'avoir comme conséquence première, lors de la transmission, la non-inscription de la division. Ce procédé de non-inscription a été identifié par Lacan comme modalité différente du refoulement et du déni, soit comme forclusion.

18 Gageons que c'est ce que l'on pense habituellement en médecine; ainsi il serait possible par exemple d'humaniser l'hôpital, en restaurant le sujet expulsé méthodologiquement par la médecine techno-scientifique.

Nous avons déjà indiqué pouvoir penser qu'il en est ici comme de la forclusion du psychotique : pour qu'il y ait psychose, trois générations s'avèrent nécessaires. C'est dans la transmission de la première génération à la deuxième que se met en place un éludement particulier de la castration, et ce n'est qu'à la troisième génération que cette castration ne se trouvera pas inscrite avec toutes les conséquences que nous savons [19].

Nous pensons qu'il en va de même ici : si celui qui inaugure la démarche scientifique, par un acte analogue au cogito, s'auto-fonde en constituant un savoir qui se coupe de son origine, cette auto-fondation vient néanmoins attester de ce qu'elle a exclu. Mais, c'est lorsque une deuxième génération prendra acte des énoncés mis en place par ce type de savoir que pourra ne plus se transmettre ce qui a été inauguralement éludé.

Ainsi, si le chercheur continue à se confronter à l'impossible et par là réitère l'opération de première génération, celui qui dispose de la connaissance élaborée par le chercheur peut se contenter de l'appliquer sans nullement encore prendre en compte l'exclusion qu'elle a supposé. Ce qu'il risque, c'est bien alors de plus transmettre la dimension de confrontation à l'impossible et d'ouvrir ainsi la porte à l'idéologie de la toute-puissance de la science.

Il nous faut encore remarquer que, du fait de ce que nous avons avancé, ce n'est pas tant la forclusion du sujet qui est déterminante de la démarche de la science – démarche que la psychanalyse viendrait réinterroger –, c'est plus précisément la forclusion de la division du sujet. Car la forclusion du sujet est aussi bien ce qui caractérise le sujet de l'inconscient, et ce à partir du moment où la psychanalyse veut avoir à l'égard du sujet une démarche rigoureuse analogue à celle de la science.

Le sujet de l'inconscient est en effet lui aussi forclos du jeu des lettres de par la disposition du système symbolique, de ce jeu de lettres qui constitue l'inconscient.

En fin de compte, ce qui sépare la science et la psychanalyse, ce n'est donc pas la possible forclusion du sujet, car celle-ci existe des deux côtés – ce qui est précisément énoncé par Lacan quand il avance que *"le sujet de la science est le sujet de la psychanalyse"*. Dans chacune de ces disciplines, le sujet est "surnuméraire". Son essence est d'ex-sister, pourrions-nous dire en évoquant ces deux courants de pensée philosophique apparemment contradictoires.

Ce qui fait leur différence, c'est que si le sujet de la science est supposé de pleine présence, bien qu'exclu, celui de la psychanalyse est irréductiblement divisé; il est *sans nom propre dans l'inconscient* [20] et toujours soumis, de

19 Il ne peut évidemment être tiré de ceci aucune prédiction, car c'est dans l'après-coup qu'une telle procédure peut être identifiée. Ce n'est que pour la démonstration ici que nous faisons ce rapprochement avec la clinique.

20 Selon une expression de R. CHEMAMA, in "Quelques Questions sur l'acte psychanalytique à partir du demi-groupe de Klein", *Le Trimestre Psychanalytique*, n° 3, 1990.

structure, à cet effet de disparition momentanée, conséquence de ce qu'il n'est aucunement identifiable à un signifiant, mais seulement appréhendable dans le vide qui se trouve "entre" deux signifiants.

Ainsi, dans le procès cartésien, "je doute, donc je pense, donc je suis", nous pouvons repérer que la pensée en tant que prise dans le signifiant est surtout dans le "je doute", et que si c'est de cette succession de signifiants dont doute le sujet que procède sa pensée, celui-ci n'est pourtant nullement identifiable à l'un de ces signifiants; au contraire, il ne peut se soutenir comme sujet que dans le point d'évanouissement qu'engendre la succession des signifiants. La certitude qu'il s'autorise à tirer de ce doute, si elle est pourtant justifiée, ne lui donne pour autant aucune consistance de sujet, seulement une ex-sistence.

Et c'est parce que cette dimension d'évanouissement du sujet est exclue par le Cogito que le sujet cartésien va pouvoir, de cette exclusion fonder la science. *Ce qu'elle oublie pourtant, c'est cet évanouissement du sujet dont elle procède, place vide inaperçue parce qu'elle est pur manque d'un signifiant, place d'oubli oubliée qui est proprement l'inconscient freudien* [21].

Et lorsque Freud élabore la découverte de l'inconscient, il ne s'agit pas pour lui de se risquer dans les profondeurs de la psyché en se faisant les gorges chaudes de l'irrationalité de cette dernière : au contraire, il va lui aussi tenter de rendre compte de l'appareil psychique par la ratio.

3 Prendre en compte et "le saut" et "l'oubli"

Le vœu de Freud d'inscrire la psychanalyse du côté de la science a bien sûr été soutenu par son souci de la faire admettre par ses contemporains, mais d'abord et avant tout, il est la résultante de ce que l'on a appelé son scientisme.

Ceci est à ce point vrai qu'il conviendra de repérer que la psychanalyse ne pouvait se penser avant la naissance de la science au sens moderne de celle-ci; c'est du même souci de scientificité qu'elle procède, même si le statut qu'elle revendique est d'être "une science à part" irréductible à ce que nous entendons communément sous ce concept.

Notons par ailleurs ce que Lacan rappelait :

"La psychanalyse est impensable avant la naissance, au XVIIe siècle, de la science, au sens moderne, sens qui la pose comme absolu. (...) La psychanalyse ne pouvait seulement se concevoir avant la science. Vous entendrez des gens vous expliquer gravement que Freud a été empêtré dans son scientisme : ce qui

21 BAAS B. et ZALOSZYC A., *Descartes et les fondements de la psychanalyse*, op. cit., p. 11.

est une sottise. Non seulement son scientisme ne l'a pas gêné, mais il était absolument nécessaire qu'il fût un scientiste." [22]

Rappelons qu'en 1911, Freud avait cosigné un manifeste réclamant la création d'une société où serait développée et diffusée une philosophie positiviste. Son nom se retrouvait avec d'autres signataires parmi lesquels Hilbert et Einstein [23].

Le scientisme de Freud, s'il l'a ainsi mené à prôner l'idéal de la science pour la discipline que son œuvre inaugurait, a aussi introduit au malentendu : son souci de se séparer de l'idéalisme philosophique l'a sans doute amené à se laisser contaminer par le vœu de faire entendre la psychanalyse comme une science idéale.

Néanmoins, il nous faut remarquer qu'en introduisant la pulsion de mort dans les années 1920, en prenant en compte la réaction thérapeutique négative, Freud tentait de donner sa place à une limite interne de la psychanalyse. La question peut en effet se poser de savoir pourquoi l'efficacité de la cure psychanalytique n'atteint pas celle d'un autre traitement médical nouvellement produit par le travail de la science. Si la psychanalyse relève de la science, comment se fait-il que l'efficacité thérapeutique de ses débuts se soit aussi vite épuisée et comment aujourd'hui encore n'est-on pas en droit d'attendre d'une interprétation psychanalytique la même efficacité que celle d'une injection de cortisone à un patient souffrant d'une crise d'asthme ?

Nous pourrions évidemment invoquer l'augmentation des résistances à l'instar des souches résistantes aux antibiotiques; mais c'est surtout et d'abord parce que l'efficacité dans la cure s'avère dépendante de ce que le patient en veuille ou pas. [24] Et ce que Freud a appelé "psychanalyse sauvage" n'est rien d'autre que l'adjonction d'une interprétation à un moment où le patient n'est pas prêt à faire à cette dernière la place qu'il convient.

Nous pouvons donc d'emblée bel et bien repérer que la place du sujet ne peut qu'être prise en compte par cette "science à part" que constitue la psychanalyse.

Effectivement, dès *L'Esquisse d'une psychologie scientifique*, Freud étudie l'appareil psychique comme n'importe quel scientifique, et à ce titre, participe bien du projet de la science. Sa particularité, c'est qu'il met le trou au principe de sa dynamique, – en inventant ce qu'il appelle "*La Chose*", ou "*das Ding*" –, ce qui est littéralement neuf dans le champ de la science [25].

22 J. LACAN, "Entretien avec G. Lapouge", in *Le Figaro Littéraire*, 29/12/1966.

23 Indication donnée par J. C. MILNER, "Lacan et la Science moderne", in *Lacan avec les philosophes*, Albin Michel, 1991, p. 336-351.

24 A ce titre, il pourrait être avancé que le psychanalyste est un thérapeute qui ne dispose pas du pouvoir thérapeutique.

25 Lire à ce propos J.P. HILTENBRAND, "La Chose", in *Le Bulletin Freudien*, n°s 13-14, novembre 1989, pp. 103-115.

Neuf et central pour notre propos. Car à le dire très sommairement dans un premier temps, c'est bien de prendre en compte autrement le trou originaire que la psychanalyse va se situer comme "science" de l'appareil psychique, mais science différente en ce qu'elle ne se construit pas sur l'exclusion de ce défaut originaire, mais qu'au contraire elle s'y arrime.

Ceci nous amène à dire autrement ce que nous avons déjà avancé soit à repérer que c'est dans ce que le cogito "oublie" que s'arrime la découverte de l'inconscient. Il appartiendra à Lacan de reprendre à la lueur de sciences nouvelles de son temps – telle la linguistique – cette question de la scientificité de la psychanalyse. Ce n'est pas l'objet ici de refaire le trajet qui a été le sien à l'égard de cette question [26], mais rappelons seulement qu'après s'être demandé si la psychanalyse était une science, il a fini par répondre par la négative, par avancer qu'il s'agissait d'une pratique et que celle-ci se caractérisait de faire "cortège à la science", c'est-à-dire qu'elle lui était strictement contemporaine.

Nous devons donc ici constater ce paradoxe, à savoir que la psychanalyse et la science procèdent de la même démarche, mais que la première se donne pour tâche de prendre en compte, avec la rigueur propre à la seconde, ce que celle-ci a dû exclure de sa démarche pour se constituer.

Mais la question se pose alors de savoir de quels moyens dispose la psychanalyse pour ne pas faire subir au sujet le sort que lui fait la science.

Précisons-le d'emblée : c'est en s'en tenant à reconnaître dans l'énoncé ce que celui-ci doit toujours à l'énonciation que la psychanalyse se trouve à même de prendre en compte "scientifiquement" ce qu'il en est du sujet.

Rappelons que le cogito de Descartes a cette particularité de se définir comme un énoncé à partir duquel la démarche de la science peut s'autoriser à avancer, mais que cet énoncé, même s'il "oublie" l'énonciation qui le produit, n'en est pas moins tributaire de celle-ci et que nous avons pu lire au travers du "je pense donc je suis" un "je pense : donc je suis".

Et c'est en faisant émerger la dimension énonciative du "je pense" que nous pouvons repérer la dimension subjective que ce même cogito va permettre d'expulser.

Mais ce faisant, le pas de Descartes ne s'annule pas pour autant : désormais énoncé et énonciation sont clivables et le champ du savoir des énoncés se retrouvera d'un autre côté que celui de la vérité de l'énonciation [27].

26 *"Quant à s'interroger sur ce que Lacan pense de la science, il faut poser la question de l'évolution de ses idées au regard de l'histoire. Il a d'abord soutenu que la psychanalyse* devait être *une science, puis qu'elle* l'était, *enfin qu'elle* ne l'était pas, *qu'elle* ne pouvait pas l'être... *Il a donc à peu près tout* dit. *Mais si on ne dégage pas un ou des fils, on se perd dans un flot de citations à première vue contradictoires."* P. GUYOMARD, Intervention au débat "Psychanalyse et Science", in *Esquisses psychanalytique*, n° 12, automne 1989, p. 17.

27 Voir à ce propos P. JULIEN, "La Vérité parle, le Savoir écrit", in *Littoral*, 1981, n° 1, pp. 99-123.

Nous pouvons saisir ce que nous appréhendons ici dans le petit schéma suivant :

Figure 3

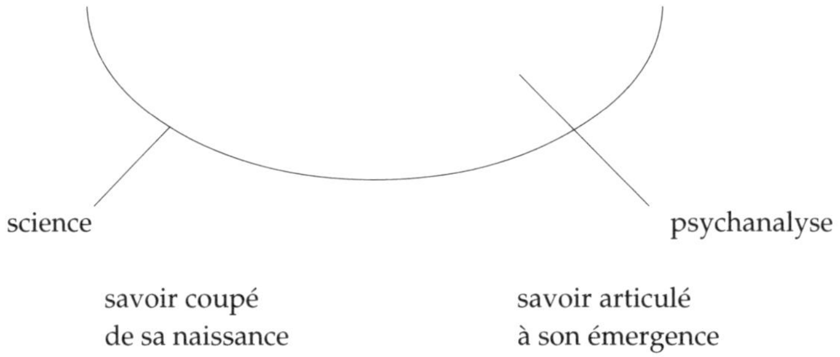

D'un côté, un savoir qui s'est coupé de son énonciation, de l'autre un savoir qui se doit de garder le lien avec cette dernière; du côté de la science, un savoir qui cadre le non-savoir, alors que du côté de la psychanalyse, un savoir cadré par le non-savoir.

Nous pouvons dès lors définir la science, comme un Savoir sans Vérité, là où nous avons à évoquer la psychanalyse comme prétendant à être un Savoir pas sans Vérité.

Il doit être très clair qu'il ne s'agit pas pour la psychanalyse de prétendre à la Vérité contrairement au savoir de la science qui ne s'en soucierait plus; il s'agit pour la psychanalyse de continuer à prendre en compte ces deux centres que sont le savoir et la vérité là où la science, pour les besoins de sa cause s'est reconstruite avec comme seul centre le savoir, en se débarrassant sur Dieu de la question de la Vérité, pour pouvoir ensuite ne plus en tenir compte grâce au temps de l'expérimentation.

Nous pourrions encore présenter les choses autrement en distinguant avec Michel Fennetaux, "discours de la science" et "discours scientifique"; le premier est le discours de la science en tant qu'elle est en train de se faire, le second est le discours de la science en tant qu'elle est établie. Et de rappeler alors que ce que révèle bien le "cogito" de Descartes, c'est que le discours de la science en train de se faire doit être "effacé" pour que puisse se constituer le discours scientifique.

> *"Il s'agit de souligner l'antinomie entre le moment constituant de la science, qui est un moment d'énonciation, et le moment de transmission, qui suppose son effacement : ce qui établit l'antinomie du Savoir et de la Vérité. Le distinguo 'discours de la science/discours scientifique' n'est donc nullement rhétorique : celui-ci est le discours de la transmission; celui-là est le discours de l'énonciation. Ce dernier seul est véritablement créatif, mais supposant l'acte de pure subjectivité du cogito, il est rigoureusement intransmissible (...).*

Or, si la science passe inévitablement du côté de l'énoncé, la psychanalyse, quant à elle, reste résolument – et pourrait-on dire, au péril de sa mort si elle s'y déroge – du côté de l'énonciation. C'est pourquoi, si la psychanalyse est un procès constant d'invention, elle est rigoureusement intransmissible; seul le Savoir psychanalytique est transmissible, mais c'est en tant que toute énonciation en est absente." [28]

L'intérêt de cette formulation est aussi de montrer qu'il n'y a pas lieu de mettre la psychanalyse à l'abri d'un glissement du côté du seul savoir des énoncés, auquel cas elle ne fait que se retrouver dans une position analogue à celle des énoncés scientifiques, mais sans leur efficacité dans le réel. Par contre cela reste sa tâche propre de ne pas se dérober à cette double polarité, alors que la science quant à elle peut très bien se soutenir validement en ne se tenant que sur des positions d'énoncés. Le sujet de la psychanalyse est bien le même que celui de la science, mais le sort qui lui est réservé n'est pas identique. Du côté de la science – ainsi que le montre bien l'acte du cogito – il est à l'œuvre dans ce moment inaugural, mais il lui faut aussitôt s'effacer dans les énoncés qu'il produit; du côté de la psychanalyse, il lui faut faire sa place au sein même de ses énoncés, laissant irréductiblement ouverte cette division entre énoncé et énonciation.

Nous pouvons apercevoir les conséquences de cette différence radicale entre le discours scientifique et le discours psychanalytique pour qui cette dimension d'émergence de la vérité sera et restera centrale, ainsi que le suggère le titre d'un ouvrage d'Octave Mannoni, *Un Commencement qui n'en finit pas* [29].

C'est bien aussi le maintien de cette dimension de vérité à l'état naissant sur laquelle insiste Lacan, lorsqu'il avance :

"Il y a dans tout savoir une fois constitué une dimension d'erreur, qui est d'oublier la fonction créatrice de la vérité sous sa forme naissante. Qu'on oublie dans le domaine expérimental, passe encore, puisqu'il est lié à des activités purement opérantes – opérationnelles comme on dit, je ne sais trop pourquoi, alors que le terme d'opérantes a toute sa portée. Mais nous autres analystes, nous ne pouvons l'oublier, qui travaillons dans la dimension de cette vérité à l'état naissant. Ce que nous découvrons dans l'analyse est au niveau de l'orthodoxa. Tout ce qui s'opère dans le champ de l'action analytique est antérieur à la constitution du savoir, ce qui n'empêche pas qu'en opérant dans ce champ, nous avons constitué un savoir, et qui s'est même montré exceptionnellement efficace, comme il est bien naturel, puisque toute science surgit d'un maniement du langage qui est antérieur à sa constitution, et que c'est dans ce maniement du langage que se développe l'action analytique. C'est pour cette raison aussi que

---

28 M. FENNETAUX, *La Psychanalyse chemin des lumières ?*, Paris, Point Hors Ligne, 1987, pp. 97-98.

29 O. MANNONI, *Un commencement qui n'en finit pas*, Paris, Seuil, 1980.

plus nous en savons, plus les risques sont grands. Tout ce qu'on vous enseigne sous une forme plus ou moins prédigérée dans les prétendus instituts de psychanalyse – stade sadique, anal etc. – tout ça est bien entendu fort utile surtout à des gens qui ne sont pas analystes. Il serait stupide qu'un psychanalyste les néglige systématiquement, mais il faut qu'il sache que ce n'est pas la dimension dans laquelle il opère. Il doit se former, s'assouplir, dans un autre domaine que celui où se sédimente où se dépose ce qui dans son expérience se forme peu à peu de savoir." [30]

Il nous faut en effet d'ailleurs insister sur le fait qu'en soutenant ce paradoxe, le risque est toujours présent pour le psychanalyste de l'escamoter à son tour; entre les énoncés psychanalytiques constituant un savoir sur le sujet – analogues en cela à ceux de la science – et la prise en compte de l'énonciation dont se soutient le sujet, entre le plein de la connaissance et le vide où celle-ci s'arrime, la tentation existe aussi pour le psychanalyste de choisir la consistance du savoir plutôt que la confrontation au vide; il peut viser à devenir le maître du vide, prônant une maîtrise particulièrement subtile là où la prise en compte de ce vide ne devrait amener qu'au constat de l'impossibilité de toute maîtrise.

Si la psychanalyse aujourd'hui se tient à la hauteur de sa tâche d'avoir à rendre compte rationnellement du sujet, ce ne peut être qu'au prix de ne pas éviter la confrontation au vide d'où celui-ci procède; il ne faut cependant pas nous aveugler ni nous rendre sourds à ce que la tentation de dire le vrai sur le vrai de l'autre prenne le pas sur cette humilité radicale à laquelle amène toute confrontation à la réalité psychique d'autrui.

Ainsi se trouve positionnée la tâche qui s'impose à nous depuis le pas inaugural de la science si nous voulons prendre en compte le sujet : non pas un retour à un "avant la science" ou un renvoi à l'irrationnel, mais une démarche pour étudier la réalité psychique analogue à celle de la science, aussi rigoureuse que celle-ci, mais n'excluant pas ce qui fait la spécificité du sujet : sa prise dans le système langagier et les conséquences de cette dernière. Une telle approche amènera à prendre en compte le fonctionnement de logiques différentes; leur différence s'articulant précisément autour de la place reconnue à la division du sujet, et donc à la question de sa Vérité.

Voilà pourquoi Lacan parlait de la psychanalyse comme d'un poumon artificiel au discours de la science :

"La psychanalyse n'est pas une science; c'est un discours sans lequel le discours de la science n'est pas tenable par l'être qui y a accédé depuis plus de trois siècles; d'ailleurs le discours de la science a des conséquences irrespirables pour ce qu'on appelle l'humanité. L'analyse, c'est le poumon artificiel grâce à quoi on essaye

30 J. LACAN, *Le Séminaire livre II, Le Moi dans la théorie de Freud et dans la théorie de la psychanalyse* (1954-55), Paris, Seuil, 1978, pp. 29-30.

d'assumer ce qu'il faut trouver de jouissance dans le parler pour que l'histoire continue." [31]

En somme, Lacan nous invite à élaborer aussi rigoureusement que possible une psychanalyse qui ne soit pas seulement une théorie modélisante de l'appareil psychique, mais un repérage précis de ce qui détermine les conditions objectives de la vie psychique du sujet humain.

Autrement dit encore, outre la rationalité scientifique, il existerait une autre rationalité, – en l'occurrence psychanalytique – qui permettrait que cesse d'être renvoyé à l'irrationnel ce qui fait la spécificité – et donc aussi sa singularité – de l'être parlant.

Et G. Le Gaufey d'écrire en ce sens :

"C'est là ce que la psychanalyse peut amener de plus précieux à la rationalité scientifique : une capacité à reconnaître ce qu'ont de décisif ces relances imaginaires au carrefour des réseaux symboliques auxquels la plupart des sciences aspirent encore à se confondre totalement. La science réduite à n'être que du calcul : c'est là un idéal classique qui impliquait, sans qu'on s'en doute alors, une effective complétude du symbolique. À partir du moment où le contraire est vrai, cet idéal peut n'avoir plus le même pouvoir légiférant; et la science qui reste à faire pourrait peut-être, sans plus trembler pour sa tenue rationnelle, s'intéresser à un sujet dont par le passé elle n'avait pas idée, un sujet qui s'origine, comme elle, sur le bord d'une même incomplétude." [32]

Devons-nous ajouter que la médecine est au cœur de cette question; elle qui a charge de la santé non pas seulement d'organismes, mais de sujets; elle qui est entièrement traversée par cette rationalité scientifique qui l'a instituée dans ses compétences nouvelles depuis plus d'un siècle; elle qui, faute de s'en occuper judicieusement, abandonne si souvent la singularité du sujet à d'autres disciplines dont par ailleurs elle conteste, souvent à juste titre, la validité.

Gageons que soutenir le paradoxe d'aborder "scientifiquement" le sujet ne sera possible qu'au prix de reconnaître à l'œuvre les deux rationalités que nous venons d'évoquer ainsi que les logiques qui y sont afférentes.

31 J. LACAN, "Déclaration à France-Culture à propos du 28e Congrès de psychanalyse", Paris, juillet 1973, in *Le Coq Héron*, 1974, n° 45-46, p. 5.

32 G. LE GAUFEY, *L'Incomplétude du Symbolique*, Paris, E.P.E.L., 1991, p. 13.

VI
Les deux sexes de la raison médicale

Avec le rien de mystère, indispensable qui demeure, exprimé, quelque part.

MALLARMÉ

Ce qui précède nous amène à reconnaître qu'il est nécessaire, pour prendre en compte la réalité d'un sujet malade – qui n'est pas seulement une machine corporelle, aussi élaborée soit-elle – de faire appel à au moins deux rationalités différentes : une première, celle que nous connaissons aujourd'hui comme scientifique et à laquelle la médecine s'est soumise depuis un siècle et demi; une seconde que nous dénommons psychanalytique et qui se donne pour tâche de rendre compte du fonctionnement de la réalité psychique.

Nous nous sommes aussi aperçus que ces deux démarches s'originent dans le cogito cartésien, acte fondateur d'un savoir qui pouvait ne plus s'encombrer de la question de son rapport à la vérité.

Deux types de savoir sont donc à l'œuvre qui, s'ils émanent du même moment inaugural se déploient néanmoins selon deux logiques différentes : l'une où le moment d'émergence est éludé, l'autre où celui-ci est sans cesse repéré à l'œuvre. Est-il utile d'avancer que le mode habituel de covivance de ces deux logiques n'est pas des plus simples, ainsi que l'évoque encore Michel Fennetaux :

> *"Si on tente de rapprocher la science et la psychanalyse, on fiance deux modes de pensée dont l'une n'a que haine pour ce dont l'autre a souci. La science n'a que haine et mépris pour les vacillations, hiatus, actes manqués, rêves, incohérences, mensonges, hésitations… y compris les chemins de traverse, les détours, les retours en arrière, les sauts… que fait le parlêtre dans sa recherche ou sa parole. La psychanalyse, au contraire, n'existe que d'en avoir souci."* [1]

C'est précisément ici que nous allons pouvoir avancer une interprétation différente de l'habituel dialogue de sourds qui existe entre ces deux logiques.

Il nous apparaît en effet possible de référer ces deux rationalités au fonctionnement sexué du langage, le savoir de la rationalité scientifique s'inscrivant du côté masculin. Un tel propos, à première vue n'est pas neuf;

1 M. FENNETAUX, "Psychanalyse et Sciences", in *Esquisses psychanalytiques*, automne 89, n° 12, p. 9.

c'était déjà l'opinion de Francis Bacon, pour qui la science était une forme masculine de rationalité, c'était aussi celle de Virginia Woolf qui avançait : "La Science, semble-t-il, n'est pas sans sexe; elle est un homme, un père; elle est elle aussi infectée" [2]. Et nous pourrions aussi évoquer les théoriciennes féministes anglo-saxonnes qui tenteront d'asseoir une critique féministe de la science [3].

Mais la référence à la sexuation nous permet d'éviter l'impasse à laquelle nous sommes inéluctablement amenés lorsque nous faisons la confusion entre anatomie et position féminine dans le langage, tout en reconnaissant toute sa valeur à cette intuition déjà ancienne.

Un détour par les enseignements de Freud et de Lacan nous sera donc nécessaire pour soutenir notre propos.

1 La bisexualité chez Freud et Lacan

Notre vision spontanée du rapport entre les deux sexes nous laisse croire que le garçon est pour la fille comme le fil est pour le chas de l'aiguille. Une pulsion sexuelle mâle rencontrerait ainsi une pulsion sexuelle femelle ! Depuis Freud, nous savons qu'il n'en est rien, qu'il n'y a pas dans l'inconscient du sujet de représentation de la totalité de la pulsion sexuelle; que par ailleurs, l'anatomie ne livre pas la spécificité des notions de masculin et de féminin, mais qu'en revanche, c'est la bisexualité qui est un des traits fondamentaux de ce psychisme inconscient : l'individu n'est pas homme ou femme, mais à chaque fois les deux, seulement plus l'un que l'autre, et jusqu'à la fin de son œuvre, Freud nous rappellera "(qu') *il n'y a qu'une seule libido qui est mise au service de la fonction sexuelle féminine aussi bien que masculine*" [4].

De la même façon, et en référant la découverte de l'inconscient au langage, Lacan avancera que, s'il n'y a qu'un seul chancre, celui du langage précisément, il y a cependant deux manières d'en être contaminé : une masculine, toute dans cette disposition langagière, une autre féminine qui y est pas-toute inscrite.

C'est donc le langage qui implique *"qu'il y a une façon mâle de rater le rapport sexuel, et puis une autre"* [5] et un sujet – homme ou femme – pourra venir prendre place dans ce dispositif indépendamment de son anatomie et du destin qui paraissait s'y rattacher.

2 "Science, it would seem, is not sexless; she is a man, a father, ads infected too."

3 Nous renvoyons ici aux travaux de Hilary Rose ou Sandra Harding, cités par Françoise BALIBAR, "Y a-t-il une science féminine ?", *Autrement*, Le sexe des sciences, n° 6, 1992.

4 S. Freud, *Nouvelles conférences d'introduction à la psychanalyse* (1933), Paris, Gallimard, 1984.

5 J. Lacan, *Le Séminaire, livre XX* (1972-73), *Encore*, Paris, Seuil, p.55.

La croyance habituelle de la prédestination instinctuelle d'un sexe pour l'autre va ainsi être récusée jusqu'à son terme par Lacan; ce dernier avancera qu'*il n'y a pas de rapport sexuel*, soit que, étant donné cette jouissance langagière, le rapport qui devrait exister entre les deux sexes – et dont nous supposons l'existence dans le règne animal – n'existe pas : il y a interposition de cette satisfaction langagière spécifique au parlêtre. De ce fait aussi, est battue en brèche l'idée d'une complémentarité entre les sexes à laquelle nous renvoie le mythe de l'androgyne d'Aristophane; entre les deux sexes subsiste une irréductibilité, ce qui ne nous empêche pourtant pas de continuer à rêver d'un possible rapport.

Cette jouissance langagière, "définitoire" du parlêtre va impliquer que l'objet de satisfaction vaudra davantage par son absence que par sa présence, ou encore que tout objet de satisfaction ne viendra jamais que sur fond de l'indisponibilité de l'objet entièrement satisfaisant. L'objet du désir humain, en tant que celui-ci est inféodé au langage, est donc structuralement de nature signifiante. Cette jouissance langagière pourra donc être dite *"celle qu'il ne faudrait pas pour qu'il y ait du rapport sexuel"* [6].

Mais alors, si le langage est définitoire pour l'être humain, qu'est-ce qu'être homme et femme dans le langage ?

Nous saisissons d'autant mieux la difficulté que nous pouvons profiter de cette ambiguïté de la langue française par laquelle *homme* désigne à la fois le sexe mâle et l'humanité comme telle.

Nous retrouvons ici au niveau du langage la difficulté qu'avançait Freud quand il disait qu'*il n'y a qu'une seule libido*; tout se passe comme si le langage était unisexué et toute la question est de savoir comment soutenir deux positions différentes à partir d'un seul trait.

Nous pouvons avancer que l'homme reprend le versant positif de ce qui constitue cet arrachage au réel que suppose la mise en place de la fonction langagière, soit le versant de cette autre satisfaction, de cette jouissance langagière, de *celle qu'il ne faudrait pas pour qu'il y ait du rapport sexuel*.

Une femme, quant à elle, se tiendrait plutôt sur le versant négatif, soit qu'elle témoignerait du vide que ce même arrachage suppose, en même temps qu'il l'occulte. Avec immédiatement cette difficulté : une asymétrie des positions, par rapport à la tâche à accomplir et aux moyens dont elle dispose. Le versant mâle est idoine à la fonction langagière elle-même; le versant femelle est indicible comme tel, puisque dire le vide d'où émane le langage n'est pas dicible sans l'annuler.

Il n'y a donc pas les hommes et les femmes, pas d'*anima* opposée à un *animus*, pas les verts et les rouges : c'est au contraire avec un seul trait de

6 J. LACAN, *Encore*, op. cit., p. 58.

couleur rouge qu'il faut faire deux entités ! Ceci ne peut se faire que comme les *Rouges* et les *Pas Rouges*. Mais si les *Pas Rouges* obtiennent ce trait *Rouge*, et que leur spécificité consiste à ne pas avoir ce trait, celle-ci se perd du même coup !

Et telle est bien toute la difficulté de la position féminine qui doit soutenir sa spécificité à partir de l'absence d'un trait spécifique.

Si un énoncé, un dit, est toujours mâle, comment un dit peut-il être dit d'une position féminine ? N'y aurait-il que le silence pour attester du féminin, n'y aurait-il que le tout-pas dit pour témoigner de cette position ? C'est ici que Lacan introduit la catégorie du pas-tout pour l'opposer à celle du tout d'une façon qui n'est pas de pure et simple contradiction, qui n'obéit pas à la loi du tout ou rien. Si un dit est toujours mâle, seul un pas-tout dit pourra signer le féminin. Mais qu'est ce qu'un pas-tout dit, sinon précisément un pas-tout dans l'énoncé, ou encore un énoncé qui n'oublie pas sa dimension d'énonciation. Voilà pourquoi pour "*dire cette négativité*", il faudra, non pas nous contenter de l'énoncé, mais plutôt nous tourner vers l'énonciation, vers le lieu vide d'où cela s'énonce, ce qui équivaudra à devoir prendre en compte le dit dans sa division entre énoncé et énonciation [7].

Il nous faut donc passer de la dimension de l'énoncé à celle de l'énonciation pour pouvoir repérer à l'œuvre ce qui est la version féminine du ratage du rapport sexuel et nous retrouvons ici notre formulation précédente : c'est en considérant le langage du patient autrement que comme seul énoncé que nous pouvons donner sa place à cet autre fonctionnement logique. C'est en prenant en compte la dimension de l'énonciation que nous pouvons reconnaître la place du sujet.

Nous pouvons encore proposer une autre lecture de cette confrontation des sexes en référence au langage, soit de lire le propos que l'homme adresse à une femme comme un "c'est ça", et celui de la réponse d'une femme comme un "c'est pas ça". Il est évidemment tentant de considérer qu'il s'agit là d'énoncés contradictoires, et que la seule issue à laquelle ils se condamnent, c'est un affrontement duel mortifère [8].

7 La langue fournit d'ailleurs des énoncés qui à eux seuls ne peuvent obturer cette double dimension d'énoncé et d'énonciation. Ce sont précisément ces formules vers lesquelles se sont tournés les logiciens : ainsi le fameux énoncé "*Je mens*" du paradoxe d'Epiménide. Lorsque je dis "je mens" en tant qu'énoncé, il est vrai que je mens, mais si je dis "je mens" en tant qu'énonciation, c'est en fin de compte la vérité que je dis. Rappelons d'ailleurs que c'est aussi ce qu'évoque le célèbre tableau de Magritte *Ceci n'est pas une pipe*.

8 C'est tout le thème de la pièce de théâtre de Nathalie SARRAUTE, *Pour un oui ou pour un* non. L'auteur s'y fait s'affronter deux hommes, l'un en position toute dans les mots, l'autre en position pas-toute dans les mots, qui n'arrivent plus à s'entendre et dont la confrontation ne lève en rien l'impasse initiale.

C'est une telle lecture qui précisément condamnera à ce qu'on appelle communément la guerre des sexes. Mais c'est sans apprécier la dimension de l'énonciation : en effet, le "c'est ça !" masculin peut oublier qu'il est énonciation car énoncé et énonciation vont dans le même sens, disent la même chose, alors que le "c'est pas ça !" d'une femme est double : c'est un "c'est pas ça !", mais aussi un "c'est ça !", puisque ce "c'est pas ça !" existe aussi comme un "dit", comme signifiant; dans le cas du "c'est pas ça !" d'une femme, énoncé et énonciation ne sont pas congruents contrairement à l'énoncé masculin. Le "c'est pas ça !" est dès lors plutôt à entendre comme une échappée au "c'est ça" en miroir qui enfermerait la relation dans la mêmeté. Le "c'est pas ça !" est davantage une indication que "ce n'est pas tout à fait ça !" plutôt qu'une assertion équivalente à un "c'est pas du tout ça !"[9] : c'est en cela que c'est une ouverture sur l'altérité; nous pouvons donc très bien y lire, si nous prenons en compte l'énonciation, que cet énoncé spécifique d'une femme a la charge, non pas de contester la validité de l'énoncé masculin, mais plutôt de rappeler la vérité que ce même énoncé oublie.

Ainsi, le "c'est pas ça" d'une femme a charge de venir rappeler au "c'est ça" masculin que c'est du vide qu'il s'énonce, que le mot rate la chose, qu'il ne renvoie jamais qu'à un autre mot, et que la certitude dont il prétend se prévaloir n'est donc jamais que relative.

Inversement, le "c'est ça" d'un homme vient rappeler au "c'est pas ça" d'une femme que, même s'il y a incertitude fondamentale, ratage de structure qui viendra toujours rendre caduque toute assertion, il n'en est pas moins vrai qu'il faut être à même de trancher, qu'il s'agit de soutenir son énonciation même en l'absence de toute garantie d'absolu.

En somme, à faire suivre les deux assertions : "c'est ça mais c'est pas ça mais c'est ça mais...", nous pouvons identifier que la différence entre homme et femme se situe dans le lieu de la coupure.

Ainsi pour l'homme, la césure est organisée ainsi :
c'est ça mais c'est pas ça / mais c'est ça mais c'est pas ça / mais...

Alors que pour une femme, elle est structurée comme suit :
c'est ça mais / c'est pas ça mais c'est ça / mais c'est pas ça mais...

Nous pouvons donc très bien repérer ici que par rapport à un énoncé mâle (congruent avec son énonciation), l'énoncé féminin participe d'une double organisation : l'une (l'énoncé) qui répond en miroir, et l'autre (l'énonciation) qui y échappe. Tout l'enjeu consiste à laisser de la place à cette échappée : ce que ne permet pas un énoncé masculin qui ne supporte pas la

9 Notons que cette nuance permet très bien d'identifier la position hystérique qui est un "c'est pas ça" équivalent à un énoncé masculin, alors que la position féminine s'adresse bien à l'autre en lui formulant un "c'est pas tout à fait ça"; néanmoins nous préférons garder l'ambiguïté car précisément ce discernement des deux positions n'est habituellement pas repéré d'emblée.

contradiction, mais ce que ne permet pas non plus un énoncé féminin qui n'assume pas sa division, car dans ce cas, soit elle conforte la position masculine par le renvoi du même, soit elle ne fait que la contester; dans les deux cas, il s'agit d'une rivalité sans issue. Seule l'ouverture qui renvoie à une première proposition une autre pas tout à fait la même est susceptible d'inscrire une dialectique qui autorise la poursuite de l'échange, à qui, comme nous le constatons, cette dissymétrie est indispensable.

Ce petit aperçu a le mérite d'interroger ce en quoi un homme peut se laisse atteindre ou pas par la parole d'une femme en même temps que d'indiquer comment et à quelles conditions une parole de femme peut se trouver interpellante pour un homme.

Nous pourrions ici aller plus loin et indiquer comment cette catégorie du pas-tout est vraiment celle qui instaure au travers de la différence des générations et des sexes le module logique qui permettra à la psyché de positionner correctement l'altérité.

Ainsi, nous pouvons avancer que l'intervention du père consiste bien en un "pas-tout dans les choses !" énoncé à l'égard de la relation mère-enfant, "pas-tout" adressé aussi bien à l'enfant à propos de la mère qu'à la mère vis-à-vis de l'enfant. C'est ce que Lacan appellera la métaphore paternelle, instauratrice de la fonction langagière elle-même. Mais ce "pas-tout dans les choses !" équivaut dans un premier temps logique à un "tout dans les mots", et ce sera à une femme de venir faire entendre au père que "pas-tout dans les mots !". Nous pouvons ainsi repérer que l'altérité est introduite et positionnée par le père, mais soutenue et entretenue par une femme [10].

Précisons encore que ce à quoi amène ce constat lacanien du *"il n'y a pas de rapport sexuel"* n'est donc pas un échec ainsi qu'il est dit parfois pour venir annuler l'intérêt de son élaboration; indiquer que la structure langagière est telle qu'elle conditionne irréductiblement une impossibilité du rapport homme-femme non seulement hypothèque la notion d'échec, mais s'affiche désormais comme indispensable pour que s'inscrive le jeu nécessaire au module logique : il s'agit d'un ratage structural qui amène la nécessité de prendre en compte un "pas l'un sans l'autre" et c'est de reconnaître ceci à sa juste place qui va permettre un allégement des attentes respectives de l'un par rapport à l'autre.

Ainsi, par son retour à Freud, Lacan nous permet de repérer les fondements de la bisexualité psychique dans le langage lui-même. Si Freud nous avait amenés à prendre en compte ce que l'on a appelé depuis son pansexualisme, c'est-à-dire l'omniprésence du registre du sexuel dans la vie psychique,

10 Le premier pas-tout suppose un tout-pas, au moins un tout-pas dans les choses, au moins un tout-pas dans la Mère; le second n'a pas de tout-pas qui vient le lester.

Lacan quant à lui, nous permet de fonder ce pansexualisme dans le langage lui-même, dans ce qui constitue le trait "définitoire" de l'être humain, dans ce qu'il a depuis appelé le "parlêtre".

Là où Freud avait théorisé l'incidence dans la vie psychique d'un manque dans la catégorie de l'avoir, Lacan reprend ce manque et en fonde la radicalité dans la catégorie de l'être. Si l'enfant rencontre la possibilité du manque en se confrontant à la différence des sexes, ça ne sera que le second moment du heurt; son "mal-heurt" fondamental étant celui d'avoir dû passer par le langage pour accéder à une position de sujet et d'avoir dû y laisser des plumes, son être ne tenant désormais sa consistance que d'une ex-sistence, que d'une "sistance" dans l'Autre. L'universalité de la découpe signifiante arrime en quelque sorte la catégorie du manque dans le registre de l'être, là où l'universalité de la différence des sexes arrimait la catégorie du manque dans le registre de l'avoir.

Ceci porte à une conséquence de taille : pour l'être humain, la sexualité ne va pas de soi et en aucun cas l'anatomie – même si elle n'est pas sans constituer un destin – n'arrivera à la déterminer entièrement; en revanche, sa sexualité est entièrement reprise dans cette autre satisfaction, à savoir la jouissance du langage.

En somme, si l'on peut dire que le mâle possède la pièce pour mettre au trou de la femelle, le fait même que l'être humain se dise et soit dit mâle ou femelle subvertit radicalement l'aptitude de cette pièce à pouvoir être mise au trou. Se dire ou être dit mâle ou se dire ou être dit femelle est en fait mort de l'être mâle ou de l'être femelle. Et du même coup impossibilité de l'inscription de ce qui ferait rapport sexuel. Il restera néanmoins pour le parlêtre un choix, celui d'avoir à se dire "mâlement" ou "femellement", selon la modalité d'où il va tenir sa parole, et dans un tel choix, son anatomie ne sera pas indifférente : manière de dire que pour l'être humain, ce qui fait en fin de compte destin, c'est le langage.

Car, en effet, ce à quoi le langage nous autorise en nous y obligeant, c'est bel et bien au choix de deux places d'où parler, et seulement de deux, la troisième n'étant jamais que celle de l'ange, donc de la bête.

Une manière relativement commode d'apprécier la nécessité de ce choix – qui n'a évidemment rien de délibéré faut-il le rappeler ? – est de repérer la façon dont, chez nous, l'enfant fait l'apprentissage du jeu de cartes.

Comme nous le savons, le premier des jeux qu'il appréhende, c'est la "bataille". Chaque carte n'a de valeur que parce qu'elle vaut plus ou moins que l'autre carte, et dans un duel, le jeu finira comme on le sait, soit jamais, soit par la mort de l'un des deux partenaires, une fois que celui-ci ne dispose plus de cartes. Il ne faut pas de longues explications pour percevoir le rapport de ce jeu avec le stade du miroir, et aussi avec la dialectique hégélienne du maître et de l'esclave.

Le deuxième jeu auquel l'enfant a très spontanément accès est quant à lui un peu plus élaboré. Il s'agit du jeu du "valet puant", ou encore dit du "valet de pique". Il s'agit d'ôter du jeu une des 52 cartes, en l'occurrence le valet de trèfle, et dès lors de jouer avec les 51 cartes restantes réparties en nombres plus ou moins égaux entre les joueurs. Chacun de ceux-ci tire une carte à celui qui se trouve à sa droite et se fait tirer une carte par celui qui se trouve à sa gauche. Comme un joueur peut retirer de son jeu les cartes en miroir – il peut jeter le deux de carreau et le deux de cœur s'il a ces deux cartes en mains – la seule carte dont il ne peut jamais se débarrasser est le valet de pique puisqu'elle n'a plus d'équivalent. Nous connaissons tous l'ensemble des manifestations qui accompagnent le passage du valet de pique d'un joueur à l'autre. D'où d'ailleurs le nom de valet puant, du valet qui restera dans les mains du perdant.

Cette petite évocation – outre son intérêt psychogénétique car il n'est pas indifférent du tout que les enfants commencent à jouer à la "bataille" pour passer ensuite au "valet puant" – cette petite évocation semble particulièrement apte à faire entendre les conséquences de l'opération langagière pour l'être humain et ce en quoi consiste cette opération pour chaque individu, à savoir ce que Lacan a appelé la métaphore paternelle et la production de la signification phallique.

Le fait de la spécificité donnée au valet de pique peut s'équivaloir à la signification phallique; celle-ci est l'effet du retrait préalable du jeu du valet de trèfle que nous pouvons entendre comme l'interdit énoncé par le père à l'égard de la mère; on voit dès lors que la présence du valet de pique détermine bien deux positions possibles : celle de cette carte privilégiée, qui en quelque sorte vectorise le jeu, et celle de n'importe quelle autre carte dont la singularité n'aura que peu d'importance par rapport à la position de la carte privilégiée qu'elle n'est pas.

Disons dès lors que le dire "mâlement" sera dire de ce lieu du valet de pique, du S_1, du phallus, dont il y a lieu tout de suite de relativiser le pouvoir, puisqu'il n'est là qu'au titre de semblant. Ce sera dire en s'appuyant sur un signifiant-maître, un "c'est ça !".

Le dire "femellement" sera donc dire de cet autre lieu, non identifiable à l'une des cartes dans sa singularité, S_2, privée de l'appui de ce signifiant maître, à partir d'un "c'est pas ça". Et il n'est sans doute pas inutile de préciser que ces deux positions différentes sont générées par l'opération de retrait – métaphore du renoncement à l'immédiateté – d'une des cartes qui a d'un seul et même coup positionné différemment et la carte maîtresse et les autres.

Précisons qu'il ne s'agit nullement ici d'identifier un discours masculin et un discours féminin, mais de prendre en compte par cette évocation l'effet de l'inscription dans une suite d'éléments discrets dont l'un a été mis hors course, effet qui n'est autre que celui de déterminer deux lieux possibles d'où désormais parler.

Remarquons par ailleurs comment, pour chaque individu, l'opération d'inscription dans le jeu langagier, ou dans le jeu de cartes, est conditionnée par l'intervention paternelle, qui d'interdire au moins une jouissance, celle de la mère, celle de la Chose, positionne dans le même mouvement une des cartes en position particulière, un signifiant en position particulière, à savoir le signifiant du Phallus.

À partir de ce moment-là, c'est le signifiant phallique qui est positionné comme tel, comme Tiers, et c'est la fonction langagière elle-même qui est par lui symbolisée. A partir de cette inscription dans le monde des mots que symbolise la mise en place du Phallus, il s'agira de répéter l'opération, car c'est désormais le Phallus qui présentifiera ce Tout auquel il faut renoncer; au sein même du système du langage, il faut redupliquer ce renoncement à l'immédiateté qui l'a mis en place. C'est ce que nous avons déjà évoqué comme castration primaire et castration secondaire.

2 Deux rationalités différentes

Ainsi donc le langage, par le biais du signifiant du Phallus, est mis en position de Tiers; il ne répartit pas hommes et femmes en deux classes complémentaires mais va définir deux positions qui seront différemment situées par rapport à son statut de supplémentarité.

La position de *l'Un,* plutôt masculine où la toute-congruence d'un énoncé avec le langage risque toujours d'apparaître comme maîtrise d'où s'évacuerait toute remise en question.

La position de *l'Autre,* où la pas-toute-congruence de l'énoncé avec le langage risque toujours d'apparaître comme possibilité d'échapper à son économie et, par là même, à ses lois et à ses conséquences.

La castration n'est alors rien d'autre que le nécessaire prix à payer, eu égard à la structure du langage, pour que, du côté de l'Un comme du côté de l'Autre, le Phallus garde sa fonction de signifiant de l'inaccessible Tout.

Ce que l'ordre du langage ou la fonction phallique vient à nous intimer c'est que du côté de l'Un, pas de possibilité du tout Un : le fait même de la perte impliquée dans le fait de parler subvertit un tel possible; c'est que du côté de l'Autre, pas de possibilité du tout Autre, à moins de se réduire au mutisme.

Nous voyons donc comment Lacan a déplacé le phallocentrisme de Freud en situant du côté féminin un "pas-tout phallique". Cette distinction va maintenant nous permettre, sur le modèle de cette répartition en "tout phallique" et "pas-tout phallique" de positionner les deux rationalités auxquelles nous prétendons être confrontés et d'envisager leur possible articulation.

Repartons donc de ce que nous avons avancé du savoir de la science comme d'un "savoir sans vérité" et de celui de la psychanalyse comme d'un "savoir pas sans vérité". Une autre manière de le dire serait d'avancer que le savoir de la science est un "tout dans le savoir", alors que celui de la psychanalyse est un "pas-tout dans le savoir".

Le savoir de la rationalité scientifique peut en effet être dit masculin sans du tout être réservé aux hommes, anatomiquement parlant; avancer cela implique que nous repérions que ce savoir organise ses énoncés comme étant "tout dans l'énoncé" et c'est bien ce qu'autorise cette formule d'exception en quoi consiste le Cogito de Descartes, qui relève aussi bien de l'énoncé que de l'énonciation, mais à partir de laquelle les énoncés scientifiques ne relèvent plus que de l'énoncé; ceux-ci en effet ne se constituent que pour aussitôt "oublier" l'énonciation dont ils procèdent. La fonction du *"je pense donc je suis"* est bien d'être cet énoncé d'exception qui va permettre à l'ensemble des énoncés de la science de pouvoir se tenir en oubliant ce qu'ils doivent à l'énonciation.

énoncé d'exception	pas d'énoncé d'exception (le cogito)
tout dans l'énoncé	pas tout dans l'énoncé

Et la rationalité scientifique est alors un savoir qui s'organise selon "une logique du tout (ou rien)", car elle participera de cette méconnaissance de la formule inaugurale d'exception qui la sous-tend. C'est d'ailleurs ce que soulignait Michel Fennetaux lorsqu'il distinguait "discours de la science" et "discours scientifique"; le premier est le discours de la science en tant qu'elle est en train de se faire, le second est le discours de la science en tant qu'elle est établie.

La rationalité scientifique s'organise donc bien en se constituant comme un ensemble d'énoncés qu'autorise un énoncé-énonciation d'exception. C'est ce dernier qui se répète dans l'acte de l'homme de science, mais qui se perd aussitôt dans la constitution de ce qui est transmis par le discours scientifique [11].

Ce qui organise la rationalité scientifique, c'est d'être dans "une logique du tout" alors que la rationalité psychanalytique tentera d'introduire "une logique du pas-tout"; cette dernière rationalité ne disposera pas d'un énoncé d'exception mais se chargera d'entendre l'énonciation dans chacun de ses énoncés.

11 C'est sans doute pour cela que la critique de POPPER ne tient pas vraiment, car elle se contente de s'occuper des seuls énoncés, en se référant à son critère de falsibilité. Peut-être

Nous avons avancé plus haut que la formulation la plus simple de l'énoncé mâle est un "c'est ça !", auquel viendrait répondre un "c'est pas ça" du côté féminin; il s'agit évidemment d'entendre ce "c'est pas ça" nullement comme une annulation du "c'est ça", mais plutôt comme un rappel de ce que une fois pris dans le langage, le prix à payer, c'est que ce ne sera plus jamais ça.

Nous pouvons avancer que tout se passe comme si l'énoncé scientifique "détournait" pour les besoins de sa cause, et avec l'efficacité que nous lui connaissons, cette implication du parlêtre. Dans sa logique, un "c'est pas ça" vient s'opposer contradictoirement à un "c'est ça" et la seule dialectique qui lui est permise, c'est d'avoir en fin de compte à trancher. Nous sommes dans le registre du ou/ou, dans la loi du tout ou rien. La rationalité psychanalytique, quant à elle, se charge, à l'instar d'une position féminine, de venir rappeler à la rationalité scientifique que "ce n'est pas ça", non pas pour annuler son propos mais pour lui rappeler que dans sa méthode, elle a exclu ce qui pourtant ne pouvait l'être.

Nous pouvons donc ainsi penser la clôture dans laquelle pense la rationalité scientifique, et comment celle-ci fait porter l'impossibilité inhérente à l'être parlant par une limite externe, par une exception qu'elle ne prend plus en compte pour la transmission de ses énoncés. Voilà comment à partir de cet oubli, la rationalité scientifique est amenée sans même s'en rendre compte à déplacer le vœu prométhéen de faire reculer les limites du possible vers un idéal d'évacuation de l'impossible. L'objectif de la science de vouloir entièrement rendre compte du réel par le symbolique qu'elle organise se fonde sur la mise en place d'une clôture dont on perçoit les effets d'autant plus difficilement qu'on se trouve éloigné de la recherche scientifique. L'usager – et le médecin en est un sauf à être chercheur – peut très facilement partager ce préjugé sans plus jamais s'apercevoir de ses conséquences.

Du côté de la rationalité psychanalytique, le fait que chacun de ses énoncés est censé rester étroitement lié à son émergence, fait porter l'impossible par chaque proposition, chacune étant pas-toute, divisée entre énoncé et énonciation; sa limite est donc interne.

C'est bien cette façon différente de positionner l'impossible qui nous fait entendre qu'une fois produits et susceptibles d'être transmis, les énoncés

(*suite note 11*)

d'ailleurs que c'est l'intérêt d'autres épistémologues des sciences que de ne pas se limiter à cette approche du discours scientifique : ainsi la question du paradigme chez Thomas KUHN, assimilable à l'exception, ou mieux encore les avancées de LAKATOS – on trouve d'abord et on cherche ensuite – ou de FEYERABEND – son aphorisme "tout est bon" pour indiquer que toutes les méthodes sont bonnes pour arriver au résultat. Voir à ce propos pour la critique de Popper, E. DOUMIT, *Excès de signifiant et zèle de falsifiabilité*, in Nodal, n° 1, 1984, et pour l'épistémologie des sciences : CHALMERS A. F., *Qu'est-ce que la science ?*, Paris, Livre de Poche, coll. Essais.

scientifiques – ce que Fennetaux appelle le discours scientifique – ne portent plus spontanément avec eux l'impossible qui pourtant les fonde. Et c'est aussi ce qui permet d'entendre que le sujet n'a plus de place dans un tel discours.

Parallèlement, penser la clôture dans laquelle pense le discours scientifique en tant que celui-ci règne en maître en médecine, nous autorise à ne plus estimer contradictoires les propos émanant d'une rationalité différente, pas plus qu'ils ne peuvent prétendre à une quelconque totalité, puisqu'ils sont l'effet de l'absence de totalité impliquée par le fait langagier.

Rappelons que c'est pourtant ce qui circule habituellement, et qui est source de plus d'un conflit : d'un côté comme de l'autre, du côté de l'Un comme du côté de l'Autre, tant qu'il y a croyance à l'existence d'une complétude – du rapport sexuel dit Lacan – il peut être attendu du partenaire qu'il vienne complémenter ce qui est manquant d'un côté. Il est donc tout à fait habituel de faire porter le manque par son "alter ego", plutôt que d'avoir à reconnaître qu'il est du côté même où l'on se trouve et qu'il n'y a nulle complétude à espérer d'une coexistence avec l'autre.

L'issue n'est donc en aucune manière du côté de la totalité, mais plutôt dans le fait d'envisager une "cohabitation" où chacun consent à porter sa limite selon la "loi du genre", autrement dit plutôt un "Pas l'un sans l'autre".

Tout ceci n'a d'autre fin que d'en arriver à ce que nous nous proposons comme colonne vertébrale de notre développement, à savoir que l'habituelle opposition ou le coutumier dialogue de sourds entre les deux rationalités – celle de la science ou de la médecine d'aujourd'hui qui s'en prévaut, et celle de la psychanalyse – est à entendre comme une confrontation des deux sexes de la ratio. Ou encore que l'extra-territorialité conflictuelle que nous devons constater la plupart du temps entre médecine et psychanalyse, ne serait qu'un avatar de la guerre des sexes, et qu'à ce titre il est possible de penser une autre issue que la poursuite du fantasme de totalité ou la résignation devant l'échec complet.

L'articulation de ces champs respectifs s'en trouverait éclairée : une totalité qui inclurait le psychique est hors de question, puisque le psychique est lui-même effet de la subversion de toute totalité qu'implique la dénaturation par le signifiant. Il n'y a donc aucune prétention possible à une médecine totale, sauf à voir se pointer aussitôt le fantasme totalitaire [12]. Dans le même mouvement, l'impossibilité du rapport entre médecine et psychanalyse n'est plus à entendre comme un échec et, loin de provoquer le découragement, elle nous incite plutôt à trouver en elle le fondement d'une autre modalité de relation possible. De même que prendre acte de ce qu'*il n'y a pas de rapport sexuel* ne doit pas nécessairement nous amener à des vies

12 Nous verrons plus loin comment ceci a déjà eu lieu.

célibataires, mais peut, au contraire, permettre un allégement des attentes de la conjugalité.

A partir de la reconnaissance de ces deux rationalités différentes que sont la rationalité scientifique et la rationalité psychanalytique et à partir de la prise en compte de leur inadéquation radicale, nous pouvons envisager de repenser ce que nous avons appelé "le malentendu de la maladie humaine": malentendu entre organisme atteint de maladie et corps du malade, malentendu entre médecin et médecine, mais aussi malentendu entre médecin chargé du biologique et psychanalyste réinterrogeant ces lois du langage et du devenir humain.

Ce malentendu dont l'irréductibilité est alors reconnue comme structurale, "congéniale" au parlêtre, nous pouvons entendre qu'il n'est plus à dissiper entièrement, mais qu'il y a par contre tout lieu de le situer le plus justement possible, de le "dire" le mieux possible. La "maladie humaine" s'inscrit dès lors "définitoirement" dans le malentendu, la liberté qu'il nous reste étant d'en tirer les conséquences, soit d'élaborer une médecine qui donnerait sa place au réel de ce malentendu.

Il ne s'agit donc pas ici, à partir de la rationalité psychanalytique, de prétendre enfin "tout dire", encore moins de venir dire la vérité de la médecine scientifique : il s'agit d'articuler autrement que dans l'opposition hystérique – ce qui équivaudrait à un dire "tout pas" – que si le lieu du féminin a la charge de la négativité constitutive de cette aptitude langagière qui fait l'humanité, il est nécessaire de prendre en compte cette dimension du "pas tout" dire, de lui laisser une place propre, en même temps que de dénoncer les pratiques où sous prétexte d'avancée scientifique, une exclusion de cette négativité est en train de s'organiser – fût-ce au nom du Bien.

Ainsi se trouve positionné ce qui s'impose à nous depuis le pas inaugural de la science : non pas un retour à un "avant la science", mais bien au contraire une démarche pour étudier la réalité psychique du sujet aussi rigoureuse que celle de la science, mais qui n'exclut pas ce qui fait la spécificité de ce sujet : cette faille irréductible, conséquence de sa prise dans le système langagier.

3 Un exemple : la procréation "insistée"

A titre d'exemple, nous pouvons questionner ce qui se passe dans le champ des nouvelles méthodes de procréation.

Ce que sait à cet égard le psychanalyste, c'est qu'il ne suffit pas qu'un homme et une femme aillent au lit au bon moment pour qu'il en naisse quelques mois plus tard un enfant.

Si nous pouvons le dire pour les animaux – il suffit que chien et chienne copulent pour, qu'à moins d'un problème vétérinaire, petit chiot suivra –, pour les humains, étant donné qu'ils sont des êtres humains, une telle rencontre, duelle, qui était jusqu'il y a peu une condition nécessaire, n'en a jamais été pour autant une condition suffisante.

Ce que sait la rationalité psychanalytique, c'est qu'il faut à ce couple quelque chose d'autre, il lui faut de l'Autre : il leur faut, à ces deux-là, du Tiers.

Et c'est de ce lieu Tiers que les parents recevront l'enfant qui leur arrive. Et c'est ce Tiers – au-delà des habits que nous lui prêtons – qui donnera à la venue d'un enfant ce caractère de bénédiction, de "don du ciel" et qui, dans le même mouvement, donnera à la stérilité d'un couple cet aspect de malheur, de ne pas être reconnu par le ciel apte à engendrer, comme si quelque part pour lui siégeait une malédiction.

La question de ces procréations assistées qui nous occupe peut dès lors se déplacer ou en tous cas prendre une autre coloration : que s'agit-il de respecter dans un tel contexte ? Y aurait-il des conditions pour qu'un enfant de la science puisse advenir ? Ou, disons-le autrement : qui sont les parents d'un bébé-éprouvette ? Sont-ce encore un homme, une femme et ce Tiers que nous venons d'évoquer ? Rien n'est moins sûr ! Cela peut être, par exemple, une femme et un gynécologue ou, plus prosaïquement, une femme et la science. Alors, dans toutes ces nouvelles configurations, quelle place est laissée au Tiers ? Quelle place est encore reconnue à l'impossible ? Gageons que ce sera chaque fois la question à nous poser.

Ainsi de cette patiente qu'évoque Marie Magdeleine Chatel et qui a pu profiter du trajet de sa cure pour resituer une demande d'enfant pourtant entendue par les médecins comme tout à fait justifiée :

> *"Avoir un enfant d'un homme qui l'a quittée, avec qui elle n'a pas de relation sexuelle mais qui consent à date fixe à donner son sperme. Elle souffre du retrait de cet homme, elle rêve de garder pour elle une image de lui. L'impensable devient pensable, l'impossible devient possible, on transgresse la loi de l'absence et du non-désir. Elle se lance dans une série de FIV. Démarche douloureuse, contraignante, des larmes inexpliquées. Elle commence un travail analytique. Les échecs se succèdent, elle est obsédée par l'idée qu'elle ne veut pas fermer par elle-même une possibilité. Tant que le médecin dit que c'est encore possible, elle continue. "Si seulement il disait que c"est impossible (voilà l'interdit qui revient), je serais soulagée" dit-elle. Un jour c'est elle qui déclare forfait, elle renonce, parce que quelque chose du sens premier de sa demande se sera déplacé grâce au travail analytique. Elle fait le deuil de cet homme, puis devient amoureuse d'un autre.*
>
> *Elle ne comprend pas aujourd'hui comment elle a pu être hantée par la volonté obsédante d'un enfant image de l'absent. Comment a-t-elle fait pour se soumettre à ces gestes contraignants ? 'J'étais possédée' dit-elle. 'Heureusement c'est fini. Jamais plus, c'est incompréhensible, ce qui m'est arrivé'."* [13]

13 M-M. CHATEL, "Le Désir escamoté", in *Le Magasin des enfants*, op. cit., p. 77.

Nous devons donc, en ces matières de procréatique, considérer l'éventualité d'une possible collusion; celle du scientifique – qui se penserait enfin capable, à partir d'une organisation purement symbolique soit ses connaissances, de créer un réel de chair et d'os et à qui de ce fait il n'est pas impossible de penser, ne fût-ce qu'un moment, que dans ce mouvement, tout lui est possible – et d'une femme, empêchée d'accéder à la maternité mais qui, envers et contre tout, veut un enfant et dont le vouloir pourrait être un "trop vouloir", un vouloir qui ne ménage plus sa place à l'impossible. Ainsi pourrait se produire, dans un tel contexte, cette collusion de deux vœux de toute puissance infantile qui, dans leur connivence momentanée, passeraient à l'acte dans la mise au monde d'un enfant. Dans ce contexte, que l'on devrait dès lors appeler de "procréation insistée", ce qui est certain c'est que n'avoir pas ménagé cette place à l'impossible, au tiers, se payera, si pas de la mort réelle [14] en tout cas de la mort psychique du futur sujet, aussi directement que toute entreprise totalitaire ne peut qu'amener la "solution finale" à l'altérité.

Nous pouvons encore citer l'exemple d'un cas rapporté par Patrick Guyomard [15], cas où nous pouvons voir comment se noue notre rapport à cette place de l'impossible.

"Un jeune adolescent de quinze ans est amené en consultation. Adopté à l'âge de deux ans par un couple de parents sans enfants, rien ne lui a été apparemment caché de son adoption. Très vite, l'enfant se révolte, s'oppose, devient rebelle à tout et c'est au bord d'une délinquance plus grave que ses parents essayent de comprendre.

En fait, ils ne demandent que la réponse à une énigme qui s'épaissit, lorsque ce jeune homme très dur et révolté mais tout aussi manifestement présent et plein de santé, se trouve incapable de référer à quoi que ce soit ses accès de violence.

Il fallut plusieurs entretiens avec les parents pour que l'incroyable vérité soit dite. Les parents n'avaient jamais eu de rapports sexuels. Cet enfant était chargé, dans un mensonge mais non sans amour, de donner une réponse à une question qu'il ne fallait surtout pas poser." [16]

Cet enfant avait donc la charge d'obturer la place de cet impossible qui, comme nous le savons, est également présentifiée en nous par l'énigme de la sexualité.

Face à cette manière de contrevenir à la structure du langage et à cette nécessaire place du Tiers, le prix à payer n'était autre que de rendre cet enfant inadoptable.

---

14 C'est peut-être ainsi qu'il convient d'interpréter les relatifs mauvais résultats de ces nouvelles méthodes de procréation assistée.

15 P. GUYOMARD, "L'Ordre de la filiation", in *Topique*, n° 14, 1988, consacré à : Quels Droits pour la psyché ?, p. 215.

16 Ibidem, p. 215.

Peut-être nous arrive-t-il de penser que les choses sont simples : que si la place de l'impossible ou du Tiers est effectivement nécessaire, pourquoi – après avoir été occupée par les dieux, ou par un Dieu unique – ne pourrait-elle pas l'être aujourd'hui par la Science ?

Nous espérons avoir rendu sensible que, de structure, la science, une fois constituée en un ensemble d'énoncés transmissibles, ne ménage plus d'office sa place à l'impossible, mais au contraire par le biais des prouesses techniques qu'elle permet, elle assure son prestige de nous laisser supposer qu'elle dispose d'un savoir qui vient – ou au moins viendra – nous assurer la maîtrise complète du réel.

Dès lors, ce que suppose la venue au monde d'un enfant pour le médecin scientifique est différent de ce que peut en dire le psychanalyste. Pour le discours médical scientifique, l'enfant est le résultat de la rencontre de gamètes, la grossesse conséquence de l'ébranlement hormonal et la parenté une décision d'adoption de ce nouvel objet créé. Pour le discours psychanalytique, c'est la symbolisation qui est fondamentale : c'est le prix payé au langage qui détermine qu'un sujet puisse venir au monde et une naissance est alors à entendre comme *"un effet somatique des symboles du désir"* [17].

Ces positions ne sont pas nécessairement contradictoires..., pour autant évidemment que chacune d'entre elles ne veuille pas annuler l'autre : car le "c'est pas ça" de la position de l'analyste adressé à la position du médecin n'est pas d'emblée un rejet du "c'est ça" qui constitue cette dernière. Nous voyons ici que c'est en traitant ces points de vue différents comme seuls énoncés, qu'ils apparaissent comme contradictoires, soit que de la vérité de l'un peut être déduite la fausseté de l'autre; mais par contre, en donnant place à leur dimension d'énonciation, en reconnaissant l'exclusion que le médecin a opérée pour asseoir la validité de ses énoncés d'une part et en reconnaissant la fonction d'échappée et d'introduction de l'altérité à la position psychanalytique d'autre part, ces propositions peuvent toutes les deux être reconnues pertinentes.

Ceci suppose évidemment que le médecin ne colle pas à cette position de Tout à laquelle l'invite le discours de la Science, faute de quoi, il ne pourra entendre l'interpellation du psychanalyste que comme une opposition annulante; et inversement la position analytique, amenant un point de vue différent sur cette question, ne peut prétendre à l'exhaustivité, faute de quoi elle ne pourra que donner consistance à une telle opposition. C'est donc bien en dépassant les seuls énoncés et en introduisant cette logique du pas-tout, que peuvent se dialectiser ces propositions pour le plus grand respect de ce qui est en jeu, en l'occurrence la naissance d'un sujet.

17 Selon la jolie formule de M-M. CHATEL, "Le Désir escamoté", op.cit., p. 81.

Ce que le psychanalyste peut dès lors rappeler à la science en tant qu'elle viendrait à penser pouvoir s'assurer de la maîtrise du réel, c'est que non seulement un tel espoir est vain, mais que son accomplissement serait meurtrier. Car ce qui fait un sujet, ce qui le constitue, c'est qu'en dernier recours, précisément, il échappe à toute totalisation.

Et il s'agira donc de nous demander – question générale mais aussi à chaque fois singulière – si grâce à ce nouveau pouvoir de la science, en l'occurrence celui de la procréation "insistée", ce qui est visé, c'est de déplacer la limite du possible ou d'évacuer la place de l'impossible.

4 Quelles conditions pour un dialogue ?

Cet exemple de la procréation "insistée" nous amène à voir en quoi il est indispensable de faire appel à une rationalité qui reconnaisse sa place à l'impossible en son sein-même, et de ne pas nous satisfaire de la seule rationalité scientifique qui se décharge de la catégorie de l'impossible sur la seule exception; rappelons encore qu'il ne s'agit nullement pour autant d'invoquer une quelconque irrationalité.

Nous pensons que la médecine pourrait tirer profit d'une telle confrontation car nous pouvons estimer que ses progrès, non contents de s'en tenir aux seules avancées dans le registre des techniques, pourraient aussi bien venir d'une meilleure adéquation de son exercice à l'objet dont elle a la charge, à savoir le sujet malade.

Une telle préoccupation rejoint celle d'aucuns qui, dans d'autres champs que la médecine ou la psychanalyse, s'interrogent sur la possibilité de prendre en compte "la complexité" [18].

L'intérêt de prendre en compte cette dernière nous semble aller dans le même sens que notre proposition de considérer que nous avons affaire à deux rationalités différentes, celle de la science et celle de la psychanalyse. Leurs existences respectives pourraient être appréhendées comme relevant

18 Ainsi par exemple la pensée d'Edgard Morin qui évoque *"Une pensée capable de traiter avec le réel, de dialoguer avec lui, de négocier avec lui.Il faudra dissiper deux illusions qui détournent les esprits du problème de la pensée complexe : la première est de croire que la complexité conduit à l'élimination de la simplicité (...); la seconde illusion est de confondre complexité et complétude : un des axiomes de la complexité est l'impossibilité, même en théorie, d'une omniscience.L'idée même de complexité comporte en elle l'impossibilité d'unifier, l'impossibilité d'achèvement, une part d'incertitude, une part d'indécidabilité et la reconnaissance du tête à tête final avec l'indicible.La complexité apparaît au départ comme une sorte de trou, de confusion, de difficulté (...).La conscience de la complexité nous fait comprendre que nous ne pourrons jamais échapper à l'incertitude et que nous ne pourrons jamais avoir un savoir total : "la totalité, c"est la non-vérité". Nous sommes condamnés à la pensée incertaine, à une pensée criblée de trous, à une pensée qui n'a aucun fondement absolu de certitude. Mais nous sommes capables de penser dans ces conditions dramatiques"*, cf. E.MORIN, *Science* avec *Conscience*, Paris, Seuil, 1990.

de la prise en compte de la division sexuelle dans le champ même du savoir [19] tel qu'il se trouve organisé au sein de la rationalité médicale aujourd'hui. C'est ainsi que nous aurions à consentir aux "deux sexes de la raison médicale" [20].

Nous disposons de ce fait des éléments suffisants pour faire reconnaître l'existence d'un nouveau champ de recherche en même temps que pour indiquer comment, faute d'une dialectisation, celui-ci est la plupart du temps méconnu, pour ne pas dire empêché.

Nouveau champ de recherche, car tant que les phénomènes somatiques sont pris en compte par la seule rationalité scientifique, c'est non seulement une dimension qui échappe, mais c'est un travail de recherche propre qui ne peut se déployer.

Pour rendre compte de cette dimension qui échappe, nous pouvons renvoyer par exemple au travail d'une psychanalyste, Diane Chauvelot, sur son propre coma. Qu'est-ce qu'un coma médicalement parlant sinon un "*état morbide caractérisé par un assoupissement profond avec perte totale ou partielle de l'intelligence, de la sensibilité et de la motilité, et conservation des fonctions respiratoires et circulatoires*", soit un état dont on peut penser ne plus rien pouvoir tirer quant au fonctionnement psychique du sujet ? Or c'est précisément ce que l'auteur – restée quarante-sept jours dans un coma profond – va remettre en question de par le travail d'association qu'elle a pu accomplir une fois sortie de *ce voyage hors de la vie telle qu'on la connaît.*

> *"Dès mon réveil, dès l'acceptation que je n'étais qu'une malade infirme dans un lit d'hôpital, un très ancien souvenir s'est imposé : celui d'une jeune fille morte à Laennec, alors que jeune étudiante, j'étais externe dans le service de chirurgie de cet hôpital. J'ai été étonnée de revoir si nettement cette chambre, la table de nuit avec un bouquet et le lit énorme, la literie soulevée par un arceau – et dedans, sa mourante silencieuse. Une fois, deux fois, trois fois l'image s'est imposée et je me questionnais : pourquoi cette jeune morte ? Pendant des années et des années d'hôpital, j'ai été accoutumée à la mort des autres. Mais non, on aurait dit que cette jeune fille était la seule morte que j'ai jamais connue. Je me morigénais en silence : enfin, à mon âge, je ne vais pas m'identifier à cette jeunesse ! Non ce n'était pas par identification : cette jeune morte avait quelque chose à me dire me concernant. Mais quoi ?*

19 Cf. à ce propos *L'exercice du savoir et la différence des sexes*, avec des articles de G. FRAISSE, G. SISSA, F. BALIBAR, J. ROUSSEAU-DUJARDIN, A. BADIOU, M. DAVID-MENARD et M. TORT, Paris, Ed. L'Harmattan, 1992.

20 Nous avons ailleurs longuement argumenté la conception psychanalytique qui sous-tend ce travail, et tout particulièrement le schéma de la sexuation de Lacan en réponse au carré d'Aristote. Cf. à ce sujet *Éloge de la maladie – Des possibles contributions de la psychanalyse à la médecine*, Thèse UCL, 1993, inédit, pp. 166-194.

Dans les jours qui ont suivi, après une éclipse, elle est revenue, la jeune morte de Laennec, m'apportant une série de précisions devant me faciliter la tâche de décryptage : c'est d'une fièvre typhoïde qu'elle se mourait, ses intestins transformés en millepertuis. Mieux, me revenaient des indications sur son traitement : sous sa couverture en tunnel, son ventre ouvert était bourré d'un coussin barbare destiné à éponger les liquides septiques. Et c'est là, que m'a sauté à la figure un mot oublié depuis plusieurs décennies, un signifiant d'horreur : ce coussin barbare, que certainement les jeunes chirurgiens ne connaissaient même pas, s'appelait un Mikulicz. Trente ans après, ce nom propre me revenait intact, comme m'est revenue l'horreur que m'avait inspirée ce traitement palliatif si primaire de conception. Mais ceci n'expliquait toujours pas cela : pourquoi s'imposait le souvenir de cette jeune fille mourant, le ventre bourré de compresses ? La lampe à arc ne s'est allumée que plus tard, au décours d'une visite au chirurgien : alors que déjà au seuil de sa porte, préoccupée par les commentaires qu'il venait de faire sur mon état, je me suis entendue lui demander tout de go s'il savait ce qu'avait été, il y avait fort longtemps, avant les antibiotiques, avant les perfusions, un objet horrible utilisé dans les cas de désespoir : un Mikulicz. Et sa réponse a allumé la lampe à arc, elle a explicité le retour de la jeune morte oubliée, elle a donné un sens au souvenir : un peu amusé par cette question, il m'a répondu : Madame, on vous a amené ici mourante. J'ai donc ouvert et mis un Mikulicz. Et comme je restais pétrifiée par la révélation, il a continué – chacun ses préoccupations – et ça a marché, non ?

Ce que ce souvenir voulait porter au conscient, c'était un savoir qui restait niché au niveau de l'inconscient : que j'avais vécu cette horreur. Il ne m'avait pas ménagé les lampions : une jeune mourante à Laennec, une typhoïde détruisant un intestin, un pansement désespéré. Mais rien ne passait, parce que mon conscient se refusait fermement à admettre la vérité : lui non plus, bien sûr, ne voulait rien savoir, savoir que j'avais été aussi pitoyable que cette jeune morte au ventre ouvert, que cette horreur, elle avait été mienne.

Je ne l'ai su que quand l'opérateur lui-même me l'a dit : ça, c'est le champ du savoir su, transmissible. Alors que mon inconscient l'a su d'emblée, comme insensible à la peur et à la pudeur. Ce fait que je me refusais à admettre, malgré tous les signes qui m'étaient adressés, malgré la girandole de lampions qui auraient dû m'éclairer le chemin, ce fait parfaitement entériné par le savoir de l'inconscient, non transitivement transmissible, celui-là." [21]

Cet exemple met bien en évidence que ce n'est pas parce que les moyens techniques médicaux dont nous disposons aujourd'hui "n'entendent pas" ce que pense le sujet comateux que celui-ci est pur et simple silence.

Il faut une autre oreille – en l'occurrence celle d'une analyste habituée à suivre à la trace les chaînes signifiantes et à y accorder l'importance qu'il

21 D. CHAUVELOT, *L'Inconscient dans tous ses états*, Paris, Point Hors Ligne, 1990, pp. 163-165.

convient – pour pouvoir prendre la mesure de ce qui se passe pour un sujet considéré comme sans réaction.

Il est étonnant qu'il ait fallu attendre qu'une analyste tombe dans le coma pour que quelque chose d'autre que les habituelles évocations des phénomènes irrationnels puisse en être dit.

Ceci nous semble exemplaire de ce que la prise en compte de cette autre rationalité peut apporter à la compréhension d'un phénomène spécifiquement médical. Nous sommes en droit de penser que l'intérêt que porteraient les médecins aux dires de cette patiente pourrait peut-être à son tour susciter de nouvelles avancées sur la connaissance du coma.

Au-delà de la dimension qui, faute du poids accordé à cette autre rationalité, échappe au médecin, évoquons maintenant comment les deux rationalités se neutralisent habituellement, et comment dès lors aucune place ne peut être faite au champ de recherche nouveau que nous évoquons.

À ce propos, un des lieux privilégiés – du point de vue épistémologique surtout – de la confrontation psychanalyse / médecine est sûrement la dualité psychanalyse / neurosciences, ou encore Œdipe / neurones ainsi que le titrait récemment une bonne vulgarisation [22].

Sur cette question, un livre récent – *Esprit, où es-tu ?* [23] – a fait événement dans la mesure où il est une des premières confrontations argumentées d'un psychanalyste, Jacques Hochmann, et d'un neurophysiologiste réputé, Marc Jeannerod, même si les auteurs nous amènent pourtant au constat d'un dialogue de sourds.

Néanmoins cet ouvrage nous permet de réfléchir aux conditions nécessaires pour qu'une telle interdisciplinarité soit profitable et pour que puisse vraiment s'ouvrir le "nouveau champ de recherche", qu'eux-mêmes d'ailleurs évoquent.

> *"Encore inconcevable hier, un nouveau champ de recherche s'est ouvert : il reste à en identifier les règles et à en construire la théorie, pour résoudre une conflictualité qui n'est pas qu'entre nous, mais également en chacun de nous."* [24]

Précisons d'emblée nos critères pour que ce champ puisse se mettre en place : d'abord, il est nécessaire que le biologiste reconnaisse l'intervention subversive de cet Autre du langage et ensuite, il est tout aussi indispensable que le psychanalyste reconnaisse que le réel auquel il a affaire ne se ramène pas au seul point d'impossible véhiculé par le langage.

22 Cf. "Œdipe et Neurones, psychanalyse et neurosciences : un duel ?", *Autrement*, n° 117, octobre 1990. Notons encore dans le même mouvement un dossier du *Nouvel Observa*teur, "La science contre la psychanalyse, le grand match du XXe siècle", 1er novembre 1990.

23 J. HOCHMANN et M. JEANNEROD, *Esprit, où es-tu ?*, Paris, Ed. Odile Jacob, 1991.

24 J. HOCHMANN et M. JEANNEROD, *Esprit où es-tu ?*, op. cit., p. 276.

Or, ce que nous voyons dans cette première que constitue ce livre, c'est un biologiste qui précisément dénie le saut épistémologique qu'implique l'apparition du langage.

> *"Il existerait ainsi une continuité dans l'auto-organisation de l'individu à tous les niveaux de son fonctionnement. L'idée générale de ce modèle de la subjectivité serait finalement que ce n'est pas le monde qui nous envahit ou nous impose sa loi mais que c'est nous qui construisons notre propre représentation du monde et qui la confrontons ensuite avec la réalité au moyen d'une interaction en quelque sorte intentionnelle avec l'environnement."* [25]

Jeannerod partage ici ce que J-P. Changeux avançait lorsqu'il disait :

> *"Les possibilités combinatoires liées au nombre et à la diversité des connexions du cerveau de l'homme paraissent effectivement suffisantes pour rendre compte des capacités humaines. Le clivage entre activité mentale et neuronale ne se justifie pas. Désormais à quoi bon parler d'esprit ?"* [26]

En résumant très sommairement, pour ces neuroscientifiques, nul saut qualitatif n'est nécessaire pour rendre compte de la réalité psychique et de ce fait, les neurosciences auraient les potentialités de l'appréhender entièrement. Autrement dit, le seul point d'impossibilité serait dans la matérialité biologique du cerveau. Cela revient à avancer que la catégorie de l'impossible n'est reconnue à sa place que comme limite externe, et qu'à l'intérieur même de ses énoncés, l'impossibilité est réduite à n'être reconnue que comme une impuissance, à un "pas encore possible" [27].

Jeannerod impose son idée d'évolutionnisme à la réalité psychique et rend compte de l'apparition du sujet par un ensemble de complexifications. L'aboutissement de la maturation dans ce surévolué qu'est l'être humain ne peut dès lors que plaider pour le fait qu'il faudra bien trouver au sein même de la biologie les mécanismes qui explicitent le fonctionnement de la psyché. Ainsi, nous voyons le biologiste faire l'impasse sur l'intervention de l'Autre comme fait de langage, et exclure le point d'impossibilité interne impliqué par le langage.

Du fait de cette non prise en compte par le biologiste, nous voyons un psychanalyste, Jacques Hochmann, empêtré d'avoir à se défendre de cette position réductionniste. Empêtré parce que du fait de cette réduction, aucune place ne peut être vraiment reconnue à son champ propre; son intervention ne peut plus être appréciée dans sa spécificité : il ne peut que s'évertuer à

25 Ibidem, p. 128.

26 J-P. CHANGEUX, *L'Homme neuronal*, Paris Fayard, 1983, p. 334.

27 Pour le dire autrement et en reprenant nos catégories explicitées antérieurement, le biologiste consent à une castration primaire, mais pas du tout à redupliquer celle-ci au sein-même de son appareillage symbolique.

trouver son assise en revendiquant plutôt qu'en déployant ce qu'il pourrait apporter à l'échange.

"Je pose simplement qu'il est impossible actuellement de constituer une approche objective des états mentaux dans la perspective, défendue par les neurophysiologistes, d'une continuité entre l'état neurologique et l'état mental. (...) Le mental ne peut pas se constituer en dehors d'un but à atteindre donc d'une téléologie." [28]

Ou encore : *"La thèse que je soutiens est celle-ci : neurosciences et psychologie n'ont présentement rien à gagner à une trop grande proximité."* [29]

Dans de telles conditions, nous ne pouvons en effet que comprendre sa méfiance et qu'adhérer à ce dernier propos; nous partageons son point de vue qui consiste à tenir à ce que soient maintenues des ruptures, des sauts épistémologiques d'un système de causalité à un autre à partir d'un certain niveau de complexité et ce contrairement au neurophysiologiste qui persiste à *"soutenir l'existence d'une continuité au moins macroscopique des processus biologiques aux processus mentaux"*.

Nous pouvons néanmoins faire remarquer qu'il ne nous semble pas possible de faire la différence d'avec le biologiste, avec toute la rigueur qui s'impose, en utilisant les arguments de Hochmann lorsqu'il avance : *"Nous avons au moins un indiscutable terrain de rencontre, notre commune référence à la théorie de l'évolution, à Darwin lui-même et non à la lecture déformée qu'en font les modernes sociobiologistes"* [30].

Cette soi-disant commune référence nous semble peu judicieuse pour nous trouver à l'aise avec une position bien différenciée, car, dans une telle perspective, nous sommes loin de l'indispensable rupture par rapport à l'hypothèse évolutionniste qu'évoque par exemple Leroi-Gouhran.

"Les faits montrent que l'homme n'est pas comme on s'était accoutumé à le penser, une sorte de singe qui s'améliore, couronnement majestueux de l'édifice paléontologique, mais, dès qu'on le saisit, autre chose qu'un singe." [31]

Au contraire, cela obligera l'auteur à devoir sans arrêt recamper sa position, car une telle perspective évolutionniste ne reconnaît pas elle-même la radicale coupure en quoi consiste l'intervention du signifiant. C'est le mérite du livre d'Alfredo Zénoni, *Le corps de l'être parlant* de nous le démontrer avec toute la pertinence qui s'impose :

"Prendre au sérieux les implications de cette coupure, dont nous avons essayé de démontrer qu'elle est homologue à celle que la paléoanthropologie scientifique

28 Ibidem, pp. 52 et 53.

29 Ibidem, p. 61.

30 Ibidem p. 195.

31 A. LEROI-GOUHRAN, *Le Geste et la parole*, Tome I, Paris, Albin Michel, 1964, p. 166.

a progressivement mis en lumière au regard de son impulsion évolutionniste initiale, est l'orientation que Jacques Lacan a imprimée à son retour à Freud" [32].

Il nous semble en effet que, paradoxalement peut-être, la véritable articulation entre biologique et psychique ne peut être mise en place qu'une fois l'absence de rapport prise correctement en compte, à l'instar de ce qui se passe entre les sexes.

Car il y a bel et bien altérité des champs et pour qu'un dialogue effectif puisse s'amorcer, – celui que Hochmann et Jeannerod reconnaissent d'ailleurs manquer – chacun de ces registres doit consentir à reconnaître ses propres limites, et non faire porter à l'autre sa propre limite méconnue; la castration doit être portée par chacun des deux partenaires selon leur modalité sexuée spécifique, toute dans la castration du côté masculin, pas-toute dans la castration, autrement dit dans la division, du côté féminin.

Nous nous trouvons en quelque sorte devant la situation suivante : le biologiste, méconnaissant la subversion introduite par le langage, méconnaît du même coup que la limite aux énoncés scientifiques qui sont les siens n'est pas seulement la limite externe de la matérialité mais qu'elle est aussi interne, à savoir que ses énoncés véhiculent avec eux l'impossibilité de rendre compte de ce qu'est un sujet.

Or, tant qu'une brèche n'a pas été ouverte en ce sens, aucune vraie interpellation ne peut venir de la rationalité psychanalytique. Tant que la rationalité scientifique ne prend pas en compte que la procédure, par laquelle elle s'est constituée comme science, a exclu la prise en compte de l'énonciation et qu'elle ne peut se tenir dans le seul registre du symbolique – dans le tout phallique – que parce qu'il y a eu une exception fondatrice (le cogito ou ce que l'acte du chercheur lui doit), cette dite rationalité ne peut prendre l'interpellation psychanalytique que comme une contestation stérilisante.

Mais inversement, bien que de manière dissymétrique, le psychanalyste qui reconnaît la subversion introduite par le signifiant et qui, de ce fait, donne sa place à la dimension d'énonciation que suppose tout énoncé, ne peut pour autant nier la limite externe de la matérialité sous prétexte qu'il a reconnue la limite interne produite par le langage; il s'agirait en ce cas d'une "dé-biologisation" tout aussi inacceptable. Car le propre de la limite portée par le côté féminin, c'est qu'elle est double, et interne et externe.

Tant que l'un croit être limité par l'autre et vice-versa, l'impasse est radicale, mais lorsque la différenciation est reconnue jusqu'à son point d'impossibilité et que chacun consent à porter ses propres limites, une articulation devient possible sous la forme d'un "pas l'un sans l'autre".

32 A. ZÉNONI, *Le Corps de l'être parlant, de l'évolutionnisme à la psychanalyse*, De Boeck, 1991, p. 31.

Et c'est ce qui détermine les conditions de possibilité d'un dialogue : pour que celui-ci puisse avoir lieu, il faut que de part et d'autre la limite soit correctement positionnée, et ce sans atteindre à leur spécificité.

Pour le biologiste, celle que porte avec lui le signifiant ne peut continuer à être méconnue; il ne peut être seulement limité par le réel qui lui échappe aujourd'hui mais qui demain dans sa logique ne lui échappera plus. Or c'est bien ce dans quoi reste enfermé Jeannerod :

> *"Pourquoi alors nier la possibilité d'une approche de cette dimension en termes de mécanismes biologiques dans une continuité logique avec les recherches sur le cerveau ? Pourquoi contester à ces recherches un droit de regard sur les processus mentaux et psychiques ! L'important n'est finalement pas si la psychanalyse peut ou non être "ignorante de la biologie", mais bien d'affirmer que la psychanalyse représente, parmi de nombreuses autres, une des approches biologiques possibles de l'activité mentale. La biologie est "efficace" (ce qui lui vaut souvent d'être considérée comme une approche dominatrice et réductrice) du fait de son acceptation sans équivoque de l'enchaînement des causes et des effets. On peut rêver du jour où, grâce à cette méthode, quelque découverte rendra possible la guérison d'un trouble aussi complexe que l'autisme infantile, une découverte qui rendra à l'enfant malade l'intégralité de son fonctionnement mental et psychique. On peut rêver d'une restitutio ad integrum, comme en ont permis en leur temps la pénicilline pour le syphilitique ou le rimifon pour le tuberculeux. L'enfant autiste se mettrait alors à parler, à apprendre, à jouer, et deviendrait un être normal aux yeux de ses parents, de ses éducateurs, de ses camarades (...) et de son psychanalyste."* [33]

Nous n'avons pas à prendre nos distances vis-à-vis d'une telle conception sous prétexte qu'il s'agit d'une utopie, mais plutôt parce que penser les choses ainsi équivaut à ne pas reconnaître sa place à l'impossible et dès lors se condamner à ne plus pouvoir entendre la spécificité de ce qu'est un sujet; de ce fait, c'est un champ de recherche particulièrement fécond que nous fermons. S'il veut atteindre à la hauteur de ses prétentions bien légitimes, il faudra au neurophysiologiste prendre la juste mesure de ce que parler veut dire, de ce que le langage implique comme dénaturation de l'animal humain, et de ce qu'il faille traiter l'appareil symbolique de la science aussi comme un réel [34].

---

33 J. HOCHMANN et M. JEANNEROD, *Esprit, es-tu là ?*, op. cit., p. 269.

34 A ce propos et de manière alors très différemment positionnée, nous pourrions évoquer par exemple le travail de Jean-Pol Tassin, neurobiologiste qui recherche les arguments neurobiologiques de l'existence de l'inconscient; il tente de comprendre l'état de fonctionnement du cerveau dans les périodes très particulières durant lesquelles cet inconscient s'exprime : *"J'ai longtemps été un neurobiologiste classique, intéressé par la psychiatrie. Il y a une dizaine d'années, j'ai eu l'occasion de faire une expérience en psychanalyse, et j'ai découvert que j'avais un inconscient, ce dont j'avais jusqu'alors douté. Quand on vit ce genre d'expérience, on*

Le psychanalyste de son côté ne peut se contenter de faire porter la limite au seul signifiant [35]. La perte que le symbolique introduit en est une première, une autre est celle de l'organisme biologique lui-même; et ces pertes ne se recouvrent pas.

De manière tout à fait générale, si le monde médical n'entend que peu au pouvoir du signifiant sur le corps – et en tout cas est loin d'en saisir la portée et le fonctionnement – cela tient bien sûr à ce que le médecin, comme quiconque, résiste à consentir aux conséquences de l'introduction de l'Autre, mais cela peut aussi tenir à ce que le psychanalyste est peut-être trop soucieux d'asseoir sa propre position, et qu'il peut, lui aussi, constituer son savoir pour se défendre de la castration.

Au savoir médical marqué par cette castration que constitue pour lui la matérialité biologique, le psychanalyste adjoint un savoir sur le signifiant, donc marqué, par la division qu'il entraîne, par une double limite, celle du réel biologique et celle du signifiant. Pour obtenir son droit de cité, le psychanalyste ne se donne pas la meilleure chance en prétendant que la seule limite au pouvoir du signifiant est cette perte que le signifiant inclut.

Moyennant ce double effort – qui ne sera pas simple – nous pourrions peut-être, avec toute la rigueur qui s'impose, ne plus nous opposer stérilement en affirmant d'un côté que si le drapeau belge est rouge, jaune et noir c'est parce qu'il a baigné dans les peintures de telles couleurs, et de l'autre que c'est parce qu'il symbolise la victoire, le deuil et le sang. Ces deux point de vue n'étant plus reconnus comme nécessairement conflictuels et donc susceptibles d'être réduits l'un par l'autre, sont plutôt les résultats de l'inscription langagière, distribuant irréductiblement deux positions qui ne peuvent exister l'une sans l'autre.

Le nouveau champ de recherche que nous évoquons ne pourra s'ouvrir qu'à ce prix, à savoir lorsque le biologiste reconnaîtra une autre limite que la limite externe de la matérialité, lorsqu'il prendra en compte une limite interne, celle véhiculée par son propre système symbolique. C'est à cette limite interne que le psychanalyste se confronte, mais il ne faut pas que sous

(suite note 34)

est obligé de reconnaître l'existence de l'inconscient et il devient alors difficile de prétendre avoir une démarche scientifique sans tenir compte de ces éléments observés, même s'ils ne sont pas immédiatement explicables." J-P. TASSIN, "Biologie et Inconscient", in *Le Cerveau dans tous ses états*, Entretiens de M. Sicard, Paris, Presses du CNRS, 1991.

35 Signalons que ceci ne vise pas les propos de J. Hochmann; ceux-ci nous semblent plutôt en difficulté eu égard à ce que nous avons évoqué. Mais un psychanalyste comme A. ZÉNONI nous semble glisser dans cette ornière. Cf. à ce propos son ouvrage, *Le Corps de l'être parlant*, et surtout la correspondance de M. CROMMELINCK qui sert de postface, où il précise : "*Peut-on nier de manière absolue l'efficace de ce réel biologique qui, dans son mode de fonctionnement et sa structure, constitue ce socle nécessaire ?*", op. cit., p. 187-188.

prétexte de reconnaître celle-ci, il méconnaisse la première car il concourra alors à une dé-biologisation tout aussi marquée par le vœu de toute-puissance. C'est en respectant ces deux conditions que le nouveau champ de recherche pourra s'ouvrir en tant qu'exploration des effets corporels du signifiant sur l'organisme. Mais faute de reconnaître sa place au signifiant, le médecin ne peut que rester sourd à cette dimension, un peu comme nous le serions aux différents accents d'une langue étrangère que nous ne parlerions pas.

Ce nouvel espace de recherche, déjà évoqué dans l'ouvrage de Jeannerod et Hochmann, est entrepris aussi bien par le neurophysiologiste que par le psychiatre. Ainsi, lorsque le premier se demande :

> *"Cela dit, dans la perspective holistique que je défends ici, je ne ressens aucune gêne à admettre que la perturbation de la dynamique intrapsychique soit partie intégrante de la maladie mentale, non seulement comme génératrice de symptômes, mais aussi comme agent causal de perturbations fonctionnelles du substrat. Je ne suis pas gêné non plus par l'utilisation de méthodes thérapeutiques basées sur la manipulation de ces forces intrapsychiques, par la relation transférentielle, par exemple, ni par le fait que ces méthodes puissent se révéler efficaces. Il faudra seulement un jour se décider à aller jusqu'au bout de cette attitude, c'est-à-dire jusqu'à se poser, le moment venu, la question de savoir comment cette dynamique et ces méthodes s'implémentent au niveau des mécanismes biologiques considérés comme plus élémentaires, et donc plus explicatifs."* [36]
>
> Ou lorsque Hochmann s'interroge : *"Tant l'étude clinique des enfants autistes et des psychotiques adultes hallucinés que ce qu'on appelle aujourd'hui l'épigénie interactionnelle (l'étude du développement du bébé en relation avec son environnement) sont donc des domaines où neurophysiologistes et psychanalystes ont des choses à se dire."* [37]

La question reste donc posée de savoir comment le pouvoir du symbole parvient à se concrétiser dans un organisme. Prenons un exemple pour appuyer notre propos : tant que le physiologiste se contente d'étudier les mouvements de la vision sans reconnaître d'emblée la possible intervention de l'Autre du langage sur la motricité visuelle, il est impensable de questionner le rapport du strabisme d'un enfant avec les déterminations signifiantes. Et si l'analyste se contente d'invoquer des déterminations signifiantes sans doute très plausibles, et même s'il lui arrive, par le travail de la cure, d'assister à la levée du symptôme, cela ne peut pour autant pas lui permettre d'éluder la question – même si celle-ci ne le concerne que du point de vue épistémologique – du comment biologiquement ce strabisme est survenu et a disparu.

36 Ibidem, p. 174.

37 Ibidem, p. 228.

Or le champ de recherche qui consiste à étudier comment le symbole peut amener un enfant à un strabisme est écrasé par les deux positions défensives habituelles que nous avons dénoncées. Comment cette réalité biologique incontournable que représente le strabisme – au point qu'il puisse aller jusqu'à l'amblyopie – peut-elle survenir en rapport avec des déterminations symboliques [38] ? Comment un patient devenu aveugle à la suite d'hémorragies dans le vitré et atteint d'une périphlébite bilatérale de Eals peut-il, au cours de la cure, retrouver progressivement la vue [39] ? Ne serait-il pas profitable que le champ de telles questions soit ouvert à la recherche et à la confrontation ?

Tout ceci ne rejoint-il pas les propos de Ladrière concernant *les enjeux de la rationalité* lorsqu'il écrivait :

> *"(...) Le développement scientifico-technique rencontre aujourd'hui, de fait certaines limites. (...) Il vient un moment où l'on est bien obligé de se rendre compte qu'il n'y a pas de croissance quantitative – non plus que qualitative – illimitée. (...) Mais en même temps que se manifestent ces limites de fait, la réflexion commence à mettre à jour les limites de droit qui tiennent à la nature même du projet scientifique et de son prolongement techniciste. (...) Il suffira de noter ici que les possibilités de connaissance et, corrélativement, de prise sur le monde que la science nous offre sont étroitement conditionnées par ses a priori fondateurs, par ses parti pris méthodologiques, et, en définitive par l'ontologie implicite qui sous-tend la formulation des critères et la mise au point des méthodes. Cette ontologie implicite (...) fonde l'efficacité opératoire de la science. (...) Mais l'approche de la réalité – et en particulier de la réalité humaine – qui est ainsi rendue possible s'accompagne inévitablement d'une réduction de cette réalité (...).*
>
> *C'est là que se trouve sans doute la racine des limites de la science et de la technologie. S'il y a des limitations externes, il y a aussi, et avant tout, des limitations internes. (...)*
>
> *Les limites externes sont comme l'occasion qui fait saisir la portée des limites internes, mais, en sens inverse, ce sont celles-ci qui font voir la signification des limites externes comme un appel à une interprétation plus vaste et plus adéquate."* [40]

Devrons-nous attendre le désenchantement de la rationalité scientifique pour que soit pris en compte ce que déjà la rationalité psychanalytique est susceptible d'entendre ? Faudra-t-il attendre le désenchantement des usagers

38 Voir à ce propos M. RICHARD, "Entretien du Docteur Richard avec J. Bergès et C. Melman", in *Le Trimestre Psychanalytique*, n° 5, 1988. Et également N. SELS, "Louche Refus", in *Lettres de l'École Freudienne*, n° 10, mai 1973.

39 A. GASQUERES, "Entendre, Voir et Savoir...", in *Topique*, n° 7-8, décembre 1971.

40 J. LADRIÈRE, *Les Enjeux de la rationalité, le défi de la science et de la technologie aux cultures*, Paris, Aubier, 1977, pp. 191-193.

de la médecine scientifique d'aujourd'hui pour qu'ensemble ces deux modes de rationalité se mettent au travail [41] ?

□

Ainsi, en lisant nos deux rationalités comme organisées à l'instar de la différence des sexes, en prenant en compte la division sexuelle dans le champ même du savoir tel qu'il se trouve organisé au sein de la rationalité médicale d'aujourd'hui, nous pouvons interpréter l'habituel dialogue de sourds entre médecine et psychanalyse – et par extension entre médecin et malade, entre médecine et sujet – comme un avatar de la guerre des sexes.

Il est vrai que de ne pas être reconnu comme lié à la sexuation, cette question apparaît bien plus comme une guerre de religions, ainsi que l'évoque Edouard Zarifian [42]. Mais, de ce fait aussi, nous ne pouvons pas plus partager l'opinion de certains psychanalystes lacaniens, comme par exemple Alfredo Zénoni lorsqu'il précise :

> *"Il n'y a pas de guerre entre la biologie et la psychanalyse parce qu'il n'y a pas de conflit de compétence entre elles. La causalité d'un phénomène clinique relève soit de l'une, soit de l'autre, jamais de l'interaction des deux."* [43]

Nous pensons en effet que grâce à l'enseignement de Lacan il nous est possible de poser plus correctement la question des rapports du biologique et du psychique, en nous donnant les moyens d'entendre que dans ce conflit, ce sont des rationalités différentes qui s'opposent et que leur opposition n'est que la perpétuation de la confrontation des sexes.

La rigueur avec laquelle l'auteur des *Écrits* nous a permis d'élaborer cette question de la sexuation – soit de la subversion de la différence anatomique

---

41 Une confrontation plus récente ne nous donne pas de meilleurs espoirs : ainsi la revue La Recherche avait proposé récemment un débat entre J-P.CHANGEUX, neurobiologiste déjà cité, auteur de *L'Homme neuronal* et A. GREEN, psychanalyste qui avait en son temps rendu compte de ce dernier ouvrage ("L'Homme machinal", in *Le temps de la réflexion – 1983*, Paris, Gallimard, 1983); mais ce débat qui aurait dû se tenir à propos du dernier ouvrage de CHANGEUX et de CONNES, *Matière à penser*, n'a même pas pu avoir lieu, faute de consentement à la discussion. Les lecteurs de la revue ont dû se contenter de la parution successive de trois articles, un premier de Green ("Un Psychanalyste face aux neurosciences", in *La Recherche*, n° 247, octobre 1992), un autre de J-P. Changeux ("Les Neurones de la raison", in *La Recherche*, n° 243, juin, 1992) qui a préféré écrire un article indépendant et une réponse de Green consistant en ses réflexions sur l'article de Changeux; il faut avouer que ce scénario est suffisamment éloquent quant à l'état de la question que pour se passer de commentaires.

42 E. ZARIFIAN, *Les Jardiniers de la folie*, Paris, Ed. Odile Jacob, 1988.

43 A. ZÉNONI, *Le Corps de l'être parlant*, op. cit., verso de la page de couverture.

des sexes par le signifiant – nous permet d'envisager une articulation autre tout en reconnaissant une radicale disparité.

Et comme nous le savons, ce n'est ni le machisme du masculin, ni la revendication hystérique, ni non plus la prétention à positionner le féminin en égalité féministe qui proposent des issues favorables; ceci vaut aussi pour les savoirs qui se sont organisés selon ces modes respectifs.

Ne serait-ce pas encore une fois le poète qui nous devancerait ? Ainsi de laisser ici le dernier mot à Rilke, lorsqu'il nous dit :

> *"Le grand renouvellement du monde tiendra sans doute en ceci : L'homme et la femme, libérés de toutes leurs erreurs, de toutes leurs difficultés (...) uniront leurs humanités pour supporter ensemble, gravement, patiemment, le poids de la chair difficile qui leur a été donnée."* [44]

En consentant à la bisexualité du savoir, ou à ce que Ladrière appelle *"la raison élargie"* la médecine ne serait-elle pas davantage à même de supporter "le poids de la chair difficile" que constitue par définition celle du malade ?

44 R. M. RILKE, *Lettres à un jeune poète*, Œuvres tome I, Paris, Seuil, 1966, p. 327.

VII
Des conséquences pour la pratique médicale

> MACBETH : *Comment va notre malade, docteur ?*
> LE MEDECIN : *Elle est moins malade, seigneur, que troublée par d'incessantes visions qui l'empêchent de se reposer.*
> MACBETH : *Guérissez ! Ne pouvez-vous traiter un esprit malade, arracher à la mémoire un chagrin enraciné, effacer les soucis écrits dans le cerveau, et grâce à quelque antidote de doux oubli, soulager la poitrine oppressée du poids périlleux qui pèse sur le cœur ?*
> LE MEDECIN : *Il faut ici que le malade soit son propre médecin.*
>
> SHAKESPEARE

À la suite de ce que nous avons avancé, la question se pose de savoir si cette lecture peut nous aider à rendre compte des difficultés dans lesquelles se trouve prise la médecine d'aujourd'hui, et si sans prétendre apporter la solution, l'orientation de celle-ci ne pourrait néanmoins pas s'en trouver quelque peu définie.

Nous aurons ensuite à nous demander si notre interprétation n'élucide pas la difficulté spécifique dans laquelle se trouve la psychiatrie.

Enfin nous pourrons rendre compte et interroger des événements majeurs survenus dans l'histoire et dont les conséquences nous semblent loin d'être correctement appréciées.

Mais avant cela, nous avons à rappeler que déjà un psychanalyste avait essayé d'apporter sa contribution à la médecine. Nous nous devons en effet de constater que c'est Balint qui le premier, à la suite de la découverte de Freud, a tenté de tirer conséquence de l'avancée psychanalytique dans le champ de la médecine. Ce psychanalyste d'origine hongroise, élève de Ferenczi, s'est très tôt intéressé à un tel champ d'application. Mais ce sera lors de son émigration obligée à Londres, vu les circonstances historiques que nous connaissons, qu'il va, dans le cadre de la célèbre Tavistock Clinic, et ce dès 1948, tenter de concerner les médecins par la psychanalyse.

Ce qui l'amènera à la publication en 1957 de son ouvrage majeur sur cette question *Le Médecin, le malade et la maladie* [1] qui fonctionnera, et qui fonctionne toujours comme ouvrage de référence pour cette question.

Dès son introduction, Balint situe le problème :

"Le médicament de beaucoup le plus fréquemment utilisé en médecine générale est le médecin lui-même. (...)

Cependant il n'existe aucune pharmacologie de ce médicament essentiel. Dans aucun manuel il n'existe la moindre indication sur la dose que le médecin doit prescrire de sa propre personne, ni sous quelles formes, avec quelle fréquence, quelle est sa dose curative et sa dose d'entretien, etc. (...)

En fait, la pauvreté des informations sur ce remède – le plus utilisé – est terrifiante et désastreuse. (...)

L'un des buts – peut-être le but essentiel – de notre recherche devait être de commencer à découvrir cette nouvelle pharmacologie.

Tel est ainsi l'objet principal de ce livre : décrire certains processus de la relation médecin malade qui causent des souffrances inutiles à la fois au malade et à son docteur, de l'irritation et de vains efforts. (...) Autrement dit : pourquoi le remède 'médecin' n'agit-il pas comme on le voudrait malgré une prescription apparemment consciencieuse ? Quelles sont les causes de cette situation et comment peut-on y remédier ?" [2]

Ainsi donc, ce que d'emblée Balint repère au cœur de la médecine, c'est la relation médecin-malade; pour l'aborder, il extrapole du champ de la psychanalyse les conséquences de la découverte des notions d'inconscient et de transfert; par ailleurs, le moyen sur lequel il va s'appuyer pour que soit prise en compte cette relation médecin-malade, c'est le groupe de parole qui deviendra plus tard ce que l'on appellera le "groupe Balint", à savoir ce groupe de discussion réunissant une dizaine de médecins, praticiens de médecine générale le plus souvent, en principe sous la conduite d'un psychanalyste qui se donne pour objectif la prise de conscience par chacun des participants des processus psychiques qui interviennent dans la relation du médecin avec son propre patient.

1 Les impasses médico-psychanalytiques de Balint

Mais, avant d'aller plus loin dans le repérage du travail de Balint en médecine, rappelons qu'il a été, en dehors de son travail dans le champ médical, un théoricien de la psychanalyse, et qu'à ce titre, il a apporté à la

1 M. BALINT, *Le médecin, son malade et la maladie*, Paris, Payot, 1960.

2 Ibidem, pp. 9-13.

théorie psychanalytique des contributions qui se sont avérées être des impasses, ainsi que Lacan s'est évertué à le mettre en évidence dès son premier séminaire [3].

L'apport de Balint dans le champ strict de la psychanalyse se trouve essentiellement contenu dans son ouvrage *Amour primaire et technique psychanalytique* [4] qui recueille des articles écrits entre 1930 et 1960. Il y avance ce qu'il appelle "primary love", amour primaire désignant par là la première relation mère-enfant comme forme fondamentalement satisfaisante de la relation d'objet. Et Balint trouvera le prolongement d'une telle relation heureuse dans l'amour génital pour autant que, dans celui-ci, le sujet tienne effectivement compte de l'autre partenaire comme d'un sujet. En somme, le registre de satisfaction du début de l'existence devrait au mieux se poursuivre à l'âge adulte, mais l'auteur n'arrive cependant pas à rendre compte du fait que l'on puisse passer d'une relation close sur elle-même à une intersubjectivité.

Lacan va quant à lui sortir de cette relation duelle dans laquelle Balint reste englué en introduisant la dimension du symbolique, de la parole, du langage. La conséquence en sera que loin de pouvoir parler d'harmonie, ce ne sera jamais que sur fond d'une irréductible absence de rencontre ou d'une impossibilité de toute satisfaction pleine que s'organisera la confrontation de deux sujets. Le malentendu, loin d'être alors un accident, deviendra la structure fondamentale des échanges de discours entre deux sujets, donnant de ce fait sa place au point d'impossible.

Par contre, Lacan mettra en évidence que dans sa clinique, Balint, contrairement à ce que sa théorie laisse entendre, se soucie bel et bien de donner sa place au Symbolique comme Tiers, et que donc loin de se contenter d'une relation purement duelle ou imaginaire telle qu'il le laisse entendre dans sa conception de l'amour primaire, Balint reconnaît dans sa pratique ce qu'il ne prend pas en compte dans sa théorisation. *Balint, excellent praticien, ne peut pas, malgré sa théorie, méconnaître la dimension dans laquelle il se déplace* [5].

Si nous indiquons ceci très sommairement, c'est parce que nous avons à prendre en compte qu'il y va pour Balint de la même difficulté dans le champ de la pratique médicale. En mettant, en effet, au centre de cette question la relation médecin-malade et en laissant entendre, comme il le fait à plusieurs reprises, que le médecin pourrait constituer le remède satisfaisant pour le

3 J. LACAN, *Le Séminaire, livre I* (1953-54), *Les Écrits techniques de Freud*, Paris, Seuil, 1975. Particulièrement les pages 227 à 258 intitulées "Les impasses de Michaël Balint". Notons à cet égard aussi l'excellente mise au point de R. CHEMAMA, "Lire Balint avec Lacan : de l'amour primaire à la théorie de la fin de la cure", in *Le Discours Psychanalytique*, n° 5, février 1991.

4 M. BALINT, *Amour primaire et technique psychanalytique*, Paris, Payot, 1965.

5 Ibidem, p. 257.

malade dans le cadre de la relation, c'est la même théorie d'une relation duelle supposée pleinement satisfaisante qu'il introduit. En revanche, lorsqu'il inaugure des groupes de parole pour essayer d'articuler ce qu'il en est des difficultés que pose le malade à son médecin, nous voyons Balint faire appel dans sa pratique à cette dimension du Symbolique, du langage comme modalité grâce à laquelle il donne aux difficultés du patient tout leur poids; alors que, théoriquement, il continue à méconnaître l'importance de cette dimension. Nous pouvons dès lors constater que c'est de la même façon que dans sa clinique que Balint prend en compte cette dimension symbolique sans pour autant arriver à la théoriser de manière judicieuse.

Nous pourrions en prendre pour preuve les études comparatives qu'il fait des anamnèses selon qu'elles sont recueillies par des médecins sensibles ou pas aux phénomènes relationnels.

Ce qui impressionne Balint, c'est que le médecin sensible au relationnel enregistre des éléments concernant les besoins de son patient. En revanche, ce que Balint ne prend pas en compte et qui pourtant est très net à la lecture des cas rapportés, par exemple, c'est que plusieurs mots sont mis entre guillemets, autrement dit, que les mots du patient sont repris comme tels, et viennent truffer l'observation médicale stricto sensu.

La "négligence" de Balint à considérer le poids des mots, ne serait-elle pas précisément ce qui a fait obstacle à ce que son application de la découverte psychanalytique à la médecine ne puisse arriver à l'aboutissement attendu ?

Nous pouvons évoquer ici l'évolution inattendue de la cure psychanalytique d'une infirmière venue pour des problèmes personnels et n'ayant aucune connaissance particulière de l'inconscient : après quelques mois de travail, quelle ne fut pas notre surprise de l'entendre nous dire qu'elle avait décidé de demander aux collègues qu'elle dirigeait de ne plus se contenter de mettre dans le journal de bord des faits ou des soins, mais d'y écrire les propos des patients jugés significatifs de leur état; la propre sensibilisation de cette infirmière à son dire l'avait amené hors toute élaboration théorique à trouver le moyen de sensibiliser ses collègues aux paroles des patients [6] !

Rappelons d'ailleurs la généralisation de cette constatation : tous les ouvrages de médecine ne rapportent en général aucun des propos des patients, ils rapportent leurs comportements, leurs symptômes et leurs plaintes, très peu leurs mots. Il faut lire en revanche les *Cinq psychanalyses* de Freud pour prendre la mesure de ce que ces prétendues "observations" ne sont que des paroles rapportées suivies évidemment de leur commentaire

6 Il va de soi qu'il n'est pas nécessaire de faire une cure psychanalytique pour être sensible à sa parole; cela peut venir d'autres façons, mais le caractère spécifique d'un tel effet ne doit pas non plus être éludé.

par l'auteur, et qu'essentiellement, il s'agit pour lui de prendre en compte les mots des patients.

Indépendamment de l'intérêt capital du travail de Balint en médecine – travail que nous ne voudrions aucunement minimiser d'autant plus qu'à peu d'exceptions près il a été le seul à avoir cette préoccupation – la manière dont Balint questionnait la pratique médicale méconnaissait cette dimension langagière sur laquelle nous avons tant insisté. Ainsi, alors qu'il exerçait encore une pratique d'omnipraticien à Budapest, Balint écrivait :

> *"La crise de la pratique médicale est en réalité une crise de la science médicale. (...) Le malaise c'est le prix dont le médecin d'aujourd'hui paie l'incessant progrès de la médecine. (...) Les données expérimentales scientifiques solidement fondées d'un côté, les malades qui se plaignent de l'autre : c'est dans ce conflit que se débat aujourd'hui la médecine."*
>
> Et d'ajouter en guise de proposition : *"Une réforme de toute la formation médicale s'impose. (...) La place dominante de la fonction partielle doit revenir à l'homme entier. (...) Le seul moyen d'accéder à la personnalité entière ne passe pas par le corps mais par la psyché."*[7]

Nous ne pouvons que constater que cette question est toujours de mise aujourd'hui, mais nous avons aussi à nous demander si l'apport incontournable de Balint pour prendre en compte l'univers médical dans sa dimension humaine n'a pas constamment été hypothéqué par cette perspective de "l'homme entier", de "la personnalité totale" d'avec laquelle nous avons déjà eu l'occasion de prendre nos distances.

Balint n'avait évidemment pas à l'époque les éléments nécessaires pour percevoir l'incidence langagière des phénomènes qu'il étudiait de la même façon que Freud ne disposait pas des références linguistiques pour penser sa découverte. La psychologie médicale à laquelle nous a introduit Balint reste donc inféodée à sa croyance en un être humain entier, alors que la prise en compte de la détermination par le signifiant ne peut qu'amener à repérer les conséquences de la division du sujet et l'irréductible inadéquation qui s'en suit.

2 La médecine hospitalière

Il semble aujourd'hui incontestable, étant donné l'ensemble des problèmes soulevés, que la médecine telle que nous la connaissons dans nos pays se présente selon deux registres qui divergent de plus en plus : la médecine de l'hôpital et celle de l'omnipraticien.

7 M. BALINT, "Crise de la pratique médicale", paru initialement dans la revue *Gyogyaszat* en 1930; traduit et publié in *Le Coq Héron*, n° 95.

Dans la première, la technicité de pointe qui l'organise dans le meilleur des cas, lui impose tout particulièrement les caractéristiques que nous avons évoquées au début de ce travail. La médecine hospitalière est d'emblée soumise aux contraintes de cette scientificité et le poids de la parole du sujet n'y est donc que peu pris en considération étant donné la structure même du discours médical.

Notons par exemple que le jeune enfant qui entre à l'hôpital se voit, s'il ne reçoit pas les mots qui conviennent pour humaniser ce qui lui arrive, traité comme un paquet de chair qui serait la proie d'un Autre anonyme et dangereux de par les manipulations que celui-ci va lui faire subir. Ce ne sont pas les dessins d'enfants ayant séjourné à l'hôpital qui viendront démentir ce type d'interprétation : ils sont peuplés d'animaux féroces et sont souvent le seul moyen dont l'enfant dispose pour métaboliser psychiquement ce qui lui arrive. Il faut peut-être nous rappeler ce vécu pour re-susciter la capacité d'identification au malade que la scientificité médicale a progressivement écrasée.

Nous pouvons ajouter que seuls les mots pourront permettre à l'enfant de se distancier par rapport à ce qui lui arrive et qui lui est imposé pour son bien. Mais les mots, qui pour les dire ? Les médecins, tous occupés à leurs tâches prescrites par la maladie; les infirmières, elles aussi peu formées à l'usage de ces paroles humanisantes et sans arrêt en tenaille entre l'obéissance aux consignes médicales et leur souci du patient; les parents, anxieux eux-mêmes suite à cette épreuve de l'hospitalisation de leur enfant qui, de plus, ressuscite leurs propres angoisses de séparation. Restent les psychologues, pour autant qu'ils soient présents – ce qui n'est pas encore fréquent – et qu'ils ne réintroduisent pas dans leurs visites à l'enfant une technicité psychothérapeutique qui prendrait le pas sur une possible parole vraie.

La parole est de ce fait bien souvent laissée à la porte de l'hôpital; quand il y entre, le sujet est condamné à s'exiler hors des murs, la consigne du silence ne désignant pas qu'une précaution organisationnelle. Et il nous faut ajouter que ce que nous décrivons pour l'enfant hospitalisé est en potentialité ce qui est à l'œuvre aussi bien chez l'adulte que chez le vieillard. À quelqu'âge de la vie, le sujet hospitalisé sera soumis à une dépossession nécessaire de son propre corps, à une obligation de le confier à un autre anonyme qui va faire resurgir la fantasmatique archaïque du sujet. Seule la parole – et pas n'importe quelle parole, en l'occurrence non pas une parole d'information, mais une parole vraie venant de ce comment l'événement a été subjectivé – pourra venir permettre cette symbolisation indispensable, encore faut-il qu'elle puisse être dite, qu'elle puisse être entendue !

Nous ne pensons donc pas que la déshumanisation que nous devons constater au sein de la structure hospitalière tienne au manque de temps des soignants, ni à l'absence de l'amabilité du personnel, ni non plus à la division du travail ou à une mauvaise organisation – tout cela pouvant néanmoins être vrai –, mais bien plus fondamentalement au parti pris indispensable qu'a dû choisir la médecine de se soumettre aux modalités du discours scientifique si elle voulait s'assurer de son efficacité thérapeutique.

Si une telle analyse s'avère correcte, il n'y a rien à attendre de la gentillesse du personnel, de l'aménagement de l'architecture ou de la décoration intérieure ou même de l'information donnée aux usagers sous forme de carnets d'accueil ou encore de services de bibliothèque, etc.; ces initiatives ne sont pas sans intérêt mais ne peuvent nullement contrer la radicalité de la désubjectivation.

Le mérite de toutes ces tentatives peut cependant se situer dans l'éventuelle occasion qui est ainsi laissée à cette parole vraie de pouvoir surgir. Car ce que nous devons viser est à la fois plus simple et plus radical : ce qui restaurera l'humanité de l'hôpital, ce sera d'abord de prendre toute la mesure du fait que, pour fonctionner correctement, la médecine a dû exclure la parole du sujet.

Il faut ici avoir à l'esprit que le système hospitalier tel que nous le connaissons fonctionne en référence à lui-même. À l'infirmier qui prend le temps de parler et au médecin-stagiaire qui est sensible à la singularité du patient, le système préférera l'infirmier dévoué et efficace ou le médecin compétent et organisé.

La vérité du sujet, faut-il le rappeler, c'est toujours dans les poubelles que nous la rencontrons, dans ce qui est rejeté hors du savoir et de la technique. S'y intéresser comme soignant risque de se voir amené à en partager le sort.

Comment dès lors redonner de la place à ce qui est ainsi exclu ? Comment aller à rebours de ce qui est impliqué par la technicité médicale ?

Notons que c'est dans un champ particulier de la médecine que nous rencontrons les démarches les plus avancées à cet égard : celui où les soignants se trouvent "débordés" par la question du sujet, et doivent se reconnaître eux-mêmes "souffrants" de ce hiatus. Ainsi c'est dans un service d'oncologie pédiatrique hématologique où c'est de côtoyer la mort d'enfants souvent jeunes, que l'on en vient à penser la présence à temps plein ou partiel d'une psychologue attachée au service dont la fonction ne se limite pas à la prise en charge des cas psychiatriques éventuels [8]. C'est tel autre service de gynécologie où la proximité pressante avec les questions relatives au sexuel met en demeure les soignants de se questionner davantage qu'on ne le fait habituellement dans le champ médical hospitalier [9].

8 Cf., par exemple, M-G. GAILLY, *Un Espace de parole pour un corps qui souffre*, rapport de stage pour le certificat de spécialisation en psychologie clinique sous la direction de J-Y. HAYEZ, Louvain-la-Neuve, septembre 1991.

9 Cf. A. JOOS de ter BEERST, "La sensibilisation des soignants au dire de la stérilité", in *Questions de Formation*, Louvain-la-Neuve, Éd. Érasme, 1990, pp. 257-276.

C'est donc souvent la souffrance des soignants qui fait qu'on s'interroge davantage sur la dimension du sujet, ce qui certainement n'est pas à dédaigner, mais qui devrait quand même poser question. Car de telles circonstances particulières ne devraient pas nous autoriser à oublier que, potentiellement, tout être humain, indépendamment du fait qu'il vienne interpeller de manière insistante le monde soignant jusqu'à le mettre à mal, devrait avoir droit à être entendu dans sa subjectivité. Et que ce qui est habituellement en jeu dans la rencontre avec un analyste ne devrait pas nécessairement se limiter au cadre analytique, ni attendre la souffrance du soignant pour être entendu [10]. Lacan rappelait d'ailleurs à ce propos :

> "(Que) *l'analyste se distingue en ce qu'il fait d'une fonction qui est commune à tous les hommes, un usage qui n'est pas à la portée de tout le monde, quand il porte la parole.*" [11]

Et si l'on veut que la médecine hospitalière retrouve la dimension qu'elle a dû évacuer pour les besoins de sa cause, c'est bien effectivement de redonner sa place à cette fonction de "porter" la parole du sujet qu'il s'agit.

Pour ce faire, les moyens restent à inventer, même si des expériences existent et ont déjà été tentées [12]. Nous pouvons, à titre d'exemple, rendre compte ici d'une expérience de groupe de parole dans un hôpital de province en France, soutenue par un psychanalyste de formation médicale.

Notons d'emblée que contrairement à ce que l'on pourrait penser, il n'y a pas lieu de croire qu'il s'agit là d'une expérience banale, car bien peu de ces

10 Ainsi nous pourrons renvoyer au travail de A. ABELHAUZER, *la Mort et l'inconscient*, qui indique : "*Parmi tous les patients cancéreux, leucémiques, immuno-déprimés, en stade plus ou moins terminal que je voyais, nombreux étaient ceux qui avaient quelque chose en commun, que je n'arrivais pas bien à saisir. (...) Ensuite j'ai réalisé autre chose, tous ces patients effectuaient un certain type de travail psychique, travail qui m'en rappelait un autre. Et puis j'ai fini par comprendre. (...) Ce travail, ce n'est ni plus ni moins que celui dont j'avais l'habitude mais dans un autre cadre : le travail de l'analyse. J'ai alors compris aussi pourquoi il s'effectuait : parce que, si l'analyste et le dispositif analytique n'étaient pas forcément présents, où s'ils étaient même parfois carrément superflus, d'autres circonstances beaucoup plus puissantes œuvraient. L'imminence de la mort fonctionnait là comme, disons, analyseur !*", in *Esquisses psychanalytiques*, printemps 1990, n° 13, pp. 72-73.

11 J. LACAN, *Écrits*, Paris, Seuil, 1966, p. 350.

12 Nous pouvons renvoyer par exemple aux travaux de D. PERARD, qui tente de prendre en compte le sujet dans un service d'hémodialyse à domicile. Cf. D. PERARD, "Création d'un espace psychanalytique par une équipe d'hémodialyse à domicile", in *Revue de Médecine Psychosomatique*, n° 14, juin 1988, pp. 31-45; et "Rire en majeur", in *L'Interdit et la transgression*, Dunod, 1983. Ou encore le travail de M. BYDLOWSKI, "Souffrir de stérilité, approche psychomédicale de l'infertilité", in *Journal de Gynécologie et d'Obstétrique de Biologie et de Reproduction*, n° 12, 1983, pp. 269-276; "La double écoute du somaticien et du psychanalyste face à la stérilité", in *Les Enfants des couples stériles*, Paris, ESF, 1985; "Recherche psychanalytique dans une maternité hospitalière", in *Revue de Médecine Psychosomatique*, n° 14, juin 1988. Ou encore le travail de M. GROSCLAUDE, "En Service de réanimation (psychanalyse et réanimation)", in *Revue de Médecine Psychosomatique*, n° 14, juin 1988.

tentatives se maintiennent en place au-delà de leur introduction. Les circonstances dans lesquelles ces groupes de parole se sont créés dans cet hôpital nous semblent contenir les éléments de réussite de l'expérience, et il conviendra de nous y attarder.

A l'hôpital Pasteur de Colmar, se tiennent depuis plus de six années des groupes de parole dans le service d'hématologie; ces groupes rassemblent en moyenne toutes les deux semaines des soignants, médecins en moindre nombre et infirmières et pour animer ces groupes, un psychanalyste de formation médicale.

Ces groupes se réunissent à la demande seulement, et chaque fois qu'un médecin ou un membre du personnel soignant en adresse le souhait au psychanalyste. La raison de la demande consiste toujours en cas difficiles du point de vue relationnel entre patients et soignants : par exemple un jeune homme de 24 ans, condamné qui, au fur et à mesure de la dégradation de son état se retrouvait complètement abandonné des siens.

Ces groupes de parole se sont mis en place dans le contexte suivant. Il nous faut d'abord noter, indique le docteur S. [13], quelques particularités de l'hôpital général de Colmar : il dispose de près de 1.500 lits, et est hypertrophié par rapport à la grandeur de la ville. C'est d'ailleurs l'hôpital de province qui en France comporte le plus d'internes. S'y trouve également quelques services universitaires, ce qui n'est pas le cas habituellement pour les hôpitaux de province.

C'est le médecin-chef du service d'hématologie, le docteur A. dirigeant le département d'oncologie hématologique, qui après avoir été particulièrement touché par le décès en son service d'un ami proche, s'adresse au médecin-chef du service de psychiatrie, le docteur B. pour obtenir la collaboration d'un psychiatre.

Il faut noter que le docteur B. est particulièrement reconnu par ses confrères au sein de l'hôpital; il était d'ailleurs le président de la Commission médicale consultative qui assure la direction médicale du Centre hospitalier. Le docteur B. est un ami du professeur Israël à Strasbourg, dont il faut rappeler l'influence déterminante en matière de psychiatrie à orientation psychanalytique [14].

C'est le docteur B. qui invite le docteur S. à se mettre en contact avec le docteur A. pour répondre à sa demande. Ce dernier en rencontrant le docteur S. lui fait la demande d'un consultant en psychiatrie pour venir régler dans

13 Nous remercions ici le docteur Joseph STOECKEL d'avoir bien voulu nous faire part oralement de son expérience.

14 Rappelons ce qu'en disait J-P. ARON : "*La faculté de médecine de Strasbourg – une des seules à s'être ralliée unanimement à l'inconscient – où Kammerer, Israël et Ebtinger veillent au grain*". In Les *Modernes*, Paris, Gallimard, 1984, p. 14.

le service les cas lourds – entendons qu'il adresse sa demande dans la terminologie médicale habituelle. Le docteur S. décline cette demande et propose en revanche de faire des groupes de parole avec les soignants qui le souhaitent, et seulement chaque fois qu'ils en feraient la demande.

Le docteur A. prend son temps pour envisager cette modalité proposée et un contrat est passé avec le docteur S. qui sera rémunéré chaque fois qu'il fera cette prestation consistant à venir "porter la parole" des soignants dans ce service, et ce faisant, aider à ce que les soignants qui le souhaitent portent mieux la parole des soignés.

De telles réunions fonctionnent à ce jour depuis plus de six ans, et ont, par exemple, paradoxalement abouti à l'évitement de certaines consultations psychiatriques.

Ainsi, ce patient d'une vingtaine d'années, mis en chambre stérile parce qu'atteint d'une leucémie grave qui avait accroché des posters dans sa chambre représentant une moto et qui, atteint de fièvre, déclarait de manière répétitive voir une fille nue sur la moto. Cet épisode "hallucinatoire" a pu être résorbé en parlant avec lui, la consigne lors du groupe du parole ayant été "n'appelez pas encore l'interne, si vous avez le courage de parler avec lui".

Nous ne pouvons ici rendre l'ensemble des modifications qui ont été apportées dans le service à partir de ces groupes de parole, d'autant plus que l'essentiel de ce travail a été, pour les membres du personnel qui le souhaitaient, la possibilité de davantage entendre les patients, et que ce travail ne se résume pas en des bilans chiffrés. Mais la question qui se pose pour nous à partir d'une telle expérience est plutôt de nous interroger sur les raisons pour lesquelles de telles expériences restent minoritaires et sur les circonstances particulières qui, ici, ont rendu cela possible.

Nous devons répondre à ces questions en précisant que le contexte de la demande nous semble particulièrement important. D'abord et peut-être surtout l'existence d'un "bain culturel" où le travail de certains psychanalystes a eu le mérite de faire progressivement admettre que "parler n'était pas dangereux, mais qu'au contraire ça pouvait aider." Dire les choses ainsi peut paraître banal, mais il y a tout lieu de penser que cette formulation contient l'essentiel de ce qui fait résistance à une possibilité de parole. Parler est habituellement entendu comme dangereux, et l'organisation médicale autour d'un faire se voit justifiée par les exigences d'une technicité mais trouve aussi sa raison dans la mise à distance de ce danger permanent qu'est la parole. Nous savons tous nos difficultés à dire des mots en des circonstances particulières, nous connaissons notre malaise à nous énoncer à certains moments de notre existence, et il va de soi que le monde médical régulièrement confronté à des circonstances difficiles et même insolubles préférera s'enfoncer tête baissée dans un agir plutôt que de laisser survenir le silence et la possible parole qui risquerait de contaminer celui qui se mettrait à vouloir l'entendre.

Parler à l'hôpital risque de mener Dieu sait où ! Et pour que l'espace de parole soit possible, un constant travail de désencombrement est indispensable; un tel travail ne se fera jamais tout seul, il nécessite que quelqu'un le soutienne de son désir propre, et ce ne sera qu'au prix de cette présence que ceux qui en auraient le souhait latent pourront se trouver suffisamment soutenus que pour y aller de leur désir propre de reprendre avec le malade ce contact d'humain à humain que la technicité autorise si facilement d'éviter.

Un deuxième facteur qui nous permet d'interpréter le maintien de ce groupe de parole, c'est que la demande ait été articulée correctement et entendue en son double registre de demande et de désir. Plus simple en effet aurait été d'entendre seulement le vœu de consultant psychiatrique et d'y répondre par une vacation; mais le travail de soutenir un groupe de parole situe très différemment les choses : ceci suppose en effet que les soignants ne soient pas à leur tour dépossédés de leur capacité de parole et d'entendement par le spécialiste. La formulation de Lacan citée plus haut indique bien que porter la parole est affaire de chacun, même si dans cette fonction le psychanalyste se doit d'exceller.

Mais il est particulièrement important de remarquer qu'entendre une parole suppose de ne pas en manquer l'occasion lorsqu'elle se présente, et qu'à l'hôpital, celle-ci sera parfois plus manifeste lors d'un soin quelconque ou d'un entretien au détour d'un couloir que dans le cadre strict d'un entretien avec le spécialiste attitré.

"Le psychanalyste ne peut faire fonction de combler le manque, de masquer l'insuffisance de disponibilité de temps et d'attention des soignants" [15] nous rappelle Oppenheim; et c'est en effet à repermettre la disponibilité du soignant à la parole du soigné que doit travailler le psychanalyste, et non à se substituer à lui en tant qu'il manquerait d'humanité étant donné la logique à laquelle il se trouve contraint. Pour ce faire, un renversement de la demande – tout à fait analogue à ce qui se passe lors d'une consultation chez le psychanalyste – doit pouvoir être opéré.

Pour en revenir à notre exemple de la constitution d'un groupe de parole à l'hôpital, le premier temps logique de la demande est celui d'un savoir supplémentaire, de la part de quelqu'un, le docteur A., qui a adressé cette demande sous le poids de son angoisse tout en cherchant à maîtriser la situation, et qui, là où son savoir de médecin n'est plus opérant, fait appel à un autre savoir pour complémenter le sien qui semble en défaut. La non-réponse à ce niveau permet que se révèle le malaise du docteur A., à la suite du décès d'un de ses amis dans le service, et donne à cette dimension de

15 D. OPPENHEIM, "Le Travail psychanalytique dans un service d'oncologie pédiatrique", in *Archives Françaises de Pédiatrie*, 1990, n° 47, p. 427.

souffrance tout son poids; ainsi le discours bascule, et c'est le sujet divisé, mal à l'aise, souffrant, qui vient en position d'agent. Mais deuxième bascule, en proposant un groupe de parole, soit à y aller de leur propre parole de soignants, le psychanalyste met l'énonciation et le savoir propre d'un chacun en position de moteur.

Grâce à ce travail sont mis en place, en même temps, un espace de parole pour les soignants et un point d'appui d'où ils peuvent eux aussi porter la parole du patient.

Devons-nous ajouter qu'il ne s'agit nullement de proposer cette façon de faire comme exclusive, bien au contraire, mais les ressorts impliqués dans cette expérience nous paraissent incontournables : si nous voulons rendre l'hôpital "hospitalier" pour les malades qui y sont traités, cela ne peut avoir lieu qu'en redonnant place à la parole, celle des soignés mais aussi celle des soignants. Pour ce faire, il ne s'agit nullement de rendre les soignants psychothérapeutes, mais il s'agit de donner des garanties pour qu'au sein même de l'hôpital puisse exister un espace de parole non encombré par quelque technique que ce soit, fût-elle psychothérapeutique.

3 La médecine générale

Nous avons déjà évoqué le fait que c'est l'omnipraticien qui est le plus confronté à la contradiction entre médecine scientifique et patient; c'est lui qui est en première ligne du malentendu entre l'univers des connaissances médicales sur les maladies et le champ propre des malades.

La référence de la formation du médecin à la seule logique de la rationalité scientifique va impliquer que le médecin généraliste aura introjecté un modèle de haute technologie universitaire et se retrouvera souvent à devoir prendre en compte une pathologie beaucoup plus banale que celle pour laquelle il a été formé; par ailleurs sa tâche spécifique sera surtout de situer une pathologie dans tout un contexte, et de prendre en compte un ensemble de facteurs d'ordre familial, social, économique ou autre pour lesquels il est la plupart du temps livré à lui-même.

Bien sûr, nul ne contestera un tel hiatus, et d'ailleurs seront évoquées les tentatives des Facultés pour pallier ces insuffisances de la formation du généraliste, fût-ce pour proposer une "spécialité de médecine générale"; mais d'abord trouver son salut hors de la médecine scientifique de pointe ne va pas sans devoir se payer d'un certain prix, ensuite faut-il accepter que soit laissée à la seule formation sur le tas la dimension spécifique dans laquelle le médecin généraliste travaille; enfin devons-nous entériner le fait que la médecine universitaire ne se soucie pas avec la même rigueur de 60 % de l'effectif médical qu'elle produit ? Il ne viendra pourtant à l'idée de personne de nier l'importance de la dimension propre à l'omnipraticien.

Nous devons rappeler qu'aujourd'hui bon nombre de consultations ont pour motif des "circonstances médicalisées", plutôt que des symptômes relevant directement du registre de l'organicité. Ici aussi les exemples ne manqueraient pas, du côté des patients aussi bien que du côté des médecins. Et faut-il évoquer l'embarras du généraliste qui n'en resterait qu'à sa formation universitaire lorsqu'il se doit d'intervenir auprès d'un patient dans le seul but de le rassurer répétitivement ou de l'authentifier dans son statut de malade ? En ces cas, peu nombreuses sont alors les consultations qui se soldent par une intervention médicalement justifiée et qui, de ce fait, fournissent à ce médecin de quoi justifier sa formation tout en lui donnant la satisfaction de la tâche correctement accomplie. Beaucoup des appels qui lui sont adressés véhiculent plutôt une attente diffuse; ils ont toujours quelque chose de médical à venir mettre sous la dent du médecin, mais ils travestissent surtout un malaise d'exister ou un espoir de bonheur qui se présente souvent dans nos sociétés sous la défroque du droit à la santé [16].

De par l'offre que fait le discours médical scientifique, le patient se sent invité à venir dire son manque à être dans cette langue médicale qui est ainsi mise à sa disposition : le "ras-le-bol" du conducteur d'autobus, pris en tenailles entre la bureaucratie de son administration et la revendication des usagers mécontents n'est souvent autorisé à se dire que sous la forme du malaise organique [17]. Il est ainsi toujours possible au patient de venir présenter au médecin un symptôme pour dire sa difficulté d'être. Et c'est là, à ce carrefour, que se trouve le généraliste à qui il ne s'offre que deux possibilités : soit se contenter d'entendre au seul premier niveau ce qui lui est ainsi adressé et n'apporter qu'une réponse médicale qui, bien qu'apparemment souhaitée restera fondamentalement inadéquate, soit tenter d'entendre qu'au-delà de la demande, il s'agit bien plus d'un désir de se dire que du souhait d'obtenir une réponse.

Dans le premier cas, ce sera alors le début d'une mise au point qui se chargera d'éliminer bien souvent "à tout prix" [18] une atteinte organique, et qui, dans ce but, va faire appel aux connaissances scientifiques et technologiques les plus poussées. S'il s'agit évidemment pour l'omnipraticien

16 Il est évident qu'une recherche serait à faire pour authentifier de tels propos; nous nous autorisons à tenir ces derniers à partir des témoignages de généralistes d'une part, et de notre pratique d'analyste d'autre part. Néanmoins ceci trouverait un appui incontestable dans une enquête judicieuse et appropriée. Nous ne pouvons que regretter le fait que celle-ci n'ait à notre connaissance jamais été faite, mais nous ne pouvons qu'y voir une preuve de plus de l'enfermement dans la seule logique médicale scientifique, en ce qu'elle ne puisse entendre que son propre discours et en ce qu'elle exige pour être éclairée que l'apport nouveau se formalise dans le discours qui est le sien même pour entendre quelque chose d'un autre ordre.

17 Cf. à ce sujet le film *Urgences* de Raymond Depardon.

18 Aux sens propre et figuré de l'expression.

de toujours faire ce qui convient pour éliminer une organicité, nous savons que le jugement lui permet souvent de faire ce diagnostic différentiel à relativement peu de frais; mais nous risquons fort de voir s'entamer un processus d'escalade qui pourra entraîner très loin et le patient et la médecine; car au fur et à mesure que "rien" – entendons "rien" de scientifique – ne viendra à être mis en évidence, le malade se verra de plus en plus empêché d'être reconnu dans son statut de malade; il deviendra "un malade qui n'a rien". Et comme la logique médicale scientifique prend moins en compte le désir d'être reconnu comme malade que la demande d'avoir une maladie, le patient deviendra scientifiquement un non-malade, ou un malade chez qui l'on n'a pas encore trouvé. Un tel processus risque même d'aller jusqu'à provoquer les affections que l'on appellera alors iatrogènes [19].

Dans le second des cas, le médecin entendra au moins de manière diffuse l'enjeu de l'adresse qui lui est faite; il prendra en compte qu'au travers de sa demande médicalisée, le patient tente de trouver de quoi donner consistance à l'idée de pouvoir être débarrassé du mal d'exister ou encore d'avoir droit à sa part de bonheur. Mais c'est le type de réponse qui devra être donné qui risque de mettre l'omnipraticien à mal. Peu formé à réagir à une telle adresse, ce dernier ne pourra bien souvent que se trouver a quia; bien que convaincu que sa spécificité de médecin généraliste consiste à entendre le malaise existentiel au travers de la plainte de son patient, il se sentira démuni pour pouvoir soutenir un tel appel; c'est pourtant aussi à ce moment que l'omnipraticien pourra entamer sa formation "sur le tas" et inventer ses modalités propres qui donneront à ce qui sera redevenu son art toutes ses lettres de noblesse : disponibilité, attention au cadre familial et social, prise en compte de la singularité du patient, défense du malade par rapport à l'excès techno-scientifique, discernement dans les thérapeutiques en fonction de la situation sur le terrain, etc., toutes dimensions qui ne feront peut-être pas l'objet d'un savoir transmissible comme tel, mais qui émergeront plutôt dans l'évocation d'un "bricolage" dont le praticien n'évoquera l'existence face au "spécialiste" – non sans pudeur d'ailleurs – que dans un contexte de confiance, tant sans doute il perçoit comme fragile cette facette pourtant essentielle de son travail quotidien [20].

Mais c'est aussi le moment où l'omnipraticien pourra être tenté d'investiguer davantage la plainte du patient; de ce fait, la demande de celui-ci se perpétuera dans l'illusion de pouvoir être satisfaite, et se fera de plus en

19 Cf. à ce sujet le texte déjà évoqué de L. ISRAËL, "La Maladie iatrogène", *Encyclopédie Médico-chirurgicale – Psychiatrie.*

20 A ce propos, l'initiative de groupes qui réunissent seulement des médecins généralistes devrait constituer un signe particulièrement précieux; la nécessité dans laquelle se trouvent aujourd'hui les généralistes de se constituer une identité à l'abri de toute intervention considérée comme intruse du spécialiste, fût-il psy selon la modalité préconisée par Balint.

plus pressante auprès de ce médecin, voire auprès de la médecine tout entière telle qu'elle se propose aujourd'hui.

Et il ne s'agit évidemment pas ici de proposer qu'on n'investigue pas correctement le malade mais bien de donner sa juste place à ce qui peut être une fausse route.

À ce carrefour qu'est la demande du malade, c'est essentiellement la façon dont le médecin va entendre son patient qui va orienter la réponse du médecin vers une possible parole ou vers l'escalade de la mise au point médicale et/ou de la thérapeutique médicamenteuse. Va-t-il vouloir apporter une réponse ou servir de répondant pour que le patient puisse continuer à se dire ? Va-t-il vouloir trouver dans le registre du besoin ce qui est de l'ordre du désir ? C'est ici que la façon d'entendre le patient va être elle-même essentiellement déterminée par la formation du médecin. Cette dernière étant essentiellement constituée par la technique médicale scientifique, il y a fort à parier que si l'omnipraticien lui est resté trop fidèle, il orientera son patient dans le sens d'une recherche de la maladie; et ce d'autant plus que, s'il consentait à se laisser interpeller par la parole du patient comme sujet, il s'engagerait dans des régions dangereuses où, loin d'être sûr de son statut et de son savoir, il risquerait de se trouver aux prises avec des difficultés analogues à celles de son patient [21].

Nous pouvons faire l'hypothèse que cette petite modalité de fonctionnement, apparemment anodine, en même temps qu'elle peut rendre compte du déclenchement d'affections iatrogènes, est pour une large part responsable de l'expansion du budget de la santé : des analyses multiples dans un champ extrêmement large demandées à la moindre suspicion sans discernement et sans gradation, des examens de haute technologie demandés davantage pour rassurer le médecin que pour aider le malade, tant le sens clinique a laissé sa place à une démarche scientifique qui dans sa logique propre ne peut laisser aucune place à l'incertitude.

Cette modalité de fonctionnement sera aussi susceptible d'expliquer pourquoi les malades s'en vont vers ce qu'on appelle les médecines parallèles [22] : celles-ci ne sont pas tant le résultat de croyances ou de la persistance de la croyance des malades en la magie, que la conséquence du fait qu'au carrefour indiqué, le médecin, peu armé pour prendre la position

21 Ici non plus, ce ne sont pas les statistiques qui nous permettent de soutenir ce propos, encore qu'une enquête appropriée devrait nous en faire entendre la pertinence; c'est notre pratique quotidienne de psychanalyste qui nous autorise à extrapoler au médecin la conflictualité psychique de monsieur tout le monde : il est en effet évident que, comme quiconque, ce dernier se trouve amené à se tourner vers des modalités psychiques connues là où il s'affronte à l'angoisse de l'inconnu.

22 Nous renvoyons ici à *Comprendre le recours aux médecines parallèles*, actes du Colloque de Bruxelles, décembre 1987, Editions C.R.I.O.C.-G.E.R.M.

qui convient, n'est pas en mesure d'entendre son patient là où il énonce sa plainte. Comment en ce cas ne pas s'adresser à celles-ci qui se présentent comme susceptibles d'entendre "toutes" les plaintes, et même "toute" la plainte. Rappelons que c'est pour cette raison que nous avons parlé à propos de la médecine homéopathique par exemple de "médecine du sursis" [23].

Il faut en effet ne pas rester sourd à ce qui fait la spécificité, et sans doute le génie propre de la médecine de Hahnemann; celle-ci impose au praticien une telle organisation de la consultation que l'occasion sera obligatoirement donnée au patient de pouvoir se dire dans toutes les dimensions de ses troubles; le malade sera certain de trouver auprès du praticien homéopathe un lieu où sa maladie et sa souffrance seront reconnues et prises en compte. Notons d'ailleurs que d'autres modalités de la consultation, telles que le systématique "prochain rendez-vous" ou la tolérance au symptôme et donc à la maladie viennent renforcer cette façon d'accueillir le malade. Néanmoins, l'homéopathe ne vient que momentanément tolérer l'existence d'un champ qui se refermera sur les mêmes impasses que la médecine allopathique si, dans son mouvement, le disciple de Hahnemann veut être à même de "tout" résoudre. Gageons cependant que dans cet espace intermédiaire, bon nombre de patients auront trouvé chez les représentants de cette médecine ce qu'ils étaient en droit d'attendre de leur médecin généraliste si celui-ci avait été en mesure de lui fournir la même disponibilité à leur singularité de sujet malade.

□

Ce sur quoi nous voulons donc ici insister ce sont les conséquences pour le médecin généraliste de ce hiatus entre arsenal scientifique et pratique quotidienne, en tant qu'il est l'effet du fonctionnement des deux logiques que nous avons évoquées : celle de la rationalité scientifique et celle d'une "autre" rationalité qui laisse sa place au sujet; donc comme un autre avatar de cette guerre des sexes. À partir de cette lecture, nous pouvons encore interpréter un ensemble de faits qui sans cela nous resteraient obscurs.

Ainsi par exemple, la déconsidération dont le médecin généraliste se sent l'objet de la part de ses collègues spécialistes hospitaliers ou universitaires, même si elle est tamponnée par la bienséance, n'en reste pas moins effective; il est vrai que si la logique de la rationalité scientifique est ainsi prévalente en médecine, et qu'elle s'organise selon un modèle masculin, la loi du tout ou rien qui y prévaut – dans la mesure où elle pose la limite comme externe, à savoir par l'exception – ne laisse de place qu'à la compétence optimale du techno-scientifique : dans une telle perspective, le généraliste n'y sera toujours

23 Cf. chapitre II, p. 68.

qu'un technicien sous-qualifié, toujours en retard sur la pointe du progrès, – même s'il participe à la formation continuée – ne fût-ce que parce que l'appareillage de plus en plus sophistiqué auquel il est fait appel ne peut se trouver qu'à l'hôpital. C'est sans doute le paradoxe de cette situation qui donne la clé de la boutade souvent entendue : "La Faculté forme les meilleurs médecins du pays, mais dès qu'ils sont sortis, ils ne sont plus bons".

A titre de pièce à conviction, citons le témoignage de ces généralistes qui, invités à une journée de formation sur "le rôle du médecin-généraliste dans le suivi de la grossesse", se sont vus enseignés par des universitaires particulièrement compétents, dont les conclusions mobilisèrent un appareillage et une technicité tels qu'il était rigoureusement impossible au généraliste de penser pouvoir s'en approprier : la grossesse était devenue une pathologie qui impliquait un tel recours au techno-scientifique que l'omnipraticien, bien que sollicité, ne pouvait plus y trouver sa place.

Ou encore la référence aujourd'hui de mode à l'existence des soins palliatifs – sans doute ainsi appelés pour que la dénomination de mourants y soit "proprement" masquée [24] – qui sous le couvert de bonnes intentions, risque de prôner une réappropriation de la mort par le savoir scientifique.

Comme nous l'avons déjà évoqué, face à une telle rationalité qui dans son maniement quotidien ne laisse pas de place à "l'impossible", c'est en terme d'impuissance que l'échec ou l'erreur sont d'emblée interprétés. Une autre conséquence du hiatus est que la règle souvent émise en milieu universitaire selon laquelle "l'on ne peut passer à côté de rien" se trouve être extrapolée dans la pratique médicale quotidienne du généraliste : la pression qu'un tel principe exerce sur l'établissement du diagnostic par l'omnipraticien risque de le contraindre à déployer une multitude d'examens de laboratoire non pas tant pour assurer son diagnostic que pour s'assurer de ce qu'aucune erreur ne pourra lui être imputable. Il n'est évidemment pas question ici de traiter avec négligence une mise au point, mais il reste évident qu'il s'agit de susciter un discernement différent selon que l'attention est portée sur ce qu'il convient de faire pour l'établissement d'un diagnostic correct ou sur ce qu'il convient de faire pour s'éviter à tout prix une erreur. Car si dans la rationalité scientifique l'erreur n'est admise que comme extérieure à la logique qui y prévaut, dans la rationalité qui prend en compte la dimension du sujet, l'erreur est interne et inéluctable, et vouloir en abolir la possible existence peut amener au pire. Ce que d'ailleurs le bon sens rappelle lorsqu'il évoque le dicton : "le mieux est l'ennemi du bien".

---

24 Ceci ne fait que reprendre un paradoxe plus ancien, celui de l'utilisation du mot cancer. Dans les années 70, ce mot ne pouvait être prononcé à l'hôpital, mais dans le même mouvement, il prévalait une politique de banalisation de la maladie "cancer" afin d'augmenter les chances du dépistage précoce !

Ainsi, nous ne pouvons qu'amener la question de l'identité du médecin généraliste d'aujourd'hui. Celle-ci ne peut se définir qu'en faisant référence à nos deux rationalités : mais pour ce faire, il serait utile que chaque futur médecin soit amené au cours de sa formation à repérer les limites de la seule rationalité scientifique; ceci aiderait à pouvoir considérer l'importance de cet autre fonctionnement logique auquel le généraliste sera davantage confronté et cela permettrait à l'omnipraticien de quitter cette défroque de parent pauvre de la médecine techno-scientifique; incontournablement amené à rencontrer un sujet au-delà de son éventuelle maladie, il ne pourra reprendre la place qui a été la sienne qu'en privilégiant ce que la médecine scientifique a laissé dans l'ombre.

Il est souvent entendu que la fonction du médecin généraliste aujourd'hui n'est plus que celle d'un assistant social un peu sophistiqué; faut-il préciser que ce n'est pas entendu comme un compliment, d'autant plus que cela déconsidère du même coup une profession qui a ses mérites ? Mais que dire face à une telle assertion ?

D'abord que nul ne contestera que cet assistanat en l'occurrence est tout à fait pertinent, quand il apparaît clairement que nul autre que le médecin généraliste n'est en mesure de suivre judicieusement son patient et d'estimer avec le discernement qui s'impose si le malade a quelque avantage pour sa "personne" de se voir amener à l'hôpital. Quelle formation pour être en mesure de soutenir valablement, qu'étant donné l'ensemble de la situation médicale, familiale et sociale d'un patient, il est préférable qu'il soit traité à domicile ? Quelle formation, pour être en mesure en de telles circonstances de conserver la confiance du patient ? Mais aussi quelle formation pour pouvoir extraire un patient de l'hôpital, quelle formation pour soutenir un éventuel refus face à l'univers des spécialistes hospitaliers ?

Nous pouvons penser que ce qualificatif d'assistant social sophistiqué attribué au généraliste par d'aucuns, n'est en fait que la manière dont la médecine techno-scientifique se débarrasse de ce patient sujet qui l'encombre. Nous pouvons alors estimer que c'est l'ampleur de ce discours techno-scientifique en médecine qui produit la nécessité d'un médecin-tampon, capable de redialectiser les rapports du sujet et de la maladie, et qu'à cette place, c'est le généraliste qui est convoqué. L'une des fonctions de ce dernier ne serait-elle pas d'être le défenseur de son patient face à l'inhospitalité du techno-scientifique hospitalier ?

Gageons que si tel était le cas, un travail resterait à faire, celui de stimuler la réflexion autour d'une telle fonction, de repenser la nouvelle identité professionnelle qu'elle impliquerait en même temps que d'envisager des modalités de rétribution d'un tel travail.

Devrons-nous en arriver à différencier de plus en plus un ingénieur de la santé et un médecin, ainsi que l'avance Gérard Pacaud ?

"L'ingénieur de la santé deviendrait donc celui qui s'occupe d'un fragment du corps. Il travaillerait nécessairement dans un ensemble pluridisciplinaire aux fonctions plus ou moins larges. Son approche ne serait donc pas 'médicale' au sens classique du terme puisqu'il travaillerait dans une situation où le corps est 'exclu'. En effet, une rétine, ou un rein ou une artère cérébrale ne représentent en rien le corps du patient.

En revanche, le médecin, qu'il ne serait plus nécessaire d'appeler 'généraliste' puisqu'il serait sans concurrence pour son nom, redeviendrait celui qui s'occupe de la personne dans sa globalité et travaille donc seul avec son patient. Seul, il accepte le contact direct avec le corps, dans un corps à corps difficile, parfois insupportable. Corps en sueur, corps qui sent mauvais. Seul, il accepte d'avoir 'du corps sur les mains' et d'affronter en même temps le discours toujours paradoxal de cet autre qui réclame avant tout un peu d'amour." [25]

Et c'est d'ailleurs une autre façon d'aborder cette même question que d'entendre que le registre de l'impossible est ce qui est désigné d'une manière plus banale par "solitude". Ce terme dispose de plusieurs nuances dans la langue qui vont de l'isolement ou l'abandon à la prise en compte de ce que, pour l'essentiel, un être humain est toujours en fin de compte seul.

Il nous importe ici de mettre le poids sur l'identité structurale entre ce point d'impossibilité véhiculé par la structure psychique et une inéluctable solitude, non pas simplement une solitude hors l'autre, mais paradoxalement "une solitude avec l'autre".

Donald Winnicott a très bien résumé ce sentiment complexe en parlant de "*capacité de l'individu d'être seul, comme l'un des signes les plus importants de la maturité du développement affectif*" [26]. Il en fait remonter l'origine, de manière paradoxale dans "*l'expérience d'être seul, en tant que nourrisson et petit enfant, en présence de la mère*" [27].

Si l'on reprend cette formulation clinique capitale dans les termes de l'enseignement de Lacan, nous nous devons de repérer que cet Autre auquel le nourrisson se réfère est d'abord présentifié par la mère, et que dès lors, nous nous retrouvons avec Winnicott à parler autrement de ce même impossible, soit de ce point où l'Autre est irréductiblement manquant, et où il n'y a pas d'Autre de l'Autre pour venir y suppléer.

La capacité de confrontation à ce point d'impossibilité et d'assomption de la solitude qui s'y rencontre est équivalente à la capacité de solitude dont parle cet auteur.

---

25 G. PACAUD, *Eloge de la médecine générale, op. cit.*,pp. 137-138.

26 D.W. WINNICOTT, "La Capacité d'être seul", in *De la Pédiatrie à la Psychanalyse*, Paris, Payot, 1969, p. 205.

27 Ibidem, p. 206.

En tant qu'il ne s'agit pas de la solitude entendue comme isolement, mais bien plutôt de la solitude comme capacité d'assumer une position propre, tout en soutenant la confrontation avec l'autre [28].

Ce point de solitude est par ailleurs bien ce que nous voulons toujours éviter, soit en faisant appel à l'Autre pour qu'il nous permette de ne pas nous y confronter, soit que d'emblée nous nous mettions à l'abri de toute rencontre possible avec l'Autre afin que soit évitée toute possibilité d'interpellation.

Le médecin, en se proposant comme cet autre auquel le malade s'adresse pour obtenir les soins utiles pour diminuer ou supprimer sa souffrance, présentifie aussi cet Autre que la structure implique.

Or, c'est bien là que se pose la question de savoir ce que le médecin généraliste peut apporter comme remède à cette solitude; s'il entend son rôle comme devant y pallier, comme susceptible de pouvoir éviter ce destin à son patient, il y a fort à penser qu'il préférera user et même abuser des techniques spécifiquement médicales pour ne pas avoir à se confronter à l'échec – pourtant incontournable – de sa tentative. Si par contre lui-même a fait un trajet lui permettant d'assumer sa propre solitude, il est évident qu'il entendra la demande du malade qui lui est adressée non plus comme l'attente d'une réponse réparatrice, mais simplement comme le vœu d'être entendu dans cette solitude, soit de trouver un "autre seul" à qui pouvoir la dire.

A tel point d'ailleurs qu'il y aurait à considérer un cas d'urgence qui est peu enseigné en médecine générale : l'urgence de permettre, d'autoriser une parole vraie; non pas une parole à laquelle viendrait répondre une technicité quelconque, serait-ce une technique de parole, mais que l'énonciation d'un sujet puisse être prise en compte par un autre qui consente à momentanément la porter.

Les moments où une telle parole peut advenir pour un sujet se présentent souvent dans le contexte d'une adresse à ce médecin qui connaît la famille. C'est bien souvent lorsqu'un avatar s'est produit ou que l'angoisse est ravivée par la proximité d'une situation difficile, éventuellement le réel d'une maladie, que viennent pour un sujet des paroles dont il est important que quelqu'un les entende pour qu'elles puissent s'inscrire; pour ce faire, il faudra que le médecin puisse y prêter oreille sans jugement, sans y faire interférer ses propres réactions, et sans non plus les enfermer dans une

28 H. ARENDT, d'une toute autre manière, nous indique : *"L'esseulement n'est pas la solitude. Dans la solitude, nous ne sommes jamais seuls, mais avec nous-mêmes (...). La solitude où l'on jouit de sa propre compagnie, n'est pas perte du contact avec les autres et elle n'est pas hors de toute compagnie humaine (...). Si une personne est capable d'endurer la solitude, c'est-à-dire d'endurer sa propre compagnie, il est probable qu'elle supportera le compagnonnage d'autrui et qu'elle y sera disposée. Et, réciproquement, celui qui ne supporte aucune autre personne sera généralement incapable d'endurer la sienne propre."*, in *La Nature du totalitarisme*, Paris, Payot, 1990, p. 126.

technique quelconque, mais simplement les accueillir comme paroles d'un sujet à un autre sujet, ce qui, paradoxalement, dans le contexte de la rationalité scientifique, exige autant de rigueur – même si elle est d'un autre ordre – que cette dernière.

Et nous ne pouvons ici que partager le scepticisme de tel professeur de médecine générale lorsqu'il interroge les auteurs qui proposent de restructurer la consultation médicale :

> *"En assouplissant notamment son début, moment-clef dans l'établissement d'une bonne communication médecin-malade, par le recours à des techniques d'entretien particulièrement performantes, (...) suffirait-il d'un léger 'virement', d'une modification de la forme de notre modèle de consultation, d'une meilleure aptitude à prendre le 'vent du large' par le recours à un comportement plus relationnel et à une anamnèse moins directive, pour faire disparaître les nombreuses critiques émises à l'encontre de la consultation médicale ?"* [29]

En effet, la nécessité de prendre en compte une telle parole et l'urgence qu'il y a à l'entendre demandent certainement une autre réponse qu'un simple remaniement "technique"; c'est toute la question de la formation qui ici se pose : il faut préciser d'emblée qu'il ne s'agit nullement de faire en sorte que le médecin généraliste puisse pratiquer la psychothérapie, – réservée aux spécialistes et pour ceux dont le souhait est de modifier leur comportement ou de venir à bout de symptômes qui les handicapent – mais il est très important qu'il puisse assurer cette fonction de "porter la parole du patient", ce qui par ailleurs est psychothérapeutique en soi.

Nul ne contestera l'importance thérapeutique d'être entendu dans un moment difficile, à l'occasion d'une affection somatique ou pas, par quelqu'un qui pourra accueillir ce qui, ponctuellement, peut se dire de singulier, mais pour que cela puisse se passer, l'omnipraticien ne devra pas se sentir contraint par la pression d'une mise au point diagnostique sophistiquée, ni non plus se laisser contaminer par l'angoisse qui résulterait d'un tel appel. Faut-il dire que cela constitue un véritable travail – moins peut-être de formation que de désencombrement – la plupart du temps laissé à quelques maigres heures de psychologie médicale là où pourtant chacun reconnaîtra l'essentiel de la fonction du médecin, pour autant que l'on convienne qu'elle ne peut s'équivaloir à celle du vétérinaire ?

Nous pouvons ici conclure en disant que d'une autre manière qu'à l'hôpital, c'est néanmoins toujours cette parole qui, au-delà de toute compétence scientifique, pourra venir redonner son humanité à la fonction du médecin généraliste mis au défi de soutenir la confrontation au

29 M. VAN DEN HAUTE M., *De l'anamnèse systématique à l'art d'écouter... un pas difficile à franchir ?* Patient care, septembre 1990.

fonctionnement des deux logiques que nous avons situées plus haut. Ceci ne sera pas tâche facile, car comme l'avance P.B. Schneider :

> *"Le médecin est devenu 'hémiplégique', ne marchant plus que sur sa jambe 'scientifique', l'autre, celle de la relation humaine à son patient et de son utilisation thérapeutique, demeurant paralysée et s'atrophiant. De nos jours, il doit réapprendre à marcher sur ses deux jambes..."* [30]

Encore faut-il admettre qu'à ce titre l'omnipraticien est – bien plus que le spécialiste – sans doute condamné à boiter, et que boiter, ce n'est pas pour autant pécher.

4 La formation médicale

C'est donc au domaine de la formation du médecin qu'il nous faut arriver maintenant, tant il est important de prendre en compte que ce qui se met en place chez le futur médecin, tout au long de ses études de médecine, viendra organiser ce qui sera son modèle implicite de fonctionnement. Lucien Israël précise d'emblée :

> *"Il est certain qu'en multipliant des enseignements permettant à l'étudiant de réfléchir par lui-même au lieu d'être gavé de connaissances qui lui sont enfournées d'autorité, on le préparerait davantage à son travail pratique. Mettre au début des études de médecine une énorme quantité d'enseignements scientifiques très poussés, qui ne serviront que très partiellement, et à quelques étudiants seulement, est un invraisemblable gaspillage d'énergie en même temps qu'un conditionnement à l'apprentissage passif et sans critique. On peut interpréter ces aberrations comme des résistances contre ce que les étudiants sont encore particulièrement aptes à entendre dans les aspirations des médecins et surtout des malades et qui est bien en rapport avec l'être pour la jouissance."* [31]

C'est bien en effet cette dimension de la jouissance qui est le registre capital habituellement exclu de la médecine telle que nous la connaissons aujourd'hui. Qu'un corps humain jouisse, que sa jouissance puisse se repérer dans le moindre acte de parole mais aussi dans la maladie ou dans la façon même d'offrir son corps à la médecine, voilà la dimension exclue de l'investigation médicale scientifique.

Le corps médical ne prend pas en compte le corps érogène. Au contraire, c'est à ce que le corps soit déshabité de sa jouissance que, dès la première année, l'enseignement médical d'aujourd'hui est programmé, et ceci est d'autant plus embarrassant qu'il forme de la même façon le futur médecin généraliste et le futur chercheur de laboratoire.

30 SCHNEIDER P-B., *Regards discrets et indiscrets sur le médecin*, Paris, Masson, 1991, p. 2.

31 L. ISRAËL, "La relation Médecin-malade", in *Encyclopaedia Universalis*, 1968, tome 10, p. 698.

C'est, en effet, au cours de ses études que le médecin a été préparé à répondre par de la technique à la demande du patient : c'est ainsi qu'il est amené à écraser la dimension du désir et à ravaler ce dernier à la dimension de besoin; l'étudiant a été invité à substituer des réponses toutes faites à la singularité d'un questionnement, à reléguer dans les oubliettes tout ce qui n'entre pas dans les catégories de la logique médicale scientifique, à se décharger sur Dieu sait quel autre de prendre le temps d'entendre et même plus simplement d'écouter le malade... Toutes ces attitudes réflexes se sont prises au cours de ses études et donneront au futur médecin la garantie d'être à la hauteur de sa tâche, entièrement voué qu'il sera à la cause d'une pratique toute tissée des moyens de la science et pouvant s'abstenir de penser que c'est à un sujet qu'elle s'adresse.

"Pendant l'été, l'hôpital était désert. Maintenant il se remplit et des groupes d'étudiants se rassemblent ça et là. Je les reconnais à leur blouse blanche et au stéthoscope pendu à leur cou. C'est le jour tant attendu de leur premier contact avec un malade. Dans l'ascenseur, je surprends leur conversation.

– *Tu as vu son ictère ?*

– *Oui, je parie que sa bilirubine est élevée.*

– *Pourtant, ce n'est pas un buveur*

– *Non, il a sûrement un syndrome rétentionnel hépatique.*

Ils semblent enchantés de maîtriser leur nouveau jargon qui signifie que le bonhomme a une jaunisse, qu'il ne boit pas et qu'il souffre probablement d'un cancer du foie. Ils frétillent d'exaltation. Mais pour le malade, c'est terrifiant." [32]

Ainsi que nous le laisse entendre cette anecdote rapportée par le docteur Rosenbaum, la formation médicale amène ce déplacement d'intérêt si lourd de conséquences : le passage de l'attention au malade à la satisfaction tirée de la connaissance de la maladie.

En un mot comme en dix, c'est pendant sa formation que le médecin apprendra à commettre ce "péché de réponse". Or, si dans ce champ médical strict, la réponse est le bonheur de la question, il faut savoir que dans le domaine du sujet, dans le champ de la parole, "la réponse est le malheur de la question" ainsi que l'énonce le poète [33].

Le problème est donc d'envergure, et ce d'autant plus qu'il ne faut pas sous-estimer le poids des motivations à devenir médecin et l'impact de celles-ci sur la structuration du champ médical.

Il est communément admis de supposer à l'origine de la vocation médicale un désir de maîtrise, de maîtrise des inconnues de l'existence

32 E. ROSENBAUM, *Le Docteur*, op. cit. p. 180.

33 En l'occurrence Edmond JABÈS.

humaine présentifiées au sujet par le sexe et la mort : deux questions auxquelles nul ne peut apporter une quelconque réponse autrement qu'en y répondant à son propre titre. Or, précisément, ce à quoi se confronte le médecin lorsqu'il se met à entendre la parole du patient, c'est au désir du sujet, soit justement à ce qui ne peut se maîtriser, sauf à produire du nouveau symptôme.

Nous ne pouvons donc que constater un antagonisme entre ces deux logiques que sont celle du désir que nul ne peut maîtriser, et celle de la vocation médicale souvent d'abord soutenue par la nécessité de se défendre contre cet immaîtrisable qui gîte au sein de chacun de nous.

C'est d'ailleurs ce qui amène souvent l'éthique du bien à l'œuvre en médecine à vouloir faire la loi à l'éthique du désir, et c'est bien dans un tel contexte que le pire se prépare, car – et il s'agit de ne pas l'oublier – c'est souvent "au nom du Bien" que le pire a été commis.

Reste-t-il alors une issue ? Nous pouvons, sans hésiter, répondre positivement, car l'amour du bien n'entraîne pas automatiquement la haine du désir. Et le développement du premier n'est nullement à dénigrer s'il consent à reconnaître et à intégrer sa limite, car sa logique propre ne lui permettra pas de faire la loi à cette autre logique qui est celle du désir. Il y aurait donc un avantage considérable à ce que puissent coexister dès le début de la formation du médecin le savoir médical scientifique et une réflexion épistémologique sur les limites [34] de ce savoir; c'est à partir de cette dernière que la place pourra alors être faite à une autre rationalité amenant dans un second temps à la coexistence de deux rationalités différentes, l'une, que l'on pourra alors dire "forte", et une autre que l'on pourra qualifier de "faible", car elle n'a de poids que si elle est d'abord reconnue par la première.

Il est évident qu'ici, nous devons savoir qu'une telle collaboration ne pourra se mettre en place rapidement, qu'elle sera longtemps décriée, que son efficacité ne pourra se mesurer avec les critères traditionnels de l'efficacité médicale car il s'agit d'un progrès de mentalité, donc d'un progrès excessivement lent, sans arrêt à devoir se repositionner, et où l'invention et donc le tâtonnement sont indispensables pour pouvoir prétendre à une quelconque réussite. Il nous faut en être conscients si nous ne voulons pas qu'un tel travail se voit d'emblée désavoué, en même temps qu'il nous faut nous interroger sur la manière propre dont, jusqu'à présent les psychanalystes sont intervenus dans ce champ.

34 "Qu'est-ce qu'un pouvoir sans lucidité sur ses limites ?" se demande d'ailleurs CANGUILHEM in "De la Science à la contrescience", *Hommage à Jean Hyppolite*, P.U.F., 1971, p. 138.

5 Du côté des psychanalystes

Il nous faut encore nous demander pourquoi les psychanalystes sont restés si peu enclins à questionner la médecine, alors que pour les milieux intellectuels, tant du côté de la philosophie que de la littérature, les noms de Freud et de Lacan sont devenus quasi incontournables. Or, à part quelques exceptions comme le travail de Ginette Raimbault, nous ne pouvons pas dire que l'enseignement de Lacan – pas plus que celui de Freud d'ailleurs – se soit vraiment propagé dans le monde médical. Nous pourrions au contraire avancer que la médecine est un bastion de résistance particulièrement solide à la découverte psychanalytique, ceci paraissant d'autant plus paradoxal que c'est pourtant dans ce champ, qui concerne directement les sujets dans leurs corps, qu'il semblerait le plus utile d'en tirer les conséquences.

Du côté des psychanalystes, la chose est vite – trop vite – comprise : la difficulté avec laquelle la médecine se laisse questionner par la psychanalyse est lue comme une "résistance" au sens psychanalytique du terme. Du savoir de l'inconscient, le médecin ne voudrait rien savoir, tout conforté qu'il serait dans sa position de maîtrise. Nous ne pensons pas qu'il soit faux de le prétendre, mais il s'agit aussi d'être cohérent avec nous-mêmes et ne pas interroger les comportements des autres sans questionner les nôtres propres.

La question doit donc être très clairement posée : en quoi l'analyste participe-t-il de ce qu'il dénonce à propos de la résistance du médecin à se laisser interpeller par la découverte psychanalytique ?

Nous pouvons peut-être avancer que le psychanalyste consent difficilement à se trouver face à un type de savoir dont la cohérence est telle qu'il est particulièrement efficace et que, de plus, la pertinence de son savoir de psychanalyste dans le champ médical ne tient en fin de compte qu'au consentement du savoir médical à lui laisser de la place.

Ainsi, il n'est pas sans intérêt de considérer le savoir médical comme un savoir fort en tant qu'il est entièrement inscrit dans le Symbolique d'autant plus que l'on peut distinguer, ainsi que nous l'avons fait à la suite de M. Fennetaux, les notions de "discours de la science" et "discours scientifique" : le premier désignant ce discours au moment de son élaboration, le second renvoyant à ce discours en tant que constitué et "oubliant" son moment de naissance.

Le discours médical – comme discours scientifique, différent de celui du chercheur – s'organise comme *tout* dans le Symbolique, oubliant très vite cette exception en quoi consiste le moment de sa constitution, alors que le savoir psychanalytique quant à lui, est divisé entre son inscription dans le Symbolique en même temps qu'en train de cerner cette négativité d'où il s'organise, donc *pas-tout* dans le Symbolique. Dans son rapport à la médecine, le savoir psychanalytique est en quelque sorte un savoir faible, dans la mesure où il ne peut que se trouver tributaire de la place que le savoir médical consent à lui donner; et nous pouvons dès lors pressentir que la voie la plus coutumière qui risque d'être prise par le représentant de ce savoir faible, c'est la position de rivalité, soit d'un équivalent de tentative féministe, c'est-à-dire de vouloir pour ce savoir faible une position égale à celle qu'occupe ce savoir fort.

Ne serait-ce pas ainsi que nous pouvons interpréter la difficulté des psychanalystes à sortir de leur jargon ? Bien sûr cet embarras ne leur est pas propre, mais il est évident que cela fait obstacle à ce qu'ils soient entendus en médecine : les tenants de celle-ci ne pourront être sensibles à leur division que dans les mots qui sont les leurs, or il faut bien reconnaître que c'est presque toujours dans les mots et dans les concepts du psychanalyste qu'il est demandé aux médecins d'être sensibles à cette autre dimension.

En ce sens, comparer comme le fait Jean-Yves Hayez celui qu'il appelle "le psychiatre de liaison" [35] avec le statut de l'immigrant nous semble tout à fait judicieux :

"Pour illustrer ces difficultés, une bonne comparaison pourrait être faite avec l'arrivée de l'immigrant, qui débarque dans une culture majoritaire autre que la sienne; il vient s'y installer de son propre chef (parce qu'il cherche un travail intéressant) ou on l'a vaguement appelé (pour faire les poubelles ?).

On sait qu'au début la coexistence entre les immigrants et le pays dit d'accueil se passe rarement bien : les autochtones se méfient ou/et cherchent à réduire le champ d'expression du migrant, et à limiter son emploi à quelques situations dont eux-mêmes ne veulent pas... " [36]

Nous retiendrons de cette métaphore qu'effectivement le savoir psychanalytique est en position minoritaire, qu'il vient se confronter au savoir médical qui règne en maître, et que ce ne sera que lorsque l'Un et l'Autre se seront reconnus tous deux issus de la division signifiante elle-même qu'une vraie dialectisation s'avérera possible. Nous pouvons encore profiter de la même métaphore pour penser l'effet désastreux qu'aura l'immigrant s'il se présente en colonisateur !

Combien de haines, de mépris que l'on peut très souvent entendre dans le discours des psychanalystes – aussi pertinents et brillants soient-ils par ailleurs – à l'égard du savoir médical ne pourraient-ils pourtant pas s'interpréter en ce sens. Les échecs nombreux de toutes les tentatives de coopération, aboutissant souvent soit à l'étanchéité des champs, soit à la

35 Terme qui nous semble – de même qu'à l'auteur d'ailleurs – inopportun et qui désigne le psychiatre auquel le somaticien demande de l'aide pour investiguer et traiter ses patients hospitalisés.

36 J. Y. HAYEZ, *Le Psychiatre à l'hôpital d'enfants, somatisations et pédopsychiatrie de liaison*, Paris, P.U.F., coll. Le Fil Rouge, 1991, p. 206.

guerre pure et simple, pourraient peut-être trouver un éclairage par la prise en compte de cette disposition particulière. Les psychanalystes en médecine ne reprennent-ils pas la figure que Lacan réservait aux psychanalystes centrés sur l'analyse des défenses, dont il disait qu'*ils ne laissent pas d'offrir à leurs contemporains le spectacle de gens qui étaient appelés à leur profession par rien d'autre que d'être en posture d'y avoir toujours le dernier mot* [37].

Paradoxalement, faut-il évoquer ici l'importance de la pensée de Lacan dans la constitution d'un savoir psychanalytique hautement élaboré qui se donne comme objectif de prétendre à la même rigueur que la pensée scientifique ? Ne devons-nous pas constater que c'est dans cette pensée que l'on trouve le mieux de quoi conforter le vœu de venir rivaliser avec le savoir médical, précisément dans ce champ du corps où les deux savoirs ont de quoi faire mouche ? Ne faudrait-il pas nous interroger ici sur ce qu'il faut bien appeler alors l'idéologie lacanienne qu'il n'est pas inutile de rapprocher de la définition que donnait Canguilhem de l'idéologie scientifique ? :

> *"Un certain type de discours, à la fois parallèle à une science en cours de constitution et pressé d'anticiper, sous l'effet d'exigences d'ordre pratique, l'achèvement de la recherche."* [38]

Et il s'agit bien en effet d'une telle anticipation quand, à partir des énoncés lacaniens, il est adressé aux médecins des discours qui visent à leur faire abandonner leur spécificité de médecin au profit des "vertus" de la psychanalyse.

Alors comment sortir de l'impasse ? Ici encore, nous pouvons utiliser notre hypothèse pour interpréter une telle résistance.

Dans sa rationalité et dans la logique qui y prévaut, le psychanalyste est sans cesse divisé entre savoir d'énoncés et acte d'énonciation; dès lors, si la transmission des énoncés du savoir analytique peut se faire de la même façon que celle des énoncés scientifiques, ce n'est pas cette seule modalité qui permet la transmission de la spécificité de l'acte analytique, et nulle garantie ne peut donc en être attendue. C'est d'ailleurs ce qui faisait dire à Lacan que *chaque psychanalyste est forcé de réinventer la psychanalyse* [39].

Ceci ne veut pas dire qu'un savoir d'énoncés psychanalytiques ne peut pas se transmettre, mais ce n'est pas celui-ci qui fait le cœur de l'enjeu, car cet enjeu ne peut se retrouver qu'en prenant appui sur l'acquis d'une perte, – celle à laquelle le sujet a consenti au travers de sa propre cure – et non sur un quelconque trait positivé.

---

37 J. LACAN, *Écrits*, op. cit. p. 376.

38 G. CANGUILHEM, *Idéologie et rationalité dans l'histoire des sciences de la vie*, Paris, Vrin, 1988, p. 62.

39 J. LACAN, "Conclusions au congrès sur la Transmission", juillet 1978, in *Lettres de l'École Freudienne*, n° 25, juin 1979, p. 219.

C'est d'ailleurs comme cela que nous pouvons entendre pourquoi les propos de Françoise Dolto par exemple – ou ceux de Jacques Lacan pour les analystes – ne sont pas transmissibles comme des énoncés scientifiques, et donc qu'au fur et à mesure qu'ils sont répétés par les parents ou les éducateurs, ils se désarriment de leur portée d'énonciation, produisent des effets de contraintes surmoïques encore plus féroces parce qu'éclairées et finissent par aboutir à l'inverse de ce à quoi ils avaient prétendu [40].

Tout ceci fait que le psychanalyste ne dispose pas des garanties qu'offre un savoir constitué de seuls énoncés, comme l'est celui de la rationalité scientifique; bien plus, il ne peut travailler à la transmission qu'en acceptant de prendre le risque non pas de l'erreur – ce qu'il ne peut d'ailleurs pas plus éviter, mais qui ne lui est nullement spécifique – mais bien de la "faillite" de sa discipline.

Chaque psychanalyste en ce sens porte l'entière responsabilité de la transmission de la psychanalyse, et ceci l'amène à devoir sans cesse se réinterroger sur la pertinence de sa position singulière; en même temps, il ne peut trouver sa reconnaissance qu'en passant par un autre singulier dont il sait qu'il n'a eu sa reconnaissance que par le même procédé. La garantie est donc toujours hypothéquée. Resteraient les institutions et groupements de psychanalystes qui devraient, comme les sociétés scientifiques, permettre d'en finir avec un tel aléatoire; hélas, l'assurance espérée se trouve confrontée à la même incertitude : les sociétés de psychanalystes s'organisent selon des mécanismes de reconnaissances mutuelles tout aussi périlleux, et ce ne sera que dans l'après-coup, et de manière ponctuelle que pourra être reconnu *"qu'il y a eu du psychanalyste"* [41].

Il est facilement compréhensible que les médecins organisés entre eux selon une rationalité toute dans les énoncés ne soient que peu disposés à laisser de la place à cette rationalité autre qui ne peut évincer de sa transmission l'aléatoire et donc aussi l'arbitraire. Car s'ils sont prêts à se laisser interpeller par un savoir autre, comment pourraient-ils se fier à autant d'incertitude ? Devons-nous préciser que c'est bien comme cela que nous pouvons interpréter l'habituelle déconsidération par le monde médical des "psys", tous aussi différents les uns des autres, jamais d'accord entre eux et organisés en chapelles multiples toujours prêtes à se dévorer mutuellement – autrement dit, à accomplir entre eux ce cannibalisme incestueux qu'ils dénoncent si bien chez les autres !

Et de la même façon, comment les "psys" n'entendent-ils pas que l'universalité des scientifiques n'est pas d'office mépris à l'égard du singulier ?

40 Cf. par exemple "Faut-il brûler Dolto ?", *Le Nouvel Observateur*, 11 septembre 1992.

41 Nous renvoyons pour cette question des institutions à notre article "Histoires belges à ne pas trans-mettre entre toutes les mains", in *Le Bulletin Freudien*, n° 15, mars 1990.

Pourquoi leur savoir et leur invention – entre eux si opérants – ne peuvent-ils se risquer à une vraie confrontation – celle dont je sors autrement que le même – avec une autre logique que la leur propre ?

Nous pouvons peut-être penser que cette fragilité dans la transmission et dans l'incertitude qui est celle du psychanalyste, toujours à devoir se réinterroger, tolère très mal la confrontation à un monde de certitudes acquises, accumulées et si bien organisées.

Il ne doit dès lors pas nous étonner – ce qui n'empêche pas d'avoir à le regretter – de constater que pour se défendre du malaise d'une telle position, le psychanalyste soit se confine dans une solitude farouche à l'égard de la logique médicale, soit veuille revêtir les oripeaux de la certitude en se prétextant un savoir analytique "scientifique".

Mais quelle que soit sa modalité de défense, s'il lui arrive de se confronter au savoir médical et à sa logique propre, sa certitude toute relative se trouve mise à mal, et ce toujours pour au moins deux raisons : d'une part, la consistance du savoir médical et le peu de place que ce type de rationalité laisse spontanément à une autre, d'autre part, le supplément de fragilisation qu'entraîne la confrontation d'un savoir dont la spécificité tient à la division entre énoncé et énonciation à un savoir qui, lui, tient sa pertinence de l'avoir éludée.

Nous pouvons donc penser que c'est cette difficulté qui est le moteur de la résistance des psychanalystes à s'investir dans le champ de la médecine, et que ce n'est qu'en travaillant leur rapport à cette difficulté qu'ils pourront véritablement collaborer avec le monde médical.

Ceci nous semble pouvoir éclairer la stratégie à respecter pour "avec de l'offre faire de la demande" si effectivement le psychanalyste souhaite que l'inconscient soit remis à sa juste place en médecine, permettant par là que s'opère la remise à sa juste place du sujet en médecine.

6 Une conjugalité obligée

Une dernière ouverture qu'autorise notre lecture du conflit des deux rationalités en termes de différence sexuée, c'est de pouvoir interpréter la difficulté relationnelle entre le monde médical et le monde infirmier. En effet, il n'est pas très original d'aborder le couple médecin-infirmière par le biais de la différence des sexes; mais y référer les problèmes actuels d'identité professionnelle du monde infirmier ou les difficultés relationnelles avec la hiérarchie médicale est tout à fait fructueux.

Les infirmières [42] se plaignent aujourd'hui d'être elles-mêmes traitées comme des numéros, de pures et simples exécutantes, d'avoir à éponger

42 Cf. à ce propos par exemple : *Les infirmières malades de leur métier*, Le Monde des débats, n° 8, mai 1993.

leurs émotions pour ne pas encombrer l'efficacité techno-scientifique et de ne pas être reconnues dans la spécificité de leur travail : tout cela peut très bien être entendu comme effet de l'emprise de plus en plus considérable du discours médical scientifique, et comme venant attester de la difficulté de plus en plus grande à laisser sa place au sujet, aussi bien du côté du soignant que du patient.

Il est en effet évident que c'est le monde infirmier qui est le plus proche des patients, qu'il se trouve à l'hôpital dans une position analogue à celle de l'omnipraticien : c'est lui qui a le plus souvent la charge de soutenir la singularité du malade face aux injonctions de l'efficacité technique médicale. Et si jusqu'à aujourd'hui, le "savoir infirmier" [43] a toujours eu sa place à épauler le médecin, dans une dialectique très proche de la conjugalité, devons-nous nous étonner de ce que les modifications survenues en médecine mettent de plus en plus en péril la transmission de ce savoir-faire ? La recherche d'une nouvelle identité par l'infirmière au travers par exemple de la constitution d'un "diagnostic infirmier" [44] peut donc être entendue comme une tentative de sauver une spécificité entraînée dans la débâcle du sujet à laquelle contraint la soumission de la médecine au seul techno-scientifique.

Toute la question sera de savoir si le monde infirmier fera de cette démarche une action rivalitaire avec le savoir médical – ce qui ne pourra amener qu'une escalade supplémentaire dans la conflictualité – ou s'il va s'agir de permettre que s'écrive un savoir-faire jusque-là confiné dans la tradition orale.

Autrement dit, comment le "c'est pas ça !" de l'infirmière viendra-t-il se faire entendre au "c'est ça !" du médecin, et comment ce dernier va-t-il donner place au premier ?

Les protagonistes peuvent donc bien être entendus en position respective de conjugalité obligée, et la congruence de la position masculine médicale – faut-il rappeler que cela ne désigne pas le sexe anatomique – avec la parole pourrait à cet égard donner à réfléchir : combien de fois n'entendons-nous pas en effet des médecins se plaindre de ce que les infirmières ne parlent pas, ne donnent pas leur avis; c'est sans doute vrai, mais il faudrait ne pas oublier que si pour l'infirmière, le courage consiste effectivement à risquer un dire, pour le médecin il consiste à se taire pour permettre à l'autre de s'énoncer.

Nul doute que, par ailleurs, la tentation technicienne est grande pour le monde infirmier, car le techno-scientifique ne promeut pas d'autre modèle que le sien propre et qu'il sera dès lors de plus en plus difficile à l'infirmière de soutenir une position spécifique si son interlocuteur médecin ne se donne

43 Selon le titre de l'ouvrage de Béatrice Walter, Editions Lamarre-Poinat, Paris, 1988.

44 Cf. LYNDA JUALL CARPENITO, *Diagnostic infirmier, du concept à la pratique clinique*, Medsi/Mc Gram-Hill 1990.

pas le recul nécessaire pour pouvoir penser la clôture dans laquelle pense la rationalité de la science.

Dans un univers déterminé par le discours de la science, c'est à une action concertée au profit du patient que sont invités monde médical et monde infirmier : ce qui ne devrait pas être confondu avec obéissance, mais qui devrait plutôt s'inspirer de ce "pas l'un sans l'autre" que nous avons déjà évoqué à plusieurs reprises [45].

45 Nous ne pouvons que renvoyer ici à notre article "Monde médical et monde infirmier : une conjugalité obligée", à paraître dans le numéro 2 des *Cahiers de psychologie clinique*.

VIII
Les deux logiques de la psychiatrie

Ce n'est pas la peine de thérapier le psychique.
Jacques LACAN

La question qui se pose à nous maintenant est celle de savoir si prendre en compte l'existence de ces deux logiques – l'une, scientifique "toute" inscrite dans ses énoncés et l'autre, psychanalytique toujours divisée entre son énonciation et ses énoncés – et leur articulation ne pourrait pas nous éclairer sur les difficultés rencontrées en psychiatrie et sur la place de celle-ci en médecine. C'est, en effet, dans le champ de cette spécialité médicale que l'opposition évoquée plus haut est incontestablement la plus présente, puisque les deux logiques – celle du tout et celle du pas-tout – y sont tout le temps à se confronter. L'objet de la psychiatrie étant le psychisme humain pathologique, il lui est en effet difficilement possible d'évacuer purement et simplement tout ce qui concerne le sujet, soit tout ce qui n'entre pas dans la rationalité scientifique.

Chacun connaît quelques unes des difficultés de la psychiatrie : comment aborder une dépression ? comment la traiter ? quel usage du DSM3 ? psychiatrie biologique ou psychiatrie à orientation psychothérapeutique ? quelle place, épistémologiquement parlant, pour le suicide ? à quelle efficacité est "obligée" la psychiatrie ? quels repères éthiques pour juger les nouvelles méthodes en psychiatrie ? comment expliquer la fréquente utilisation de la psychiatrie à des fins politiques ? quelle place pour la psychanalyse en psychiatrie ? cette dernière, si elle veut laisser sa place à l'inconscient, doit-elle pour autant se soumettre à la psychanalyse ? la recherche des neurosciences viendra-t-elle rendre nulle et non avenue l'existence de la psychanalyse ou même de la psychiatrie ? quelle place pour un psychiatre en institution ? quelle place au sein de la société pour une psychiatrie alternative ? quelle place pour la psychiatrie en médecine ? une place de complément ou de subversion ?

Nous ne pourrons sans doute apporter à toutes ces questions des réponses définitives; pourtant nous pensons que notre thèse de la bisexualité de la rationalité pourrait éclairer les enjeux du malaise spécifique à la psychiatrie et même nous indiquer des conduites à suivre pour que ces savoirs puissent "cohabiter" d'une manière qui serait profitable pour le patient.

1 Place de la psychiatrie en médecine

Dans sa préface à un petit fascicule publié en 1978 – *Défense et illustration de la psychiatrie, la réalité de la maladie mentale* – Henry Ey, celui qu'on a appelé *le pape de la psychiatrie française* et auquel nous nous référons encore et toujours lorsqu'il s'agit de renvoyer l'étudiant à un manuel de psychiatrie, définissait cette dernière comme :

> *"Partie de la science médicale. Car, bien entendu, la psychiatrie est 'médicale' ou n'est pas... n'en déplaise à ceux qui lui reprochent de l'être trop, préférant, disent-ils, qu'elle soit morale ou anthropologique, ou psychologique, ou psychanalytique, ou sociale, voire politique; c'est-à-dire qu'elle ne soit plus rien – en renonçant à prendre pour son véritable objet la maladie mentale, dans la stricte réalité de sa structure psychopathologique."* [1]

A première vue, cette position paraît tout à fait cohérente. La psychiatrie est médicale et elle a pour objet la maladie mentale. Qui pour contredire une telle évidence ?

Et pourtant la question se pose de savoir si, en médecine, la maladie mentale est susceptible d'être étudiée de la même manière que les autres affections ? Si le fait psychique humain pathologique est appréhendable de la même façon qu'une affection somatique ?

Nous savons que, depuis bien longtemps, l'espoir de la psychiatrie est d'établir une correspondance terme à terme entre des lésions ou des dysfonctionnements organiques et des troubles mentaux ou des symptômes psychopathologiques. Mais nous savons aussi qu'aujourd'hui nous sommes encore loin d'une telle concordance et ce malgré d'incontestables progrès.

Mais bien plus radicalement, si nous prenons en compte ce que nous avons avancé jusqu'ici, il est certain qu'il n'est pas judicieux d'entretenir un tel rêve, ni de se donner un tel objectif pour la bonne et simple raison que l'inadéquation entre l'ordre des mots et l'ordre des choses est constitutive en elle-même du psychisme humain. Et il nous faut reconnaître de ce fait que vouloir mener un tel espoir à son terme équivaut, dans le même mouvement, à supprimer et le fait psychique pathologique et le fait psychique tout court. Convenons qu'à y réfléchir, il n'est aucun médecin, encore moins psychiatre, qui voudrait ainsi jeter le bébé avec l'eau du bain.

Si donc nous avançons que la maladie mentale ne peut purement et simplement être abordée comme une affection hépatique ou comme une dégénérescence musculaire, nous voyons d'emblée la place particulière qu'occupe la psychiatrie dans le rang des spécialités médicales. "Parente pauvre de la médecine" avons-nous l'habitude d'entendre, construite en effet sur le modèle de celle-ci en même temps que portant cette modélisation

1 H. EY, *Défense et Illustration de la psychiatrie*, Paris, Masson, 1978, p. 5.

à sa limite – là où la rationalité scientifique ne peut plus prendre en compte la spécificité de ce qu'est le sujet – la psychiatrie se trouve dès lors à la fois partie intégrante de la médecine et nécessairement marginale par rapport à elle.

Partie intégrante, spécialité médicale à part entière, ce qui dans notre système social est indubitable puisque le titre de psychiatre nécessite une formation médicale.

Marginale, obligatoirement interpellante parce qu'en se donnant pour tâche d'étudier les avatars de la psyché et donc du sujet, elle s'impose d'avoir à rendre compte non seulement de faits et d'événements qu'*il ne serait même pas correct d'appeler en troisième personne, puisqu'enfin la troisième personne est un mode de la personne (au sens linguistique) et non une cellule* mais aussi *de phénomènes qui se situent par essence et à la fois au niveau de la première, de la deuxième et de la troisième personne, disons en un mot : du discours* [2].

La psychiatrie se trouve porteuse de cette limite interne – celle que ne voulait pas prendre en compte le neurophysiologiste – en même temps qu'intégrée dans cette médecine d'aujourd'hui où prévaut la rationalité scientifique. Elle pourrait être dite à l'égard de la démarche médicale en position "d'exclusion interne". Et pour en revenir à cette maxime due à feu Henry Ey que nous venons de citer, il s'agit dès lors d'y apporter une nuance de taille : bien sûr la psychiatrie est médicale ou n'est pas... mais si elle n'est que médicale, elle n'est plus.

Autrement dit, c'est parce que la dimension du sujet ne peut être exclue de la psychiatrie, que celle-ci – à moins de s'anéantir elle-même – ne peut simplement entrer dans le registre des spécialités médicales scientifiques – comme l'ophtalmologie ou la radiologie – mais que, par contre, elle sera le théâtre privilégié de la confrontation entre les deux rationalités que nous avons tenté de dégager.

Et ceci nous amène alors aussitôt à une question centrale, celle de savoir si, de ce fait, la psychiatrie peut simplement se ranger sous la bannière médicale pour ce qui est de la recherche de ses repères éthiques ou s'il lui est nécessaire de se constituer d'autres normes que celles de la médecine scientifique.

2 Éthique et Morale

A voir aujourd'hui l'usage particulièrement intense que le médecin et les médias font du mot éthique, nous sommes en droit de penser que ce vocable

2 A. DE WAELHENS, préface au livre de J-P DEMOULIN, *Névrose et Psychose*, Louvain, Nauwelaerts, 1967, p. 5.

n'est qu'une sorte de new-look du mot morale, un tel abus de langage, consommant du même mouvement l'absence de leur distinction. Il est vrai que les philosophes eux-mêmes ont usé tantôt d'un vocable, tantôt de l'autre et peu nombreux sont ceux qui ont tiré profit de la différenciation de ces deux termes. Néanmoins, ceci ne doit pas nous empêcher de repérer ces différences et de tenter de les faire se dialectiser.

Nous pouvons commencer par faire nôtre la distinction qu'avance Jacques Durandeaux :

> *"On peut avoir une éthique et pas de morale. C'est dire alors qu'on ne fait pas n'importe quoi et qu'on n'admet pas que n'importe quoi se fasse. Le débat éthique concerne les propositions fondatrices du discours et des conduites qui y tiennent, alors que le débat moral concerne les nécessités ou les 'pseudo-nécessités' déduites à tort ou à raison de ces principes fondateurs."* [3]

L'interrogation éthique n'est donc pas du même ordre que l'obéissance à des règles morales et nous pouvons préciser que nous avons à parler de morale là où nous pouvons nous appuyer sur des règles, des nécessités de discours, ou en tout cas sur un savoir positif alors que nous pourrons parler d'éthique là où est interrogé ce qui fonde ces mêmes règles ou faits de discours, d'où se tient ce qui fait leur autorité. Là où le principe moral équivaut à une modalité de présence, l'interrogation éthique porte sur l'absence. Paul Ricœur, dans un article qu'il intitule *Avant la Loi morale, l'éthique*, précise :

> *"Je propose de distinguer entre éthique et morale, de réserver le terme d'éthique pour tout le questionnement qui précède l'introduction de l'idée de loi morale et de désigner par morale tout ce qui, dans l'ordre du bien et du mal, se rapporte à des lois, des normes, des impératifs."* [4]

Lorsque les médecins prétendent s'interroger sur le point de vue éthique, il faut d'abord vérifier s'il ne s'agit pas en fait plutôt de morale. Lorsque par exemple se sont établis à Strasbourg des "principes d'éthique médicale européenne", nous pouvons y lire l'ensemble des *principes les plus importants destinés à inspirer la conduite professionnelle des médecins quel que soit leur mode d'exercice dans leurs rapports avec les malades, avec la collectivité et entre eux* [5].

Et d'y suivre une suite de trente-sept articles veillant entre autres à ne pas inféoder le médecin à d'autres pouvoirs que le seul auquel il faut qu'il se soumette, soit le bien du malade. Quoi d'autre ici qu'un ensemble de règles morales !

---

3 J. DURANDEAUX, "L'Éthique de la passe", in *Lettres de l'École Freudienne*, n° 23, avril 1978, p. 130.

4 P. RICOEUR, "Avant la Loi morale, l'éthique", in *Encyclopaedia Universalis*, supplément II, Les Enjeux, Paris, 1985, p. 42.

5 *Principes d'éthique médicale européenne*, document diffusé par l'Ordre des médecins.

En revanche, lorsqu'une expérience envisagée sur l'homme est renvoyée à l'avis d'une commission éthique indépendante de l'expérimentateur, nous nous apercevons que la notion d'éthique est déjà plus adéquate, en ce sens qu'il s'agit non pas de savoir comment appliquer la morale médicale générale à un cas particulier, mais plutôt – encore que les deux dimensions ne sont pas exclusives l'une de l'autre – d'obliger à l'interrogation préalable sur les fondements mêmes de l'expérimentation.

Il nous semble important que cette distinction reste présente à l'esprit, même si nous pouvons ensuite consentir à adopter le vocabulaire à la mode, soit de suspendre l'usage du terme de morale au profit de celui d'éthique.

3 Deux éthiques différentes

Un autre ordre de faits doit maintenant être pris en considération : lorsque le médecin se pose un problème éthique, par exemple, à propos des méthodes de procréation artificielle, il nous faut observer que le résultat de sa réflexion n'entame en rien la qualité scientifique du travail qu'il effectue; ainsi, s'il s'avérait que, pour des raisons d'ordre éthique, la fécondation in vitro était à bannir de ses pratiques, cela n'édulcorerait nullement la validité scientifique des travaux qu'il a menés autour de cette même fécondation in vitro.

Cette spécificité de la manière dont le médecin pose les questions éthiques mérite d'être rappelée : sa pratique de médecin scientifique est interrogée dans un temps second par rapport à son travail, sa réflexion venant alors questionner le bien fondé, non de sa recherche comme telle, mais bien de la mise à disposition des patients, et cela sans pour autant invalider sa scientificité.

C'est que, comme nous l'avons déjà indiqué plus haut [6], la science n'a en elle-même aucune orientation de finalité : elle est pure et simple finalité cognitive, et elle est correctement positionnée si elle prend en compte les critères de ce type de connaissance. En soi, elle est sans cette dimension éthique que cependant les médecins sollicitent parallèlement, convaincus qu'ils sont – à juste titre d'ailleurs – que la connaissance scientifique médicale se doit de rester au service des patients et que ceci ne peut se faire qu'en élaborant des garanties.

C'est donc toujours dans un mouvement de retour qu'ils s'interdisent telle ou telle pratique ou application technique de leurs découvertes pourtant valables sur le seul plan scientifique.

C'est parce que la science est envisagée comme activité humaine qu'elle se présente comme activité finalisée et est donc, à ce titre, entièrement prise

6 Cf. chapitre II.

dans l'interrogation éthique; mais en soi, la science est neutre, pur système de connaissances, indépendante d'un tel questionnement.

Ceci dessine bien la place et la fonction de l'éthique dans le champ médical scientifique. Pour poursuivre notre exemple, interroger les méthodes de procréation artificielle consiste à"tamponner" les avancées médicales; s'assurer du fait que c'est au service des hommes et des femmes que de telles méthodes sont utilisées et donc éventuellement faire ployer l'utilisation des connaissances à la finalité qu'elles doivent venir servir.

Dès lors, nous comprenons que lorsque le chirurgien s'interroge sur des questions éthiques, cela se passe en général en dehors de son travail quotidien, lors d'une réunion d'un comité d'éthique précisément ou à l'occasion d'une lecture ou d'une heure de réflexion. Mais lorsqu'il intervient en salle d'opération, il se fiera plutôt à ses connaissances acquises au long de sa formation médicale, ce que d'ailleurs nul ne regrettera; nous imaginons avec un certain effroi ce que serait un chirurgien qui s'interrogerait sur les problèmes éthiques à chaque fois qu'il aurait à utiliser son bistouri.

Il n'empêche qu'il pourra lui aussi se retrouver, au détour de n'importe quel acte médical, tout à coup confronté à une question éthique, tout à coup interpellé dans un jugement à porter sur la judiciosité d'une intervention chez tel patient par ailleurs condamné et chez qui la question se pose de savoir s'il ne vaut pas mieux ne plus le harceler pendant les derniers moments de son existence.

Mais le schéma sera toujours le même : une modalité d'intervention médicale selon ce que lui a appris sa formation qui sera son savoir de pratique quotidienne et, dans un temps second, une interpellation éventuelle sur la pertinence de mettre ce savoir en pratique étant donné la spécificité des problèmes du malade.

Toujours une éthique en position de tampon, venant limiter au nom du bien du malade, ce qui s'impose pourtant d'emblée comme traitement d'une maladie.

Comment comprendre ce mode de fonctionnement de l'interrogation éthique en tenant compte de la structure de la rationalité scientifique ? En nous référant à nos deux logiques, nous pouvons penser que la morale s'appuie toujours sur des énoncés, alors que l'éthique s'appuie en fait sur l'énonciation, soit sur la dimension de négativité que suppose le langage; que, de ce fait, dans le savoir organisé selon la modalité masculine – une exception, tout dans l'énoncé – la dimension éthique n'est portée que par l'exception, et qu'au sein même des énoncés, il n'y a pas de place pour le questionnement à partir de la négativité puisque cette exception sera aussitôt "oubliée", et que donc ce sera d'ailleurs que viendra se poser la question éthique.

L'éthique en médecine vient rappeler au médecin, de l'extérieur, que sa médecine doit rester au service du malade, et que même si elle épuisait les connaissances des maladies, il lui resterait à se plier devant ce fait incontournable que la maladie, c'est à un être humain qu'elle survient.

Il nous faut dès lors remarquer qu'il n'y a d'acceptation de la notion d'éthique de la médecine qu'au sens objectif du génitif.

En effet, nous savons que parler d'un désir d'enfant peut s'entendre comme génitif objectif et veut alors dire le désir d'avoir un enfant, ou comme génitif subjectif, désignant alors un souhait, un vœu, un caprice de quelqu'un en âge d'enfance. Par éthique de la médecine, il nous faut repérer – pour autant que nous parlions de notre médecine actuelle, ainsi que nous l'avons définie – que seul a cours le génitif objectif de l'expression, car au sens du génitif subjectif, il n'y a pas d'éthique de la médecine scientifique; celle-ci, d'être précisément ce qu'elle est, soit scientifique, est sans éthique.

C'est donc l'éthique de la médecine – au sens du génitif objectif – qui vient à la rescousse de l'absence d'éthique de la médecine scientifique – au sens du génitif subjectif.

Et c'est la raison pour laquelle nous pourrons appréhender en quoi la psychiatrie – en tant qu'elle s'occupe du fait psychique, soit de ce qui arrive comme avatar au sujet, dans sa spécificité de sujet, autrement dit, négativité incluse – ne peut alors simplement se soumettre aux critères éthiques envisagés en médecine; non parce qu'ils ne lui conviendraient pas, mais parce qu'au contraire, ils seraient trop minimalistes. Il est en effet tout à fait insuffisant de se contenter de veiller à ce que ce soit au malade que la psychiatrie doive s'adresser puisque c'est en tant que celui-ci est atteint dans sa spécificité de malade comme être humain désirant qu'il s'adresse au psychiatre.

Il n'est donc pas possible à ce dernier de se satisfaire de cette éthique-tampon si précisément le champ dans lequel il lui faut intervenir recouvre, de structure, ce qui n'est que "rattrapé" par l'interrogation éthique en médecine.

Il pourra dès lors se tourner vers une rationalité qui inclut le champ de la négativité et qui d'emblée prend en compte le sujet et le met au centre même de son action et de sa réflexion, soit une rationalité dont la psychanalyse est notre paradigme et dans laquelle beaucoup pourront reconnaître si pas le modèle de leur intervention au moins le repère éthique qui s'y promeut.

Précisons qu'il ne s'agit pas d'appliquer à toutes les situations les règles de la cure analytique, mais plutôt, d'une part, de tirer conséquence du fonctionnement de l'appareil psychique tel qu'il a été appréhendé par la rationalité psychanalytique et, d'autre part, de prendre la mesure des enjeux qui sont ceux de la cure des patients que le psychanalyste prend en charge ainsi que de sa propre cure à lui, psychiatre, si tant est qu'il s'y soit soumis.

Nous pouvons définir l'éthique analytique comme une éthique du désir ou du sujet. Il ne s'agit pas pour autant d'entendre dans une telle formule un affranchissement du désir tel que l'ont prôné, par exemple, Rousseau ou encore les partisans de la libération sexuelle. Il s'agit en revanche, d'entendre le désir comme un concept "négatif", au sens où ce qui le spécifie c'est la perte qui le constitue, en même temps que la constellation signifiante qui circonscrit ce vide originaire qui détermine un sujet dans sa singularité. En somme, "du désir" habite chaque être humain selon un agencement propre à chacun – ses signifiants, ses mots – et en référence à son ombilication dans cette absence d'adéquation entre l'ordre des mots et l'ordre des choses.

Du côté de l'éthique analytique, nous pouvons déduire de ceci qu'il n'y a nul souverain Bien, qu'il n'y a pas d'étalon du Bien, entendu comme idéal, qu'il conviendrait d'atteindre. Le seul souverain Bien étant plutôt celui dont nous ne pouvons que constater l'absence. Mais qu'attendre alors comme repère ? C'est là que Lacan nous invite à penser ce qu'il en est du rapport au désir dans la perspective du Jugement dernier. La question à laquelle chaque sujet aura à répondre serait : as-tu agis en conformité avec le désir qui t'habite ?

Le conflit moral du névrosé, par exemple, n'est rien d'autre que le conflit entre le désir inscrit en lui et les idéologies – le Beau, le Bien, etc. – qu'il s'est construites pour pouvoir se refuser au désir qui l'habite. Dans la même perspective, une cure analytique permet précisément à un sujet de dépouiller *"le scrutin de sa propre loi"*, nous dira encore Lacan, soit de repérer par le travail d'association libre les signifiants auxquels il est soumis et qui déterminent son destin; et comme nous le savons, ce destin renvoie à la place que le sujet occupe dans le désir de chacun de ses parents et, plus loin encore, à la façon dont la Loi s'est articulée avant lui dans les générations précédentes. Car, au-delà des lois organisées par le champ social et que l'on peut dire écrites qui veillent au bien collectif, il existe cette Loi non écrite directement tributaire de l'inscription de ce point d'impossibilité, à laquelle chacun se trouve confronté et qui est le fondement de sa singularité.

A ce propos Clavreul nous précise :

"L'éthique du psychanalyste ne consiste pas à proposer ou à imposer une nouvelle morale concernant le désir mais à faire apparaître le sujet là où n'existait que des forces obscures et contradictoires qui ne pouvaient jusqu'alors se signifier, faute d'avoir été entendues. C'est là qu'elle diffère radicalement de ce qui, d'une manière ou d'une autre, découle du discours du maître, c'est-à-dire de la production d'énoncés prescriptifs qui sont sensés assurer à l'esclave plus de biens, plus de jouissance, et même plus de désir, plus de liberté." [7]

L'éthique analytique comme éthique du sujet prend donc en compte ce qui structure la réalité psychique de tout un chacun et inclut la négativité en

7 J. CLAVREUL, "Les Enjeux de la psychanalyse : une éthique du sujet", in *Encyclopaedia Universalis*, supplément II, Les Enjeux, Paris, 1985, p. 459.

son sein même. Si la rationalité psychanalytique s'organise dans une logique où les énoncés ne se dédouanent pas de l'énonciation, l'interrogation éthique ne peut donc lui être externe; elle devra questionner la fidélité du sujet à son énonciation aussi bien qu'à ses énoncés. Il ne s'agira pas d'une éthique-tampon, mais d'une éthique-guide ou d'une éthique-mentor.

4 Être le valet de deux maîtres

Pour en revenir à l'antagonisme habituel de nos deux fonctionnements logiques, nous pouvons lire plusieurs difficultés de la psychiatrie comme étroitement liées à ce que cette dernière soit le siège privilégié d'une telle confrontation. La psychiatrie peut, en effet, s'organiser selon la rationalité scientifique : c'est le cas de la psychiatrie biologique. Une psychiatrie peut aussi trouver ses repères en s'adressant à la rationalité psychanalytique, en allant – à tort – jusqu'à penser pouvoir renvoyer chaque patient à une cure analytique, ou plus judicieusement en pensant simplement y trouver davantage de place pour la question du sujet. Mais il nous faut constater que c'est toujours en fin de compte en se confrontant à l'opposition de ces deux logiques que chaque psychiatre essaye de trouver sa position propre [8]. Dans le meilleur des cas, il arrivera à dialectiser ces deux dimensions; dans le pire des cas, il ne fera qu'hésiter sans se prononcer vraiment.

Or, ce qui importe, c'est qu'il respecte les limites et les contraintes de la position choisie.

Inéluctablement, la psychiatrie, étant donné son objet, est le siège de la confrontation de ces deux logiques : la première, celle qui régit le discours médical est une logique de l'Un : l'ensemble des éléments y est positivable, sauf un, celui qui est en position d'exception, celui sur lequel se fonde le discours scientifique mais qui est aussitôt oublié dans le discours de la science. Ce qui fait limite à cette logique est donc une limite externe, et c'est la raison pour laquelle la réflexion éthique ne peut venir dans une telle logique que de l'extérieur, en l'occurrence d'autres disciplines. Dans la seconde logique – logique de l'Autre – mise en œuvre dans la rationalité psychanalytique, il est supposé un appareillage symbolique analogue à celui de la science, mais la prise en compte de la négativité constitue l'autre dimension inéliminable. La limite est donc double, à la fois interne et externe et la préoccupation éthique est constante et au cœur même de la pratique. Dans cette seconde logique, le savoir dès lors double est, du coup, savoir "faible" parce que sans cesse devant se reconnaître comme divisé face à un

8 Le psychiatre à orientation systémique sans s'apparenter directement à l'orientation psychanalytique ne lui en reste pas moins tributaire et de par ses origines, et de par sa préoccupation du sujet.

savoir "fort" qui peut plus facilement jouer au tout-maître, ou au tout-savoir et dont l'efficacité n'est pas à remettre en doute.

La logique médicale veut le bien du patient ou du moins l'amélioration si pas la suppression du symptôme, en d'autres mots la guérison, mais quasi sans son avis; elle reconnaîtra néanmoins le libre arbitre du sujet, mais ce sera d'une manière externe, par exemple en acceptant une décharge de la part du patient.

Mais pour ce qui est de la logique psychanalytique, il y a, de structure, un grain de sable dans les rouages : l'existence d'un point d'impossible imprime d'emblée une autre limite – interne cette fois – au pouvoir thérapeutique. Et le paradoxe est que c'est cette limite interne, celle de ce que la guérison ne peut en fin de compte que venir du patient, qui est la garantie dernière du sujet. C'est ce qui fera dire à Lacan cette phrase que nous avons mise en exergue à ce chapitre :

"C'est certain, ce n'est pas la peine de thérapier le psychique. Freud aussi pensait ça. Il pensait qu'il ne fallait pas se presser de guérir. Il ne s'agit pas de suggérer, ni de convaincre." [9]

Il faut en effet convenir que pour ce qui est de la réalité psychique, nulle "thérapie" ne pourra venir se substituer à l'acquiescement du sujet, et c'est même ce sur quoi peut buter la cure psychanalytique, à savoir ce que Freud a appelé la réaction thérapeutique négative, soit le refus de guérir du sujet.

La seule logique médicale ne peut donc rendre compte du sujet. Une autre logique – une logique qui prend en compte cette place vide – est nécessaire. Ainsi que l'évoque Ginette Raimbault, les conséquences de la prise en compte de l'existence de ces deux logiques porteront également sur la différence de conception des idéaux :

"L'idéal du médecin serait d'être celui qui guérit ou au moins celui qui est toujours prêt à répondre à la demande de l'autre. L'idéal du psychanalyste serait d'être celui qui permet à l'autre de trouver sa vérité, de se vivre manquant et désirant." [10]

Nous pouvons dès lors envisager qu'entre ces deux repérages éthiques – celui qui a pour visée le bien du malade et celui qui veut prendre en compte le sujet comme désirant – une opposition peut très bien survenir [11]. Notons que les problèmes sérieux commencent lorsque le bien veut faire la loi au désir, quand au nom du bien nous tentons de dompter le désir. Dans un tel cas, nous savons que nous risquons beaucoup de jouer au dompteur-dompté, ce que le bon-sens connaît lorsqu'il nous rappelle que si nous

---

9 J. LACAN, "Ouverture de la section clinique", in *Ornicar*, n° 9, 1977, p. 13.

10 G. RAIMBAULT et R. ZYGOURIS, *Corps de souffrance, Corps de savoir*, Lausanne, L'Âge d'homme, 1976, p. 186.

11 Voir, par exemple, la toxicomanie.

chassons le naturel, celui-ci reviendra au galop. Que le Bien veuille régner n'est pas en soi une mauvaise chose, loin s'en faut, mais c'est quand ce même Bien veut régner sur tout que les excès se laissent entrevoir, ce que nous exemplifie fort bien l'*Antigone* de Sophocle, témoignant par là d'ailleurs qu'il n'a nullement fallu attendre la psychanalyse pour qu'un tel conflit existe.

De la même façon, nous pouvons supposer que le psychiatre, dans la spécificité de son travail, devra parfois choisir entre ces deux éthiques, celle du service des biens et celle du désir, celle de la médecine qui se range dans le service des biens, et celle de la psychanalyse.

Il n'y a nullement à dévaloriser ou à sous-estimer le fait qu'un psychiatre s'inscrive en référence au service des biens et à la médecine; c'est – nous l'avons rappelé – le lot de la psychiatrie biologique par exemple et il est inutile de rappeler l'intérêt de la découverte des neuroleptiques qui ont vidé les asiles dans les années cinquante; ou encore l'utilité de telle ou telle recherche sur les mécanismes neuro-récepteurs.

Simplement, si le psychiatre choisit de ranger son action dans le champ médical, qu'il affiche la couleur en quelque sorte ! Et qu'ensuite il en tire les conséquences quant aux règles éthiques. Qu'il le dise et il n'aura pas à se voir reprocher de ne pas prendre en compte le sujet, puisque son choix le fait rejoindre la médecine scientifique qui se fonde sur l'exclusion de ce même sujet. Par ailleurs, une fois ce camp choisi, qu'il se soumette à ses règles éthiques – celles évoquées plus haut – qui ont charge de venir "tamponner" ses actions.

Si le psychiatre choisit une éthique analytique, il se donnera comme tâche d'abord de prendre en compte ce qu'il en est du sujet dans sa singularité désirante, ensuite, d'entendre les difficultés du patient comme les avatars d'un sujet en mal avec le désir qui est inscrit en lui et avec son éventuelle articulation sociale.

Notons bien qu'il s'agit donc là d'un choix, mais que ce n'est nullement parce qu'il a été fait une fois qu'il est pour autant garanti. Nous pouvons rencontrer un psychiatre médecin très sensible à la dimension du sujet et un psychanalyste psychiatre très féru de savoir psychanalytique mais traitant le patient, le personnel et les collègues comme un vrai mandarin médical. Par ailleurs, il est plus que probable que dans chaque acte qu'il devra poser, le psychiatre se devra de redéfinir son choix, à moins qu'il n'ait opté une fois pour toutes pour la position médicale.

Il ne faut pas nous cacher qu'il restera une troisième voie : celle de ne pas choisir. Dans ce cas, il deviendra un psychiatre-Arlequin – selon ce que nous suggère la pièce de Goldoni, *Arlequin ou le valet de deux maîtres* – sans cesse en train d'hésiter ou d'osciller entre servir l'éthique analytique et servir celle de la médecine. Nous pensons à tel professeur d'université qui ramenait l'embarras habituel du psychiatre à savoir s'il fallait qu'il aide son patient somatiquement ou psychothérapeutiquement; ne convenait-il pas de lui indiquer que ce qui spécifie la position psychiatrique est parfois précisément – et malheureusement – cette façon de ne pas savoir choisir ou alors de tenter de jouer sur les deux tableaux ?

On pourrait entendre ce qui précède comme une invitation à faire ce choix une fois pour toutes, mais loin de nous cette idée, car la plupart du temps, chaque décision du psychiatre va réimpliquer ce choix. On pourrait entendre aussi un simple conflit de tendances psychiatriques, mais ce que nous avançons, c'est que c'est devenu un tel conflit en raison même de l'évolution de la médecine. Celle-ci a exclu le sujet et n'a donc plus été en mesure de laisser sa place à ce qui fait l'objet spécifique de la psychiatrie, soit le psychisme humain pathologique. Et c'est lorsqu'il s'obstine à prendre en compte cette spécificité que le psychiatre ne peut se satisfaire de sa soumission à la médecine. C'est bien à cause de ce qu'elle prend en charge, la subjectivité dans ses avatars, que la psychiatrie ne peut pas être seulement médicale et scientifique.

Qu'il soit fait une fois pour toutes ou qu'il se remette sans cesse en cause, le choix d'une logique n'ira pas sans conséquences cliniques concrètes pour le psychiatre; c'est, par exemple, ce choix qui établira une ligne de partage entre les différents statuts possibles du savoir en psychiatrie.

Le savoir psychiatrique peut être un savoir d'ordre médical, auquel cas, il s'agit d'un savoir qui n'a pas besoin du patient pour être efficace : le médecin sait ce qu'il en est de la maladie et c'est ce savoir qui d'ailleurs le statue comme médecin. Nous ne pouvons ici que renvoyer à ce qu'évoque Octave Mannoni lorsqu'il distingue silence du psychanalyste et silence du psychiatre :

> *"Le silence du psychiatre – ou même celui du médecin – ne s'impose pas à la façon de celui de l'analyste. On pourrait dire, dans un sens à la fois très large et très précis, qu'il est plus politique. Le psychiatre garde pour lui le savoir qu'il a sur le patient parce que ce savoir le constitue comme psychiatre de même que le non-savoir du patient le met à la place de patient. C'est un peu comme si l'état pathologique dans lequel est le patient se confondait avec son ignorance.(…) Ce n'est pas aussi clair dans la relation analytique. (…)*
>
> *"Dans cette relation, ce qui fonctionne surtout, ce n'est pas le savoir du psychanalyste, (…). Ce qui fonctionne, c'est le savoir que l'analysant suppose à son analyste. Cela n'est pas aussi agréable à l'analyste que ce pourrait l'être au médecin. Parce que le médecin se sent reconnu de par le savoir qu'il possède, même par quelqu'un qui en ignore tout. Tandis que le savoir que le patient prête à l'analyste, ce n'est pas le même que celui que l'analyste possède. Celui qu'il possède, il ne peut pas l'appliquer (…). Ce dont le patient a besoin c'est d'avoir accès à sa vérité, non à celle de la théorie, non à celle qui est dans le savoir de l'analyste."* [12]

12 O. MANNONI, "Le Silence", in *Psychanalyse et Politique*, sous la direction d'A. Verdiglione, Paris, Seuil, 1974, p. 190.

Ainsi, le malade ne sait pas, mais il tolère d'être su par le médecin. Un tel savoir peut d'ailleurs être appliqué à un patient comateux sans cesser pour autant d'être utile et bienvenu. Et même si ce savoir est, aujourd'hui encore, parfois impuissant à apporter remède, on est en droit d'espérer que, demain, il donnera la clé de la maladie.

Le savoir qui se pense dans une perspective analytique est dans une position tout à fait différente du savoir médical. Il est inopérant si le patient n'y adhère pas. Il peut même être néfaste : c'est ce qu'on appelle l'interprétation sauvage. C'est plutôt un savoir "sous réserve", sous réserve de ce que le patient en veuille; et c'est même l'art du thérapeute que de ne proposer d'interprétation au patient qu'au moment adéquat. Trop tôt, il ne l'entendra pas; trop tard, il ne saura plus qu'en faire.

Il ne s'agit pas pour autant de prôner l'ignorance; celle-ci est une maladie de l'analyste et si Lacan nous indique que l'analyste *"doit savoir ignorer ce qu'il sait"*, ce n'est pas pour prêcher l'ignorance mais pour mettre en évidence que, contrairement au savoir médical, le savoir analytique a le devoir d'être mis en suspens; c'est ce qui demandera au thérapeute un savoir supplémentaire, celui qu'il se forgera au travers de sa propre cure, soit de savoir parer à l'investiture du savoir que lui suppose le patient ou encore d'introduire dans son savoir cette dimension de la négativité que nous invoquons dans cette autre logique.

Car si le patient a besoin de supposer que son analyste sait, c'est néanmoins son propre savoir qui devra se substituer progressivement au savoir supposé à l'analyste et tout le travail de la cure n'est rien d'autre que le processus de mise en place expérimentale de ce dispositif qui permet à un patient d'utiliser comme levier de travail le savoir supposé à l'analyste, en même temps que de pouvoir se passer de ce dernier lorsque son propre savoir se sera frayé son chemin et sera venu se mettre en place de vérité pour le sujet.

Et nous pouvons ici d'emblée prendre la mesure d'une autre différence fondamentale entre position médicale et position analytique, à savoir la prise en compte ou pas du transfert [13], dans la mesure où celui-ci est, comme nous l'avons déjà indiqué, précisément défini comme "Sujet supposé Savoir". Dans la position médicale, il n'y a pas de supposition du savoir pour la bonne et simple raison que c'est "effectivement" un savoir, alors que dans la position analytique, le savoir supposé à l'analyste n'équivaut pas à celui dont il dispose : celui supposé à l'analyste n'est en fait rien d'autre que le savoir

13 C'est évidemment ici également toute la différence entre suggestion et transfert qui devrait être précisée, en tant que la psychanalyse, sans nier qu'elle trouve son origine dans la suggestion et dans l'hypnose, se trouve s'en distancier entièrement en mettant en évidence ce fait du transfert.

inconscient de l'analysant, alors que celui dont l'analyste dispose, c'est un savoir sur ce dont est constitué le transfert, savoir qui lui permet de ce fait de ne pas se leurrer sur l'adresse qui lui est faite, tout en permettant au leurre d'opérer le temps nécessaire à ce qu'émerge le savoir inconscient de l'analysant.

Ainsi, si le médecin psychiatre sait dans une perspective analytique, il sait donc en outre que son savoir ne sera d'un secours au patient que s'il lui permet d'avoir accès à son propre savoir, ce qui suppose que comme psychiatre, il se soit castré de sa propre jouissance de savoir. Ou encore qu'il ait introduit à l'intérieur même de son savoir cette dimension de l'impossible, comme limite interne à son savoir.

Les différentes prises de position à l'égard de la question du suicide [14] sont une autre conséquence clinique : dans la perspective médicale, il est logique que le suicide soit à éviter à tout prix, en tant qu'il est l'échec majeur de la thérapeutique psychiatrique. Mais c'est dans ce "à tout prix" qu'une question se pose : est-ce un "à tout prix" qui veut dire qu'il s'agit de faire tout ce qui est en son pouvoir pour que le sujet abandonne ce projet ? Ou s'agit-il de tout faire pour l'en empêcher jusqu'à lui ôter la possibilité même de passer à l'acte ?

Cette dernière position peut déterminer l'ensemble d'une conduite thérapeutique qui peut aller de la prévention du suicide sur le plan collectif à la façon même dont un service s'organise. Et l'on connaît certaines unités psychiatriques où il s'agit sans cesse de s'assurer qu'il n'existe pas de risque imminent de suicide chez les patients en les interrogeant tous les matins pour savoir où en sont leurs éventuelles idées autodestructrices. La réassurance que le personnel tire des propos obtenus suffit alors pour que l'ensemble du personnel puisse attendre le lendemain sans trop d'angoisse, mais quant à ce qu'il en est du problème du patient..., c'est secondaire. Un tel service est organisé selon la référence médicale et de ce fait est cohérent avec ce modèle de pensée, car le suicide est ici l'échec du thérapeute et c'est à ce titre qu'il s'agit de tout faire pour qu'il n'ait pas lieu. C'est sans aucun doute ce qui motive le comportement parfois méprisant de la salle d'urgences à l'égard des personnes ayant voulu mettre fin à leurs jours : ces dernières sont considérées comme ayant transgressé le système de la rationalité médicale et du bien qui y était promotionné; les tenants d'une telle logique thérapeutique ne perçoivent pas qu'ils ont soustrait au patient cette possibilité fondamentale qui doit être respectée si une place est reconnue au sujet. Et ce ne sera qu'au nom d'une éthique extérieure à eux qu'ils prendront néanmoins – mais à contre-cœur – la tentative de suicide en charge.

14 Nous pouvons ici renvoyer au travail de C. DERMINE, *Éthique, suicide et institution psychiatrique*, mémoire de licence en psychologie, Louvain-la-Neuve, juin 1991.

Dans une perspective analytique, le suicide est également à éviter, mais il est à éviter en tant qu'il est d'abord l'échec du patient – et non d'abord celui du thérapeute – à n'avoir pu trouver une autre issue. Il ne s'agit pas du tout pour le psychanalyste de laisser passivement le patient se suicider, mais il s'agit de reconnaître que la possibilité du suicide reste une "liberté" dont le patient doit continuer de disposer, car elle atteste de son statut de sujet. Le choix de la mort plutôt que celui de la vie et ses contraintes doit toujours rester reconnu comme une virtualité pour le sujet, même s'il s'agit par ailleurs de faire tout ce qui est possible pour l'éviter. Ce n'est d'ailleurs pas pour rien que dans le camp de concentration, le suicide était interdit en même temps qu'empêché, car le système totalitaire avait bien repéré qu'en ce droit-là résidait le dernier bastion du sujet [15].

Nous ne devons pas non plus nous étonner de voir régulièrement dans un tel contexte les deux logiques s'affronter stérilement. Combien de fois n'entendons-nous pas le médecin avancer que, pour un psychanalyste, cela n'a pas d'importance que son patient se suicide, que de toute façon, il s'est contenté de se taire, et que c'est parce qu'il n'a rien fait que le patient s'est suicidé. C'est bien en ce cas une logique qui en juge une autre, la logique du tout, où l'échec est toujours externe, qui rabroue en la dénaturant la logique du pas-tout. Car, pour le psychanalyste, il ne s'agit pas d'accepter simplement l'éventualité du suicide de son patient, et de ne rien faire pour tenter de changer le cours de ce destin mais bien de reconnaître cette virtualité comme toujours possible parce que nul autre que le sujet lui-même ne peut décider d'assumer – ou pas – son existence.

À prendre ceci en compte, nous pouvons de même constater qu'aussi bien la conception de la guérison que celle du pouvoir thérapeutique se présentent différemment au sein de ces deux logiques.

De fait, la guérison peut être entendue comme l'effet de la remise en ordre d'un sujet avec ce qui structure son inconscient ou comme l'effet de l'impératif "guéris !" que lui adresse un médecin bien intentionné; effet du travail de l'analyse ou effet du travail de suggestion. Notons que la langue anglaise par exemple avalise une telle distinction en utilisant deux verbes différents pour ce que nous désignons par "guérir" [16] : *to cure* et *to heal*. Termes dont l'opposition est précisément à mettre en rapport avec cette différence : *to cure* comprenant la notion de guérir activement, *to heal* désignant une guérison naturelle, telle la cicatrisation par exemple.

15 C'est dans une perspective semblable qu'il faudrait prendre en compte les pathologies qui – ainsi que nous l'avons évoqué – désavouent les contraintes de la jouissance phallique, et donc s'avèrent rebelles à la logique de la rationalité médicale scientifique : les toxicomanies ou l'alcoolisme par exemple.

16 Nous devons cette remarque à O. MANNONI, "La Part du jeu", in *L'Arc*, numéro consacré à Winnicott, 1977, p. 39.

Nous aurions d'ailleurs à nous demander si ces deux modalités de guérison ne sont pas elles-mêmes audibles en fonction de la sexuation. À savoir un modèle de guérison plutôt mâle, où il s'agit d'un retour à la normale, d'un retour à la norme phallique – la normâle – et un modèle plutôt féminin où la réorganisation se fait à partir de la vérité du sujet, et donc pousse plutôt à la singularité. Autrement dit, la guérison ne serait-elle pas elle-même sexuée ?

Pour ce qui est du pouvoir thérapeutique, repérons que celui du psychanalyste est limité de manière interne par l'acquiescement du sujet à tel point qu'il est judicieux de se demander s'il est encore correct en ce cas de parler de "pouvoir". Alors que le pouvoir thérapeutique du médecin est incontestable même s'il peut être limité de manière externe par le libre-arbitre de ce même sujet. Quant au psychiatre, ce sera son appartenance – délibérée ou insue peu importe ! – à l'une des deux logiques qui lui fera déterminer sa conduite.

Nous pouvons espérer qu'interpréter ainsi la différence entre ces deux rationalités devrait nous permettre de mieux repérer les modalités de leur possible dialectisation et les impasses auxquelles peuvent amener leur respective suffisance.

Ainsi, à propos de ce symptôme fréquent qu'est la dépression, l'éventail existe entre une position où celle-ci est considérée comme un symptôme médical, tout à fait extérieur au sujet, intégrable dans l'appareil du DSM3, susceptible d'être traité par des médications adéquates, et une position où en fin de compte, il s'agit d'y reconnaître une "lâcheté morale" [17], incombant toujours au sujet sans que ce soit pour autant solutionnable sur le mode volontariste, inassimilable par la rationalité scientifique et irréductible – ce qui ne veut pas dire inaméliorable – par les seules médications.

À partir d'une telle symptomatologie, il est encore plus facile de voir à quelles oppositions stériles peuvent amener des positions aussi différentes,

---

17 Nous pouvons retrouver cette formulation de manière forte chez LACAN : "*La tristesse, par exemple, on la qualifie de dépression, à lui donner l'âme pour support (...). Mais ce n'est pas un état d'âme, c'est simplement une faute morale, comme s'exprimait Dante, voire Spinoza : un péché, ce qui veut dire une lâcheté morale, qui ne se situe en dernier ressort que de la pensée, soit du devoir de bien dire ou de s'y retrouver dans l'inconscient, dans la structure.*" (*Télévision*, Seuil 1973, p. 39). Ou de manière faible chez ISRAËL : "*Et si on finissait par se débarrasser de ce terme par lequel on veut rendre malade tant de gens aujourd'hui, ce terme de dépression, ce serait tout bénéfice. (...) Se poser la question de savoir si cette dépression n'est pas simplement quelque chose qu'il faudrait remettre à sa place et pourquoi pas, voyez les mauvaises fréquentations, je vais faire de la morale, pourquoi pas remettre à sa place de lâcheté. Cela éviterait peut-être aux médecins, aux belles âmes, de se faire les complices d'une certaine couardise qui est au moins autant la marque de notre époque, avec toutes les fuites, les refuges et les refus qu'elle implique, que la tristesse.*" ("Le Résidu psy", in *Médecine, Science et Technique*, Paris, 1984, Ed. du CNRS, p. 105).

mais aussi à quelle profitable confrontation peut aboutir une mutuelle reconnaissance, pour autant que soit respectée l'altérité irréductible de chacune des positions et que ne soit pas entretenu le rêve d'une complémentarité naïve.

Tout ceci pourrait cependant donner à croire que le psychiatre d'orientation psychanalytique serait à l'abri de dérapages de cette sorte et donc serait d'office en mesure de prendre en compte, avec toute la rigueur qui s'impose, la spécificité du sujet. Pour battre en brèche ce type de croyance, il suffit de nous référer aux faits eux-mêmes : il ne peut pas être dit qu'une telle psychiatrie est à l'abri de ce qu'elle dénonce chez sa voisine. Mais ceci mérite que l'on tente de savoir pourquoi et ici aussi notre lecture peut nous éclairer.

D'abord, il est important de remarquer que si la rationalité psychanalytique se construit selon une logique féminine, elle se doit d'être et dans l'énoncé et dans l'énonciation. Ce qui la caractérise, ce n'est pas tant qu'elle laisse d'emblée sa place au sujet, mais qu'elle est toujours divisée entre laisser sa place au sujet de l'énonciation et s'organiser en ensemble d'énoncés. Comme il semble par ailleurs que la loi d'entropie fonctionne aussi au sein d'un tel savoir et que c'est seulement l'énonciation du psychanalyste qui garantit la spécificité de la position psychanalytique, le risque est toujours présent que le savoir du psychanalyste ne se reconstruise pas selon une seule logique d'énoncés. Nous savons même très bien que c'est une pente naturelle et avons pu constater ce à quoi elle a régulièrement mené : la découverte de Freud a été progressivement organisée en un ensemble de connaissances qui a complètement effacé le tranchant de son travail et il a fallu le travail de Lacan pour redonner à la psychanalyse sa dimension incisive; mais aujourd'hui c'est le travail de Lacan lui-même et des concepts qu'il a introduits qui subit le même sort.

Dans notre lecture, ceci peut s'entendre comme le vœu d'occuper à partir d'un savoir faible une position de savoir fort, soit comme un vœu féministe, et nous pouvons penser par exemple que cette question se retrouve à l'œuvre dans les positions respectives de la psychiatrie et de la psychanalyse au sein d'une institution.

Si nous nous référons à nos deux logiques, nous savons que celle qui fonctionne du côté mâle amènera un énoncé du type "c'est ça" alors que celle du côté féminin sera dédoublée en un "c'est ça" en même temps qu'un "c'est pas ça". Il nous semble important de repérer qu'il s'agit de rester cohérent avec la position prise, c'est-à-dire que si un savoir s'organise du côté masculin, il doit payer le prix de cette position, et inversement, ce que nous pourrions appeler : la loi du genre ! C'est la raison pour laquelle nous pensons que la rationalité médicale doit rester en place de maître, et que la rationalité psychanalytique ne peut prétendre à occuper cette place sans dénaturer sa propre position. Or nous assistons aujourd'hui bien souvent au vœu du savoir psychanalytique – tout particulièrement lacanien – d'occuper cette place de maîtrise, pour par exemple se trouver dans la position d'une psychiatrie psychanalytique, ou mieux d'une psychanalyse psychiatrique.

Quiconque a travaillé dans une institution où la psychanalyse lacanienne a quelque crédit sait à quelles difficultés une telle idéologie peut mener; ainsi par exemple, c'est le psychanalyste qui en arrive à dicter sa conduite au psychiatre dans l'utilisation des médicaments, sous prétexte de cohérence avec la théorisation.

Non seulement, nous ne pensons pas qu'un tel renversement soit judicieux, mais nous pensons qu'à partir de ce que nous avons avancé nous pouvons saisir qu'à plus ou moins long terme un tel vœu mènera la spécificité de la position analytique à sa propre perte; car la rationalité psychanalytique se doit de rester idoine à sa logique, soit qu'elle peut interpeller la place du pouvoir, mais qu'elle ne peut s'autoriser à une place de tout-maître sans manquer à sa propre position, celle du pas-tout maître.

Ce type de glissement peut être interprété par le choix d'un sujet – répandu dans cette "profession" comme ailleurs – d'occuper la place du psychanalyste à des fins de défense contre la castration. Il en résultera qu'un tel sujet finira par faire prendre au savoir psychanalytique une position analogue à celle du savoir médical, en même temps qu'il sera incapable de véritablement assumer cette place parce que l'occuper suppose l'assomption de la disparité irréductible entre S_1 et S_2.

Nous nous sommes expliqués ailleurs [18] sur le fait que ceci nous semble à l'œuvre, de la même façon, au sein des initiatives alternatives en psychiatrie et en explique l'habituelle impasse. Il arrive en effet souvent qu'une alternative en psychiatrie se construise autour de cette défense contre la disparité qu'engendre le signifiant, et lorsque l'organisation nouvelle devra régler en son sein les conflits – ce qui tôt ou tard est évidemment inéluctable – il n'existera pas de lieu où pouvoir les dialectiser; de ce fait la violence qu'ils entraîneront sera d'autant plus intense et, bien souvent, le projet bien intentionné de départ s'y trouvera complètement englouti. De l'extérieur, il ne sera pas difficile d'en tirer la conclusion que mieux vaut rester dans la tradition de la psychiatrie asilaire classique, d'autant plus que de telles initiatives alternatives sont, à première vue, beaucoup plus coûteuses pour la société !

Ce renvoi rapide à la question du pouvoir et à son maniement différent au sein des deux logiques – symptôme du pouvoir du côté masculin, pouvoir du symptôme du côté féminin – nous permet aussi de repérer pourquoi il est arrivé si souvent que le diagnostic psychiatrique soit utilisé à des fins politiques; n'est ce pas simplement parce que, de structure, une psychiatrie

18 J-P. LEBRUN, "L'Holophrase dans l'institution Autre", in *Le Trimestre Psychanalytique*, n° 4, 1988.

construite sur la partie gauche du schéma est toute disposée à utiliser ses connaissances dans le sens du pouvoir en place, puisqu'à partir de sa position elle est susceptible de régenter ce qu'il en est du sujet, même si c'est au prix de contrevenir à l'éthique ?

□

Plus d'un aspect conflictuel de la psychiatrie peut ainsi se trouver si pas élucidé, en tout cas correctement repéré en le référant à ces deux logiques et à leur habituelle conflictualité.

Nous devrons donc convenir, suite à tout ce que nous avons avancé, que le psychiatre reste – plus qu'aucun autre médecin – cet "enfant du divorce" [19] et que sa difficulté quotidienne sera bel et bien d'avoir sans cesse – pas toujours sans difficulté – à judicieusement se situer.

Sa position de marginalité par rapport à la médecine lui prescrit précisément d'avoir à occuper le mieux possible cette place inconfortable de référence et de confrontation à cette double logique.

Pour ce faire, comme nous le savons, il ne doit pas trop se mettre dans une position réparatrice à l'égard de la séparation qu'il porte en lui, mais il faut plutôt qu'il organise sa place à partir de cette séparation.

Et tout donne à penser qu'une psychiatrie ouverte à la dialectisation de ces champs et capable de repérer les enjeux épistémologiques et éthiques dans lesquels elle se trouve prise sera la plus à même de soutenir la tâche qui est la sienne, celle de prendre en compte le fait psychique pathologique. Et de se rappeler que le psychisme humain, fût-il pathologique, est une affaire de sujet et qu'il s'agit peut-être alors de soutenir ce passage d'une rationalité toute dans les énoncés à une rationalité pas-toute dans les énoncés.

Que tout ceci pose davantage de questions que nous ne disposons de réponses est sans doute dommage pour nos esprits qui se veulent efficaces. Mais le réel de l'être humain est ainsi, et c'est lui, et non le prêt-à-porter que d'aucuns voudraient lui faire endosser, qui doit soutenir le travail du psychiatre.

19 Entendons ici du divorce introduit par le cogito de Descartes. Cf. tout ce que nous avons avancé au chapitre V.

IX
Penser la médecine après Auschwitz

Parle, toi aussi
parle le dernier à parler,
dis ton dire.
Parle.
Cependant ne sépare pas du Oui le Non.

Paul CELAN

Une dernière question va nous retenir : notre interprétation des deux sexes de la raison médicale ne peut-elle pas nous aider à rendre compte de faits de société que nous pourrions alors reconnaître comme tributaires du déploiement du discours techno-scientifique ?

En début de ce travail, nous avions défini les caractéristiques de la médecine scientifique contemporaine, et nous avions terminé en précisant que l'humanisme n'était pas en mesure de venir tamponner les modifications introduites par le discours de la science.

Nous pourrions mettre ceci en parallèle avec le fait aujourd'hui incontesté que l'humanisme [1] a été impuissant à contrer la barbarie nazie, et plus précisément que l'humanisme médical n'a pas empêché la participation importante des médecins à un tel système totalitaire : nous en prenons pour preuve les médecins qui se sont mis au service de l'idéologie de la race pure en collaborant à la "Solution Finale".

1 Des faits "oubliés"

Ce n'est que depuis une dizaine d'années que plusieurs travaux réenvisagent avec le sérieux nécessaire la participation du monde médical à l'entreprise du IIIe Reich [2]. Le procès de Nuremberg ne semble pas à cet égard avoir pu faire la lumière suffisante [3] et d'ailleurs les médecins criminels ont joui d'une protection toute particulière au cours des années qui ont suivi le

1 Voir, par exemple, à ce propos I. SCHNOLL, *La Rose blanche*, Paris, Minuit, 1953 ou encore, exception confirmant la règle : A. HAUTVAL, *Médecine et crime contre l'humanité*, INSERM/ Nyssen, 1991.

2 Voir à ce sujet C. PROSS, "Médecins nazis en Allemagne : vaincre la conspiration du silence", in *Les Échos de la mémoire*, Paris, Le Monde éditions, 1991.

3 Cf. à ce sujet J-M. VARAUT, *Le Procès de Nuremberg*, Paris, Perrin, coll. Pluriel, 1992.

procès : ainsi, il a suffi d'un pseudonyme au Dr Werner Heyde, responsable du programme d'euthanasie "Aktion T 4" [4], pour pouvoir poursuivre sa pratique de la médecine; le Pr Otmar von Verschuer, qui dirigea les expériences de Mengele sur les jumeaux, fut "dénazifié" moyennant condamnation de 600 marks et devint ensuite un généticien prestigieux. Très récemment encore, le docteur Hans Joachim Sewerig, ancien président de la chambre ouest-allemande des médecins et trésorier de la Wordl Medical Association, fut proposé à la présidence de cette dernière association; ce n'est que devant les réactions indignées de certains, étant donné sa participation active à l'extermination des malades mentaux pendant le régime nazi [5], qu'il retira sa candidature. Ainsi, pendant près d'un demi siècle, les médecins allemands – et le monde médical en général – ont pu se construire une version édulcorée de leur implication dans le génocide.

Mais aujourd'hui, le voile s'est levé pour rompre la conspiration du silence, et la question qui se pose est plutôt celle de prendre en compte la réalité des faits, soit la participation des médecins à ce qu'il faut appeler le meurtre à justification biologique.

Il sera toujours possible de mettre au compte de quelque perversité individuelle l'aberrante collaboration du monde médical à la "sélection" dans les camps de concentration, par exemple, et de prendre la tristement célèbre figure du Dr Mengele, médecin-chef au camp d'Auschwitz, pour arguer qu'une telle horreur n'a pu être perpétrée qu'à cause de la personnalité sadique de cet être diabolique.

Mais d'abord ce fait est contesté [6]; ensuite il s'avère trop facile de cataloguer la personnalité de Mengele dans les registres de l'extraordinaire

4 Programme de transfert des allemands handicapés, âgés ou malades vers six lieux d'extermination disséminés sur le territoire de l'Allemagne où ils étaient exécutés dans des chambres à gaz utilisant le monoxyde de carbone. Des lettres de condoléances étaient envoyées aux familles pour dissimuler la réalité de ces assassinats. Devant les protestations des Eglises, Hitler a dû arrêter en août 1941 ce programme qui a fait 70.000 victimes en deux ans.

5 Voir à ce propos *La Libre Belgique* du 20 janvier 1993. Notons que d'aucuns ont continué à soutenir sa candidature en avançant des arguments tels que "le passé est le passé".

6 Ainsi, le témoignage de Helmut von Verschuer, fils du Pr Otmar von Verschuer, professeur titulaire à Francfort en 1935 et directeur de l'institut d'anthropologie en 1942, patron de Mengele : "Le portrait qu'on a fait de lui – un tortionnaire sadique – ne correspond absolument pas à la réalité. Il n'avait vraiment rien d'un sadique. (...) C'était un médecin de camp SS, rien d'autre, des dépositions en font foi. (...) Toutes ces expériences auxquelles il s'est livré (je ne le répéterai jamais assez), elles n'avaient rien qui sortait de l'ordinaire dans le cadre d'Auschwitz. Quant à ses expériences sur les jumeaux, elles ont été pratiquées sur des humains qui étaient condamnés à mort, de toute façon. (...) En outre, Mengele était un nazi fervent. Il se préoccupait beaucoup du bon déroulement des opérations au cours d'une journée : "C'est dingue, ce crétin n'a pas fait son boulot, disait-il, il ne va pas pouvoir terminer ce qu'il a commencé. Comment voulez-vous que tout marche bien ?". Il s'impliquait beaucoup dans le bon fonctionnement d'un point de vue objectif, technique." DAN BAR-ON, *L'Héritage infernal, des filles et des fils de nazis racontent*, Paris, Eshel, 1991, p. 29.

et de l'horreur; ainsi que le conclura Robert Jay Lifton dans son ouvrage consacré aux médecins nazis, il convient de voir Auschwitz comme une "entreprise collective", et nous partageons son opinion lorsqu'il avance :

"Si Mengele est tout à fait propre à servir d'exemple de l'Auschwitz médical, il doit nous servir à dévoiler, et non pas à ignorer, le mal contenu dans la vérité d'Auschwitz." [7]

Mais quel est donc ce mal ? Qu'est ce qui a mené 200 médecins allemands à participer au travail de "sélection" dans les camps [8] (soit environ un médecin sur 300, ceci contredisant la thèse de l'événement isolé et exceptionnel) ? Par ailleurs et de manière plus sombre et méconnue, qu'est ce qui a mené des médecins et des anthropologues allemands à travailler – entre 1933 et 1945 – à établir des certitudes soi-disant scientifiques et à permettre ainsi de justifier la ségrégation d'abord, la stérilisation forcée ensuite et enfin l'extermination des "différents" qu'étaient les Juifs, les Tziganes mais aussi les malades mentaux, les débiles, les handicapés et des individus dits asociaux [9] ? Notons à cet égard qu'il est estimé que 150 à 200.000 stérilisations ont été pratiquées entre 1934 et 1945. Comment comprendre que 45 % des membres du corps médical étaient affiliés au parti nazi, aux SA et aux SS, et qu'à ce titre, la profession médicale était la mieux représentée dans le mouvement national-socialiste [10] ? Comment faut-il entendre le témoignage du docteur Lang qui déclarait à Nuremberg que :

"Tous les médecins allemands, et d'abord les médecins des cliniques psychiatriques et des asiles d'aliénés, étaient au courant, au moins à la fin de 1940-1941, de l'extermination par les gaz, des aliénés et des malades des nerfs, ainsi que de l'exécution des Allemands et des Polonais bien-portants mais qui ne correspondaient pas aux règles raciales." [11]

C'est dans le même sens que vont les indications de Ternon et Helman à propos de la médecine nazie :

"C'est donc en fonction d'un danger permanent, celui du regroupement et de la fanatisation d'individus au nom d'une idée et au mépris des valeurs permanentes

---

7 R. G. LIFTON, *Les médecins nazis*, Paris, Robert Laffont, 1989, p. 419.

8 Voir à ce propos E. KOGON, H. LANGBEIN, A. RUCKERL, *Les Chambres à gaz, secret d'État*, Paris, Minuit, 1984.

9 Nous ne pouvons qu'ici renvoyer à la lecture de la triste chronique de ces faits telle que l'a dressée B. MÜLLER-HILL, *Science nazie, science de mort*, Paris, Odile Jacob 1989. Nous avons aussi à renvoyer pour ce qu'il en a été d'une extermination moins officielle mais tout aussi efficace à la thèse de M. LAFONT, *La Mort de 40.000 malades mentaux dans les hôpitaux psychiatriques en France, sous le régime de Vichy*, Ed. de l'AREFPPI, 1987 et au compte rendu de cette thèse par L. ISRAËL, "L'Extermination douce", in *Le Curieux*, n° 4, 1987.

10 Cité par J. TESTART, *Le Désir du gène*, Paris, Françoise Bourin, 1992, p. 55.

11 Cité par C. AMBROSELLI, *L'Éthique médicale*, Paris, P.U.F., coll. Que sais-je ?, n° 2422, 1988, p. 73.

de l'homme, regroupement survenu dans le monde moderne de la science et de l'industrie, que l'on doit analyser la médecine SS et non en la considérant comme une mutation exceptionnelle, l'apparition météorique du Mal à jamais disparue." [12]

De telles informations devraient nous rendre sensibles à la troisième des questions que souleva Hannah Arendt lorsqu'elle conclut son compte rendu du procès d'Eichmann – qu'elle sous-titrait : "Rapport sur la banalité du mal" – en évoquant l'échec du tribunal de Jérusalem à prendre en compte "un criminel d'un nouveau type".

"L'ennui, avec Eichmann, c'est précisément qu'il y en avait beaucoup qui lui ressemblaient et qui n'étaient ni pervers, ni sadiques, qui étaient, et sont encore, effroyablement normaux. Du point de vue de nos institutions et de notre éthique, cette normalité est beaucoup plus terrifiante que toutes les atrocités réunies, car elle suppose que ce nouveau type de criminel, tout hostis humani generis qu'il soit, commet des crimes dans des circonstances telles qu'il lui a été impossible de savoir ou de sentir qu'il a fait le mal. (...) Tous les systèmes juridiques modernes supposent que pour commettre un crime il faut avoir l'intention de faire le mal. Les peuples civilisés s'enorgueillissent tout particulièrement de ce que leur jurisprudence prend en considération ce facteur subjectif. Quand cette intention est absente, quand, pour une raison ou une autre, fût-ce l'aliénation morale, la faculté de distinguer le bien du mal est atteinte, nous pensons qu'il n'y a pas eu crime..." [13]

La particularité des crimes nazis qui ont été jugés à Nuremberg est donc très précise : c'est qu'ils ont pu être commis hors l'intention de faire le mal, et qu'ils ont pu se perpétrer grâce à l'adhésion à une idéologie simpliste – celle du mythe du racisme biologique – et/ou à l'obéissance aveugle à des principes supérieurs. Ceci est bien trop souvent oublié et l'évocation des célèbres expériences de Milgramm serait ici judicieuse pour penser quelle combinatoire a été nécessaire pour permettre l'accomplissement de ces atrocités.

Nous pouvons d'ailleurs avancer que cette question se pose de manière générale pour l'ensemble du système nazi : celle de l'implication de chaque citoyen dans le programme de destruction, plutôt que de la mise en acte d'un projet singulier de commettre le meurtre; si l'on s'en tenait à cette seule dernière version, cela équivaudrait à rendre Hitler seul responsable de l'horreur [14], alors qu'il a eu besoin de l'appui d'une majorité de la population pour mettre à exécution son rêve de Reich millénaire de purs aryens.

12 Y. TERNON et S. HELMAN, *Histoire de la médecine SS*, Tournai, Casterman, 1969, p. 34.

13 H. ARENDT, *Eichmann à Jérusalem*, Paris, Folio, Gallimard, 1966, p. 444.

14 Ce qui est d'ailleurs contesté par plus d'un historien; cf. à ce propos I. KERSHAW, *Qu'est ce que le nazisme ? Problèmes et perspectives d'interprétation*, Paris, Folio Histoire, n° 40, 1992, ou encore E. TRAVERSO *Les Juifs et l'Allemagne : de la 'symbiose judéo-allemande' à la mémoire d'Auschwitz*, Paris, éd. La Découverte, 1992.

Mais revenons-en donc à interroger la nature de ce mal qui a autorisé cette participation du monde médical au système nazi. Avec le recul d'aujourd'hui, il apparaît en fait que :

> *"La médecine est au cœur du système nazi, du fait de la rencontre de l'hygiénisme et du racisme, laquelle a donné cet hygiénisme racial qui explique toute l'œuvre de la médecine nazie.(...) Le système nazi fut le résultat, à la fois, de la prise du pouvoir politique par le parti hitlérien et de la prise du pouvoir scientifique par les disciplines médicales."* [15]

Il est en effet important de mesurer que l'extermination des "vies indignes de vivre" est bel et bien l'accomplissement d'un programme de meurtre collectif qui a eu besoin du monde médical pour se perpétrer : d'un nombre certain de médecins qui n'ont nullement dédaigné de collaborer à cette "tâche", mais qui au contraire se justifiaient du serment d'Hippocrate pour participer à cette entreprise de destruction. Ainsi en est-il de ce docteur Klein à qui une femme médecin juive demandait, tout en montrant du doigt les cheminées des fours crématoires, comment il pouvait concilier de tels actes avec le serment d'Hippocrate et qui lui répondit :

> *"Mon serment d'Hippocrate me dit de faire l'ablation d'un appendice gangreneux d'un corps humain. Les Juifs sont l'appendice gangreneux de l'humanité. C'est pourquoi j'en fais l'ablation."* [16]

C'est cet ensemble de faits et de propos qui doivent nous interpeller et nous amener à nous interroger sur la nature de ce qui était en question. L'ensemble d'un système social a identifié la cause de son malaise dans l'affaiblissement de sa race, et il s'agissait de retrouver sa santé. Pour ce faire, il fallait éliminer les porteurs de germes, gérer les possibilités de procréation, contrôler les paramètres biologiques futurs, en un mot organiser une "biocratie". A cette fin, le monde médical a été convoqué et sa participation active a été sollicitée, amenant ainsi à ce que Lifton appellera *"le meurtre médicalisé"*. Il ne s'agissait pas de rompre avec l'éthique médicale, il s'agissait au contraire de clamer la légitimité médicale des actes posés.

Sans doute le lecteur pourrait-il s'étonner de ce que nous évoquions ici avec autant d'insistance le système totalitaire, et que nous fassions un rapprochement entre la médecine scientifique et la participation de médecins au système totalitaire nazi.

Mais plus d'un événement récent nous fait penser qu'au nom d'une logique thérapeutique – donc au nom du Bien – le dérapage peut s'installer facilement et des pratiques sont alors proposées qui ne tiennent plus compte

15 J-P. BAUD, "Genèse institutionnelle du génocide", in J. OLFF-NATHAN, *La Science sous le Troisième Reich*, Paris, Seuil, 1993, p. 185.

16 Propos rapportés par le Dr Lingens-Reiner, cité par R. G. LIFTON, *Les Médecins nazis*, Paris, Robert Laffont, 1989, p. 266.

d'une logique éthique. Mais avant même ces avatars, les caractéristiques de la médecine scientifique décrites en début de ce travail devraient déjà nous rendre sensibles et attentifs à une telle proximité : nous allons dès lors poursuivre en tentant de montrer en quoi il y a parenté de structure entre médecine scientifique et système totalitaire.

2 Médecine d'aujourd'hui et Système totalitaire

Il ne s'agit nullement de déverser ici des images faciles ou des propos inconsidérés et irresponsables, mais une première constatation sans doute choquante doit pourtant s'imposer à nous : c'est que les caractéristiques que nous avons évoquées comme spécifiant la médecine d'aujourd'hui, s'il s'avère qu'elles étaient poussées à leur terme, se montreraient équivalentes à ce qui a fait l'horreur du XXe siècle, à savoir le camp de concentration [17].

Il faut rappeler qu'il a fallu le travail de Hannah Arendt pour évaluer le système totalitaire comme le phénomène historique nouveau spécifique de notre siècle; parallèlement, l'auteur voit dans l'institution concentrationnaire le paradigme de cette société totalitaire qui *ne tend pas vers un règne despotique sur les hommes, mais vers un système dans lequel les hommes sont de trop* [18]; elle démontre que la seule fonction des camps est politique, qu'elle vise simplement à la domination totale, et que pour ce faire le système cumule trois processus meurtriers : l'assassinat de la personne juridique, celui de la personne morale, et enfin la suppression de l'identité unique de chacun; c'est en ce dernier point que réside ce qui permet d'engendrer le citoyen modèle de l'État totalitaire. Par ailleurs, Hannah Arendt établit [19] que la société de consommation tend au même but avec d'autres moyens et surtout une autre économie de violence soit à transformer les individus humains en spécimens indifférenciés de l'espèce animale homme [20].

Nous savons que l'hypothèse est troublante de mettre en parallèle l'univers concentrationnaire et la médecine techno-scientifique, mais nous ne pouvons nous dérober à considérer la proximité des traits, même si d'un côté c'est la mort qui y est visée et de l'autre, la vie ou le Bien. D'aucuns évoquent d'ailleurs l'éventualité d'un "camp de concentration en blanc" et

17 Pour sa part, Jacques Lacan écrivait en 1967 : "Abrégeons à dire que ce que nous en (du camp de concentration) avons vu émerger, pour notre horreur, représente la réaction de précurseurs par rapport à ce qui ira en se développant comme conséquence du remaniement des groupements sociaux par la science, et nommément de l'universalisation qu'elle y introduit." J. LACAN, "Proposition d'octobre 1967", in *Scilicet*, n° 1, 1968, p. 280.

18 ARENDT H., *Le Système totalitaire*, Paris, Seuil, coll. Points Politique n° 53, 1972, p. 197.

19 Cf. H. ARENDT, *Condition de l'homme moderne, Calmann-Levy 1983.*

20 Cf. J.M. CHAUMONT, *La singularité de l'univers concentrationnaire selon Hannah Arendt*, in Hannah Arendt et la modernité, Vrin 1992. pp.87-109.

certains domaines plus spécifiques de la médecine tels que celui déjà évoqué de la procréation artificielle, nous laissent penser que le danger de pratiques discriminatoires d'eugénisme est loin d'être éloigné [21].

Mais indépendamment de ce champ particulier, ne pouvons-nous pas, au sein même de la pratique médicale, identifier la parenté de structure que nous évoquons ?

Que le camp de concentration ait supposé l'exclusion du sujet n'est plus à démontrer, encore faut-il ajouter que ce qui était visé, bien plus que sa seule exclusion, c'était non seulement son abolition pure et simple, mais bien plus encore l'abolition de la trace de son existence.

> *"Les Allemands avaient même ajouté qu'il était interdit d'employer le mot 'mort' ou le mot victime parce que c'était exactement comme un billot de bois, que c'était de la merde, que ça n'avait absolument aucune importance, c'était rien. Celui qui disait le mot mort ou victime recevait des coups. Les Allemands nous imposaient de dire, concernant les corps, qu'il s'agissait de Figuren c'est-à-dire de marionnettes, de poupées ou de Schmattes, c'est-à-dire des chiffons.*
>
> *Le chef de la Gestapo de Vilna nous a dit : 'Il y a quatre-vingt-dix mille personnes couchées là, et il faut absolument qu'il n'en reste plus aucune trace.'"* [22]

L'exclusion du sujet est ainsi portée à son extrême; elle ne vise pas seulement l'être de chair mais aussi son nom, et donc la seule trace qui reste d'un être humain après sa mort biologique. Ce vœu de détruire jusqu'à la trace langagière d'un être humain et d'en même temps annuler le droit à la sépulture, qui reste une des caractéristiques de ce qui est spécifique à l'homme, nous permet de bien saisir quel était l'objectif du totalitarisme nazi, à savoir, comme l'écrit Hannah Arendt, de "*dérober à l'homme sa nature même*". Et comme nous le savons, c'est ce qui a abouti à la notion de "crime contre l'humanité" [23].

Nous avons aussi eu l'occasion de repérer que deux caractéristiques de la médecine scientifique, la demandabilité du soin et l'impérialisme de l'objet thérapeutique, se structuraient autour du ravalement du désir humain au seul besoin. Un tel ravalement est bien ce qui était porté à son comble dans la vie des camps. Faut-il préciser que l'homme réduit à être "celui qui mange des épluchures" n'y existait plus que comme pur et simple besoin [24].

---

21 Cf. à ce propos : M. VACQUIN, *Frankenstein ou les délires de la raison*, Paris, F. Bourin, 1989, et J. TESTART, *Le Désir du gène*, Paris, François Bourin, 1992

22 C. LANZMANN, *Shoah*, Paris, Fayard, 1985, p. 24.

23 Rappelons qu'il s'agit du seul crime qui a été considéré comme tel sans la transgression de la notion juridique. Cf. à ce propos P. TRUCHE, "La Notion de crime contre l'humanité – Bilan et propositions", in *Esprit*, n° 5, mai 1992.

24 Ainsi Maurice Blanchot à propos du témoignage de Robert Antelme, *L'Espèce humaine* – sans doute l'un des trois livres les plus importants en ce qui concerne l'univers concentrationnaire avec ceux de Primo Lévi et de David Rousset – nous dit : *"Ce que nous rencontrons maintenant dans l'expérience d'Antelme qui fut celle de l'homme réduit à l'irréductible, c'est le besoin radical, qui*

La primauté du regard, autre caractéristique de la médecine scientifique contemporaine, ne doit-on pas la repérer poussée à l'extrême dans ce qui deviendra le mirador ? Ou aussi dans la proximité avec le regard de l'expérimentateur ou avec le panoptique de la salle de contrôle de l'unité des soins intensifs ? [25]

Et d'ailleurs, Primo. P. Levi n'avance-t-il pas que c'est dans ce regard qu'il pouvait lire la spécificité du nazisme :

> *"Car son regard ne fut pas celui d'un homme à un autre homme; et si je pouvais expliquer à fond la nature de ce regard, échangé comme à travers la vitre d'un aquarium entre deux êtres appartenant à deux mondes différents, j'aurais expliqué du même coup l'essence de la grande folie du IIIe Reich."* [26]

Ce qui est ainsi visé par ce tout voir, c'est la suppression de limite entre vie privée et vie publique, caractéristique du système totalitaire. Nous pouvons évoquer aussi ce symbole oublié des années 20-30, qu'était "l'homme de verre"; construite par le musée d'hygiène de Dresde, cette sculpture en cellon – substance aujourd'hui disparue – représentait un personnage entièrement transparent et fut présentée à de nombreuses expositions internationales comme le paradigme de ce à quoi autorisait la science et son avenir [27].

Devons-nous longuement épiloguer pour remarquer que ce que nous avons appelé "l'autonomie de la science" se retrouve dans la conception que le système totalitaire se fait de la Loi. Ce dernier n'est pas un régime sans loi, il en appelle plutôt à une loi supérieure, *"à l'idée même d'une loi absolue qui ne doit rien à l'interprétation des hommes, ici et maintenant : la loi de l'histoire dans le totalitarisme de type communiste; la loi de la vie dans le totalitarisme de type nazi"* [28]. C'est le fonctionnement autonome de cette loi qui se retrouvera dans l'édifice de la bureaucratie, dont Kafka avait déjà fait entrevoir l'horreur, et qui aboutira à son paroxysme dans "l'univers concentrationnaire" [29].

(suite note 24)

*ne me rapporte plus à moi-même, à la satisfaction de moi-même, mais à l'existence humaine pure et simple, vécue comme manque au niveau du besoin."*M. BLANCHOT, *L'Entretien Infini*, Paris, Gallimard, 1969, p. 195.

25 Cf. à ce sujet : J-M. CHAUMONT, "Le Corps du concentrationnaire : la honte et le regard", in *Le Corps*, Paris, Vrin, 1992, p. 297.

26 P. LEVI, *Si c'est un homme*, Paris, Julliard, 1987.

27 Voir à ce propos M. ROTH, "L'Homme de verre", in *Terrain*, n° 18, mars 1992 et R. BEIER, "Regarder l'intérieur du corps – À propos de l'histoire de l'homme de verre à l'époque moderne", mêmes références.

28 C. LEFORT, "Hannah Arendt et la question du politique", in *Essais sur le politique*, Paris, Seuil, 1980, p. 63.

29 Selon la formule de D. ROUSSET, où la proximité avec l'universalité évoquée par Lacan est bien repérée.

Pour ce qui est de l'absence de symbolisation du manque, telle que nous l'avons évoquée, et de cette substitution de l'impuissance à la reconnaissance de l'impossibilité, faut-il rappeler le messianisme du IIIe Reich qui devait "durer mille ans" ?

Enfin, poussée à son terme, la détermination d'un sujet par un discours n'est-ce pas ce qui est désigné par cette irresponsabilité dont se sont prévalus tous les participants à l'idéologie nazie ?

Entendons-nous bien, il ne s'agit pas d'avaliser que l'hôpital est un "camp de concentration en blanc", que la médecine est totalitaire, mais il s'agit de repérer la proximité structurale de ces modalités d'organisation acéphale. Et de penser la spécificité d'une telle organisation pour pouvoir de ce fait en enrayer le processus mortifère. À cet égard, l'horreur de la seconde Guerre Mondiale et du système nazi pourrait paradoxalement nous aider de la même façon – que nous le voulions ou non – qu'Hiroshima nous aide aujourd'hui à ne pas céder à la folie de la guerre nucléaire. Nous ne pouvons que nous laisser atteindre par ce qu'indique Gérard Haddad dans son ouvrage consacré à l'autodafé et au messianisme, lorsqu'il nous adresse cette angoissante question : "*Le nazisme n'est-il pas le signe avant-coureur du fantasme suicidaire qui habite le sujet de la science ?*" [30]

Sans doute voudrions-nous éloigner de notre pratique médicale ce fantôme de l'horreur ! Et très certainement, en lisant ces lignes, le lecteur pourra s'offusquer. Pourtant, une seconde constatation ne peut que renforcer ce que nous venons d'avancer. C'est de nous rendre compte que nos principes d'éthique médicale, tels qu'ils sont aujourd'hui en vigueur à propos des recherches bio-médicales, sont issus du procès de Nuremberg. Nous devons ce repérage aux travaux de Claire Ambroselli :

> *"Un texte issu du procès des médecins et que l'on a l'habitude d'appeler dans le milieu médical le Code de Nuremberg (...) va servir de référence dans l'élaboration des directives internationales d'éthique médicale : une première élaboration est faite d'abord par les institutions médicales, avec la Déclaration d'Helsinki faite en 1964 et révisée en 1975 par l'Association médicale mondiale. Puis, c'est une institution spécialisée de l'O.N.U., l'Organisation Mondiale de la Santé, qui dans un deuxième temps prolonge la Déclaration d'Helsinki avec la Déclaration de Manille. Ces deux directives internationales d'éthique médicale, engageant les médecins sur des principes éthiques qui les engagent aussi sur les droits de l'Homme, ont donné naissance aux Comités d'éthique."* [31]

C'est donc en tant que confrontés à l'horreur du système totalitaire et plus particulièrement à la participation de médecins au Génocide, que nous

30 G. HADDAD, *Les Biblioclastes*, Paris, Grasset, 1990, p. 232.

31 C. AMBROSELLI, "La Médecine à Nuremberg : ouverture d'un procès", in *Science et Philosophie pour quoi faire ?*, Paris, Le Monde éditions, 1990, p. 323.

avons élaboré dans l'après-coup un code qui aujourd'hui nous sert dans l'élaboration de nos réflexions sur l'usage possible de la médecine et de ses progrès. Ainsi donc le médecin scientifique d'aujourd'hui règle sa conduite, non plus seulement sur le serment d'Hippocrate mais aussi sur le procès de Nuremberg.

Même sans en avoir conscience, nous devons avoir perçu et donc nous ne sommes pas sans savoir que les dérives du système totalitaire – et son aboutissement dans le camp de concentration – ne sont que des aberrations poussées à l'extrême du fantasme qui peut habiter la science et donc aussi la médecine scientifique, et qu'à ne pas le prendre en compte, c'est à ces mêmes aberrations que nous risquons – fût-ce au nom du Bien – de nous voir amenés.

Il nous faut donc prendre acte de ce que la recherche en matière d'éthique médicale s'est constituée à partir d'un jugement de "crime contre l'humanité", ce qui reconnaît implicitement que dans tout projet médical scientifique, aussi bien intentionné soit-il, un tel risque est bel et bien présent.

Nous ne pouvons nous dérober à ce savoir qui nous habite, fût-ce à notre insu, et ce d'autant plus que le garde-fou humaniste sur lequel jusqu'ici les médecins ont toujours compté s'est avéré incapable d'assumer la fonction critique que nous voulons lui faire endosser, puisque la leçon de l'histoire nous a déjà appris que l'humanisme n'enrayait pas un système totalitaire.

Pour pouvoir être en mesure de penser la nature de la bête qui nous habite, il convient de tenter de saisir plus loin les enjeux de cette proximité structurale entre système totalitaire et idéologie de la science, de cette parenté de structure entre univers concentrationnaire et système médical d'aujourd'hui; et c'est ici que nous pouvons nous aider de notre thèse des deux rationalités et de leur articulation avec la différence des sexes. Pour soutenir ceci, un rappel nous est d'abord nécessaire.

3 L'inéluctable disparité signifiante

Les lois du langage sont ce qui définit le parlêtre. Le système langagier subvertit radicalement ce que nous pouvons penser être l'ordre de la nature.

Ces lois du langage imposent au parlêtre de se régler selon un système symbolique où le sujet ne trouve d'identité que dans le renvoi d'un signifiant à un autre; ce sujet n'a de consistance que dans la coupure qui sépare deux signifiants; il est donc fondamentalement divisé par le langage, ce que Lacan écrit.

Une telle organisation implique le "ratage" de la rencontre avec l'objet; ce qui est atteint par le signifiant n'est jamais qu'un autre signifiant, et non l'objet; dans ce mouvement le sujet n'est donc que représenté par un signifiant, soit S_1, et ce pour un autre signifiant, soit S_2; cette prise dans le langage institue dès lors une inéluctable et irréductible disparité entre deux places que la structure permet d'occuper. Celle d'un S_1, d'un signifiant maître, par qui débute l'enchaînement signifiant, qui occupe la place d'où ça commence et d'où ça commande, et celle d'un S_2, qui soutient tous les signifiants qui ne sont pas à cette place de commandeur et qui occupe donc l'autre place, celle du commandé.

Cette disparité des places induite par la structure langagière détermine les lieux différents d'où une parole pourra s'énoncer et, ainsi que nous l'avons déjà longuement évoqué – rappelons la métaphore du jeu du valet de pique – se propose comme modalité de la différence des sexes dans la langue. Le S_1 est toujours un "c'est ça", à qui le S_2 vient rappeler le "ratage" de son adresse, autrement dit un "c'est pas ça" !

L'important, pour nous ici, est de noter que ce "ratage", ce "vice de structure" est la conséquence de l'induction signifiante, et qu'il implique une inéluctable disparité dans les places de S_1 et de S_2; nous pouvons avancer que c'est cette dernière qui est responsable de ce que Freud a appelé le *Malaise dans la civilisation*, en tant que la perte impliquée par la coupure signifiante génère deux places qui ne pourront jamais retrouver leur unité perdue, jamais plus s'accorder parfaitement, jamais plus s'accorder – tout court – sans devoir laisser sa place à la discordance. Nous pouvons schématiser cette dualité de places nées du même mouvement, comme suit :

Figure 1

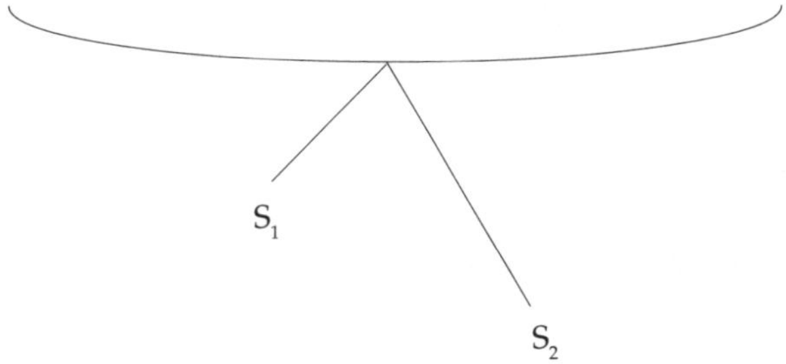

Ce qui se dit en S_1, tient donc son "autorité" de se dire de cette place de S_1, mais cette place de S_1 tient elle-même son autorité du vide d'où elle s'énonce; S_1 tient sa place de commandeur d'un semblant, lui-même conséquence de ce que la structure langagière a distribué "inégalement" deux places différentes.

Ce qui se dit de S_2 tient sa position d'un lieu qui ne dispose pas de cette "autorité", et à ce titre se voit positionné dans la place du commandé.

Mais, à repérer ceci dans la structure, nous pouvons constater d'abord que S_1 aussi bien que S_2 ne peuvent se prévaloir que du vide d'où ils s'originent, qu'aucune de ces deux places n'est absolue, étant même entendu d'abord que l'une ne peut exister sans l'autre, ensuite qu'une telle disparité, bien que pouvant apparaître comme une inégalité ou même une injustice, n'est en fait qu'un trait structural, inéluctable aussi bien qu'irréductible, puisqu'il est pure et simple conséquence du fait langagier.

Nous pouvons également nous apercevoir comment, au contraire de ceci, nous tenons à faire communément apparaître les choses : ce "vice de structure" est en effet souvent masqué comme suit : ce qui se dit de S_1 est présenté en position d'absolu et de complétude, et de ce fait, ce qui se dit de S_2 apparaît tout aussi absolument et complètement sous la férule de S_1; ainsi à l'absence de rapport entre S_1 et S_2, à l'inéluctable ratage de cette rencontre, vient se substituer un rapport de Maître à esclave, ce qui peut se schématiser comme suit :

Figure 2

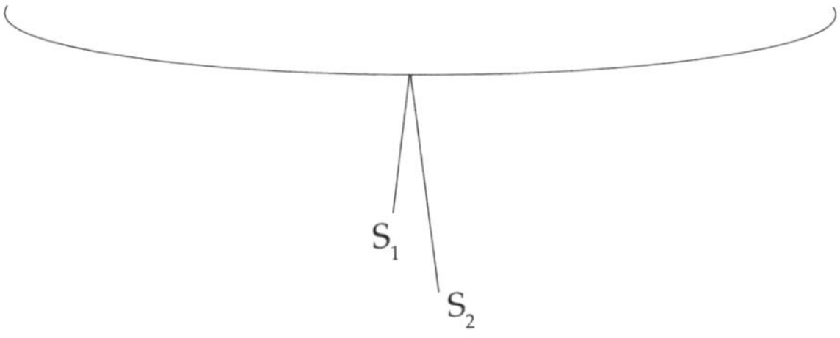

Remarquons que dans un tel schéma, c'est nous qui revêtons la place de "l'autorité" des oripeaux du "pouvoir"[32].

32 Ainsi nous avançons que "l'autorité" équivaut à la dimension symbolique de cette prépondérance du S_1, "le pouvoir" à la dimension imaginaire, et nous pouvons évoquer le terme de "décision" pour la dimension réelle. A "l'autorité", en effet, correspond la reconnaissance symbolique de la disparité signifiante. Il convient d'ailleurs, ainsi que le fait Louis Beirnaert de dédoubler le terme pour mieux faire apparaître ce qu'il recouvre, et d'ainsi se poser la question de savoir d'où vient l'autorité de l'autorité. Et d'avancer que "*le redoublement du terme indique que l'autorité de fait ne réalise le concept que si son autorité est de façon ou d'autre 'reconnue'. C'est dire que le rapport d'autorité implique cette reconnaissance*". Ce qui donne à quelqu'un son autorité, ce n'est donc pas directement le contenu de son savoir par exemple, mais le fait que, éventuellement à cause de son savoir, il lui soit reconnu d'occuper cette place de l'au-moins-un, c'est-à-dire qu'il puisse présentifier cette différence de places imposée par la structure. Sans la reconnaissance préalable de cette disparité, aucun savoir ne pourra mettre quelqu'un en place d'autorité, car aucune autorité n'aurait l'assise indispensable pour s'exercer. Il nous faut garder toute son importance à cette distinction, car celle-ci est d'autant plus capitale qu'elle sera masquée, si pas gommée, par les progrès du discours de la science. Le "pouvoir", quant à lui, est bien cet oripeau imaginaire qui recouvre l'autorité. Rappelons qu'imaginaire ne veut pas dire inexistant, mais au contraire est bel et bien consistant; et de la même façon que pour le père imaginaire, c'est bien le fatras du pouvoir – ses excès, ses abus, ses impuissances, ses misères,… – qui vient le plus souvent faire obstacle à ce que soit pris en compte ce qu'il en est de l'autorité. La "décision" suppose toujours – ainsi que l'étymologie de "decidere" (trancher) nous l'indique - une coupure, et il faut la reconnaissance de la disparité des places pour que celle-ci puisse être opérante.

En somme, S_1 peut alors faire bouchon – plus ou moins occultant – au vide d'où il se tient, en même temps qu'il apparaît comme le maître de S_2 (S_1 est le chef absolu, et si ça ne marche pas, c'est parce que S_2 n'obéit pas). Quant à S_2, cette façon de biaiser la structure lui évite pareillement d'éprouver la dimension du vide d'où il procède, en faisant porter le manque par le seul S_1 (S_2 est seulement obéissant et si ça ne marche pas, c'est parce que S_1 a mal commandé).

Dès lors, plutôt que d'avoir chacun – que ce soit en place de S_1 ou de S_2 – à se confronter à la disparité entre S_1 et S_2, autrement dit à la castration, une telle disposition autorise, par exemple, à tenter de réparer ce qui est interprété alors comme une injustice en prônant le renversement pur et simple du rapport, – ce qui ne le change évidemment pas – ou encore à essayer de s'assurer du contrôle de S_1 par S_2 (vouloir régner sur le maître), toutes ces manœuvres n'étant que des tentatives d'éliminer ce "vice de structure", soit de se défendre contre la castration.

Nous allons pouvoir revenir sur ces modalités et sur la façon dont elles permettent de rendre compte de nos fonctionnements sociaux, mais il nous faut d'emblée préciser que ce que nous pouvons tirer comme leçon de la découverte psychanalytique, c'est précisément qu'il s'agit là d'une disparité structurale, et qu'à ce titre elle est inéliminable.

Pour que l'ambiguïté ne plane pas sur de tels propos, il nous faut aussitôt ajouter que ces places ne sont qu'occupables, et que nul signifiant – en dehors du Phallus – ne s'y trouve "naturellement", pas plus qu'une personne. Par ailleurs, reconnaître la disparité de la structure n'équivaut pas à entériner les inégalités, mais cela rend suspecte toute stratégie qui se donne pour objectif leur éradication absolue [33].

Rappelons encore autrement les "avantages" de faire une telle lecture biaisée de la structure; si, en effet, nous attribuons à S_1 ce pouvoir imaginaire du maître absolu, cela permet que S_2 échappe à sa propre division subjective; de même pour S_1, s'il s'attribue ce pouvoir, il pourra suivre sa pente spontanée qui va être d'éliminer toute opposition possible de S_2, et donc toute interpellation qui viendrait lui rappeler à lui aussi sa division.

33 Faut-il ici rappeler que déjà Freud – dans *Malaise dans la civilisation* écrit en 1929 – indiquait le caractère illusoire de l'idéologie communiste : *"En abolissant la propriété privée, on retire, certes, à l'agressivité humaine et au plaisir qu'elle procure l'un de ses instruments, et sans doute un instrument puissant, mais non pas le plus puissant. En revanche, on n'a rien changé aux différences de puissance et d'influence dont l'agressivité abuse, non plus qu'à la nature de celle-ci. Car, elle n'a pas été créée par la propriété mais régnait de façon presque illimitée en des temps primitifs où cette dernière était encore bien peu de chose (...); elle constitue le sédiment qui se dépose au fond de tous les sentiments de tendresse ou d'amour unissant les humains à l'exception d'un seul peut-être : du sentiment d'une mère pour son enfant mâle."*, P.U.F. 1971, p. 67.

Dans les deux cas, ce que nous voyons, c'est l'accomplissement du vœu de se débarrasser de la division subjective, de se défendre contre la castration.

4 Du discours du maître au discours de la science

La question qu'il nous faut maintenant poser est celle de savoir en quoi le surgissement du discours de la science a subverti les relations de S_1 avec S_2, et a ainsi amené une nouvelle façon de louvoyer avec la structure.

Nous avons quelque difficulté à nous représenter ce qu'était le fonctionnement du monde avant l'irruption de la science, tant est aujourd'hui prégnant l'impact de l'existence de ce savoir d'énoncés cumulables.

A titre d'exemple des effets produits par la constitution du discours de la science, nous pouvons évoquer le problème du temps. Avant la révolution astronomique de Galilée, Copernic et Kepler, la terre se définissait comme une surface circulaire dont Jérusalem était le centre. Le soleil se déplaçait selon une trajectoire circulaire, perpendiculaire à la surface de la terre. Il se levait à l'est pour se coucher à l'ouest et continuait sa trajectoire dans "les eaux d'en bas", jusqu'à sa réapparition le matin à l'est. Aussi bien l'heure était la même pour tous les hommes; le soleil se levait et se couchait au même moment pour tous. Les découvertes du XVIe siècle vont venir bouleverser toute cette harmonie; la science va ébranler cette organisation qui avait le mérite d'un référent unique, car la question s'est désormais posée – à partir du moment où c'est la terre qui tourne autour du soleil – de savoir quelle était l'heure de référence. En 1600 eut même lieu à Prague un colloque scientifique sous l'impulsion de Rodolphe II de Habsbourg, auquel participeront les sommités de l'époque pour répondre à cette question. Cette dernière restera néanmoins sans réponse, car aucun méridien origine ne pouvait se trouver de manière scientifique; il faudra une décision purement arbitraire, et celle-ci ne sera prise qu'en 1884 à Greenwich [34] ! Ajoutons pour la petite histoire que ce n'est qu'aujourd'hui que cet effet de la science nous concerne vraiment; ce n'est que depuis les voyages rapides ou l'utilisation systématique du téléphone que pouvons effectivement nous trouver en difficulté à cause des décalages horaires. Mais heureusement, le consensus de Greenwich nous met à l'abri de ce qui, sans l'acceptation de cette décision arbitraire, nous vaudrait un fameux désordre. Cet exemple explicite très bien l'ébranlement par la Weltanschauung de la science, de ce Un qu'autorisait la référence à la religion.

Ainsi, c'est une modification radicale survenue dans l'évolution du discours du Maître suite au développement de la science que nous sommes maintenant en mesure de préciser.

34 Nous devons cette histoire à D. LEMLER, "Du Golem initiatique au robot domestique, d'un avatar du discours scientifique", *Apertura*, vol. 2, 1988.

Le premier discours du Maître peut être identifié à celui du Maître antique, celui de Socrate dans le Ménon par exemple, lorsque, pour prouver sa théorie selon laquelle la connaissance est réminiscence, il interroge l'esclave pour l'amener à découvrir comment doubler la surface du carré.

Rappelons que Socrate y invite Ménon à suivre à la trace le développement de la pensée de son serviteur pour s'apercevoir que celui-ci va découvrir seul la solution du problème, sans faire autre chose que de répondre aux questions. Ce qui amènera Platon à faire dire à Socrate que *"celui qui ignore une chose a en lui des opinions vraies sur la chose qu'il ignore"* [35].

Lacan attirera l'attention sur le fait que Socrate dispose d'un élément autre qu'intuitif qu'il escamote dans sa démonstration : c'est que le maître possède la notion de l'élément irrationnel "racine carrée de deux".

Or c'est bien cet appareillage symbolique, masqué dans le discours du Maître antique, qui se révélera et prendra toute son autonomie avec la découverte de Descartes; ce sont désormais les mathématiques, qui, progressant indépendamment de l'expérience, se révèlent un guide sûr de l'explication du monde. A partir de là, la science pourra se détourner du réel empirique que présentifiait l'esclave pour découvrir les lois de la nature et se construire d'une manière essentiellement déductiviste [36].

Si, pour le Maître antique, c'était l'esclave qui possédait le savoir sous forme d'un savoir-faire, et si le travail du Maître était de faire naître ce savoir pour qu'il devienne savoir de Maître, ce que Lacan nous indique, c'est que la position du savoir s'est modifiée dans l'évolution historique du discours du Maître, et ce à partir du cogito cartésien. Ce qui en est surgi, c'est :

> *"Un discours du Maître, non pas de la structure de l'ancien, (...) où ce qui occupe la place que provisoirement nous appelons dominante, c'est justement ceci qui se spécifie d'être, non pas savoir de tout – nous n'y sommes pas – mais tout savoir, et qu'on appelle dans le langage courant la bureaucratie.*
>
> *(...) Le fait que le tout-savoir soit passé à la place du Maître, voilà ce qui, loin d'éclairer, opacifie un peu plus ce qui est en question, à savoir la vérité d'où ça sort qu'il y ait un signifiant de Maître (...) montrant l'os de ce qu'il en est de la nouvelle tyrannie du savoir."* [37]

Ceci nous permet de voir que le nouveau discours du Maître, celui d'après la survenue de la science, met le savoir en place maîtresse : ce qui est proposé comme moteur est donc désormais un savoir sans maître; ce qui commande, c'est aujourd'hui un ensemble acéphale d'énoncés là où avant c'était l'énonciation d'un maître qui devait soutenir cette place. Ce qui fera

35 PLATON, *Ménon*, Paris, Garnier-Flammarion, 1967, p. 352.

36 Voir à ce propos, "Galilée et Descartes, la réduction du réel au géométrique", de G. JORLAND, in *La Science dans la philosophie*, Paris, Gallimard, 1981, pp. 248-306.

37 J. LACAN, *L'Envers de la psychanalyse*, version inédite, séance du 14 janvier 1970.

dire à Claude Lefort : "La figure du maître tend à s'effacer pour céder la place à celle d'un agent de transmission des connaissances" [38].

Mais reprenons ce que nous avons avancé des modifications introduites par la science dans l'articulation de la disparité signifiante S_1-S_2, et voyons quel ébranlement elle introduit :

Figure 3

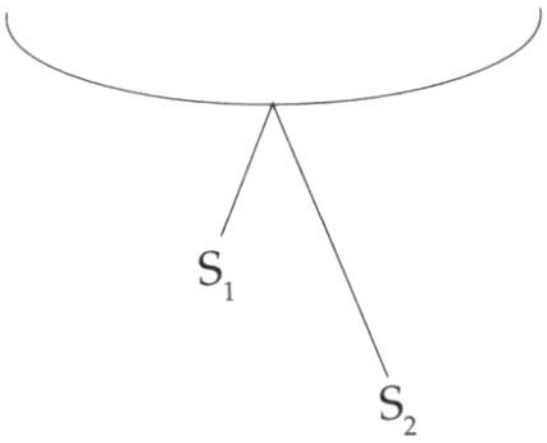

Figure 4

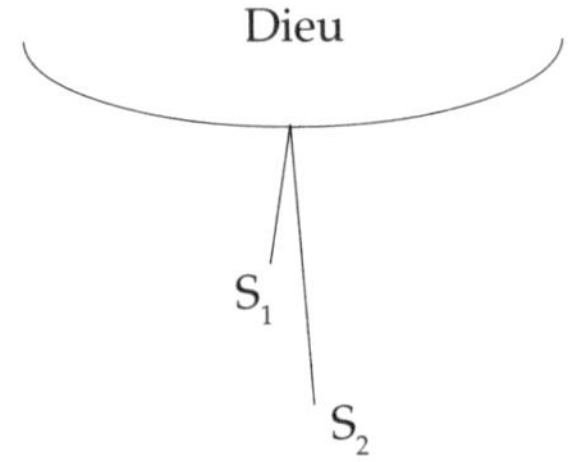

Si c'est Dieu qui est mis à la place du vide, une des conséquences majeures est que celui qui est en position de S_1 s'autorise de Dieu pour s'énoncer.

Dans un tel dispositif, l'altérité absolue de Dieu protège de pouvoir mettre la main sur cette dernière. Dieu, éternel absent, fait trou dans l'espace du discours humain, et, en restant éternellement Autre, garantit l'altérité.

Dans ce type d'organisation du pouvoir, le risque qui subsiste néanmoins est celui de la tyrannie, soit de la consistance excessive prise par celui qui est en place d'exception, consistance pourtant toujours limitée par la mort du tyran et par la notion d'un Dieu, lui immortel. Dans un tel système, il faut remarquer que le tyran n'implique pas d'office la destruction de l'autre, car ce dernier lui reste en fin de compte nécessaire pour asseoir sa tyrannie; ce que vise le tyran, c'est simplement que cet autre ne l'embarrasse pas dans l'accomplissement de son dessein; pour autant que l'autre (S_2) se taise, cela suffit (à S_1) !

Ceci étant évoqué, il ne nous sera pas difficile de saisir le saut que va amener "la mort de Dieu", à savoir le passage d'une Weltanschauung religieuse à une Weltanschauung scientifique.

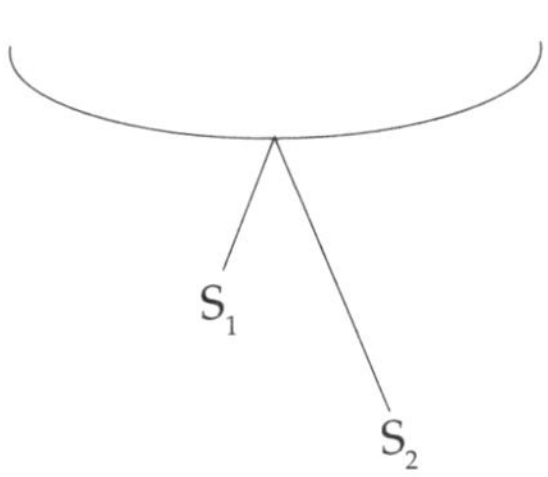

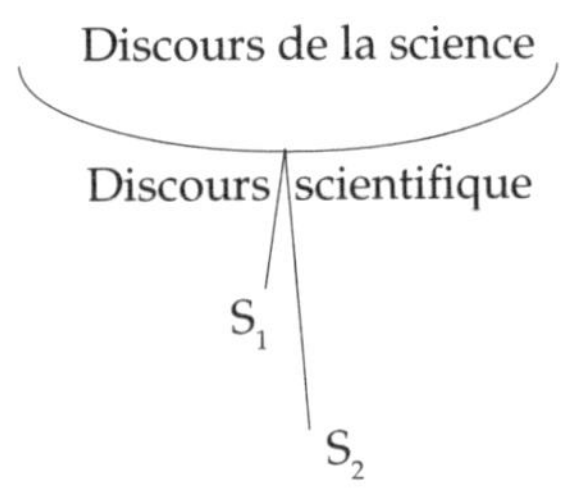

38 C. LEFORT, "Formation et autorité, l'éducation humaniste", in *Écrire, à l'épreuve du politique*, Calmann-Levy, 1992, p. 222.

Dans cette dernière, au lieu du vide, vient ce que Fennetaux appelait le discours de la science et en S_1 les énoncés de la science, ou le discours scientifique. Et lorsque le mode de louvoiement avec la disparité structurale est mis en place, ce qui vient à se présenter, c'est un maître à même de mettre la main sur les énoncés de la science, l'objectif de cette dernière étant de produire précisément des énoncés transmissibles d'où la dimension de l'énonciation est évacuée.

De voir son autorité "naturelle" – celle venant de Dieu – contestée, celui qui occupe la place de S_1 a d'autant plus de difficulté à s'appuyer sur son manque pour soutenir son énonciation et ainsi fragilisé, il se voit tenté de s'appuyer sur des énoncés pour justifier sa position. Ce faisant, il ne se positionne plus comme "maître après Dieu" ainsi qu'il le faisait dans la conception religieuse, mais comme "maître au lieu de Dieu".

Celui qui occupe la position de S_2, quant à lui, se voit aussi mis à mal car son énonciation se voit quasi obligée de se référer aux connaissances de l'expert; et quoi de plus vrai aujourd'hui que de dire qu'il est de plus en plus difficile de se faire une opinion, de la soutenir face à d'autres, et de déterminer sa conduite en fonction de son opinion ?

Les conséquences de cette modification des rapports entre S_1 et S_2 sont de taille, car ce qui est ainsi mis en place, c'est la possibilité d'un fonctionnement discursif où l'énonciation est complètement masquée, parfois même risque de n'être plus structuralement inscrite et où ce sont les seuls énoncés qui en viennent à commander.

C'est ainsi que nous pouvons entendre l'inflation des savoirs aujourd'hui comme un effet de la production du discours de la science qui s'est constitué il y a plus de trois siècles. Il ne s'agit pas ici de regretter cette accumulation de progrès dans les connaissances, mais de prendre en compte qu'une telle prolifération du savoir, et surtout la place qu'y prend l'énoncé, ne peut que nous inciter à faire l'impasse sur l'énonciation.

Passer du règne du père – ou de Dieu – à celui de l'expert, du royaume des maîtres à la république des professeurs, passer du désir de transmettre au vœu d'être seulement agent de transmission des connaissances, impliquera bien une nouvelle version du rêve de servitude volontaire qui servira de toile de fond au monde contemporain, de *condition de l'homme moderne* [39] : que nous régisse du dit qui se passe du dire; que nous commandent des énoncés qui se passent de l'énonciation !

A ce prix évidemment, ce que nous pouvons attendre, c'est la communication clean, le malentendu évacué, la disparité abolie, la différence éludée... en un mot l'élision de l'altérité.

39 Selon le titre de l'ouvrage d'Hannah Arendt.

Mais si dans un système de droit divin, il arrive que celui qui tient la place du chef – du Un – glisse vers la tyrannie pour s'assurer du pouvoir sur les autres – sur l'Autre –, il lui suffit que cet Autre reste dans le silence, il n'a pas besoin de le détruire. Mais lorsque survient cette nouvelle distribution des rapports entre l'Un et l'Autre, la manière de procéder du tyran pour évacuer le "vice de structure" ne suffit plus, il faut au chef s'organiser autrement pour se défendre de la castration : il s'agit désormais de faire en sorte que les autres disent en conformité avec ce qu'il veut entendre; et c'est ainsi que la mort de Dieu [40] a d'emblée suscité une "pathologie" sociale nouvelle qui jusque-là n'avait d'ailleurs jamais existé dans l'Histoire, et cette pathologie, c'est la société totalitaire.

En effet, le risque de la tyrannie semble bien avoir toujours doublé l'existence du pouvoir, et si le mouvement spontané de ce dernier est de supprimer l'opposition – confirmant ainsi la pente "naturelle" du S_1 de ne pas prendre en compte l'interpellation venant de S_2 –, c'est à une nouvelle stratégie pour contourner le "ratage structural", que va se destiner le système totalitaire : pour ce faire, il va vouloir faire de l'Un *avec* l'Autre là où le tyran voulait faire de l'Un *sans* l'Autre. L'objectif dans les deux cas reste le même : évacuer l'altérité, mais là où le tyran pouvait se satisfaire de faire taire l'Autre, le système totalitaire devra le faire dire. Roland Barthes disait : *le fascisme ce n'est pas d'empêcher de dire, c'est d'obliger à dire* [41].

Si nous faisons ici cette lecture, c'est que nous avons à repérer en quoi l'aboutissement du système totalitaire nazi dans la mise en application de la "Solution Finale" est tributaire du mouvement inauguré par les modifications

40 La signification du procès de Louis XVI et de sa décapitation peut être lue comme la mise en acte dans le champ politico-social de cette mort de Dieu qu'autorise l'avènement du discours de la science. Dans une telle perspective, nous avons avancé ailleurs (J-P. LEBRUN, "Mort du roi, mort de la royauté", in *Le Trimestre Psychanalytique*, n° 2, 1990.) que 1789 est une date décisive : la Révolution Française déplace en effet le lieu du pouvoir de façon radicale en le faisant migrer d'un lieu plein, divin, occupé par délégation royale – mais d'une délégation qui occulte imaginairement ce qu'elle doit à la représentation – à un lieu désormais vide qui pourra être momentanément occupé par un quidam que rien n'avait prédestiné à cette place d'autorité. Ce qui nous fait dire que la Révolution française, c'est ce qui fait Nom-du-Père pour la démocratie. Dans ses *Essais sur le politique*, Claude Lefort nous indique : "*La naissance de la démocratie signale une mutation d'ordre symbolique dont témoigne au mieux la nouvelle position du pouvoir (...). La singularité de la démocratie ne devient pleinement sensible qu'à se souvenir de ce que fut le système monarchique sous l'Ancien Régime (...), une matrice théologico-politique, donnant au prince une puissance souveraine dans les limites d'un territoire qui en même temps faisait de lui une instance séculière et un représentant de Dieu. En regard de ce modèle, se désigne le trait révolutionnaire et sans précédent de la démocratie : le lieu du pouvoir devient un lieu vide.*" (C. LEFORT, *Essais sur le politique*, Paris, Seuil, 1986, p. 26) et encore : "*De tous les régimes que nous connaissons, la démocratie est le seul dans lequel soit aménagée une représentation du pouvoir qui atteste qu'il est un lieu vide, qui maintienne ainsi l'écart du symbolique et du réel.*" (Ibidem, p. 265).

41 R. Barthes, Leçon inaugurale au Collège de France, Gallimard, p. 14

introduites dans la manière de louvoyer avec la disparité signifiante suite au surgissement du discours de la science moderne.

5 La leçon d'Auschwitz

Si nous avons évoqué tout ceci, c'est pour pouvoir apprécier en quoi la médecine, qui participe à cette mutation introduite par la constitution du discours de la science, se trouve du coup soumise au risque d'une pratique totalitaire dans la mesure où elle laisserait la rationalité scientifique la régir entièrement. C'est par ailleurs en ce sens que nous pouvons comprendre le fait que des médecins aient pu étroitement collaborer à l'accomplissement de l'horreur que l'on désigne globalement sous le nom d'Auschwitz.

□

Rappelons d'abord la difficulté à convenir de ce qui fait la spécificité de la Shoah : celle-ci, en effet, n'est pas d'ordre quantitatif : d'autres génocides ont existé, tel celui des Arméniens, – un million et demi de victimes sur deux millions d'âmes – ou celui commis par l'appareil stalinien, qui coûta la vie à plus de dix millions de personnes; elle n'est pas non plus liée exclusivement au caractère méthodique utilisé pour l'extermination, car les exterminations massives ont déjà été réalisées dans l'histoire, telle celle perpétrée par les Huns; en plus faire tenir la spécificité de la Shoah dans une différence quantitative de moyens ne rend pas compte de la différence qualitative propre au dessein nazi.

Il apparaît en effet certain que la spécificité de l'extermination des Juifs pendant la seconde guerre mondiale est d'ordre qualitatif : pour la première fois dans l'histoire, on a essayé d'éliminer un groupe humain pour des raisons de "biologie raciale"; la Shoah fut le triomphe du racisme biologique, car l'extermination ne visait aucune finalité sociale, économique ou politique, mais seulement le but d'éliminer la race juive et d'imposer la domination de la race aryenne.

Il nous faut pourtant convenir que, si bien sûr l'appel au racisme biologique est incontournable comme stratégie mobilisatrice utilisée par le troisième Reich et en ce sens était un fait tragiquement nouveau, évoquer cette caractéristique n'est cependant pas non plus suffisant pour épuiser la question, car ce même racisme existait déjà depuis la première politique antisémite, celle de l'Empire Romain au IVe siècle après J.-C., une fois que la religion chrétienne devint religion d'État [42].

42 Ainsi que le précise Raoul Hilberg : *"La destruction des Juifs d'Europe par l'Allemagne fut l'aboutissement de pratiques déjà très anciennes. (…) Le processus de destruction nazi ne se développa*

Mais alors quelle spécificité pour Auschwitz ? Ne faut-il pas convenir que le propre de ce qui s'est passé là tient au cumul de tous les facteurs évoqués et, ainsi à la négation que ceux qui y ont été exterminés étaient des humains. Jamais, dans l'histoire de l'humanité, nous n'avions été confrontés à une telle volonté de déshumaniser l'ennemi; jamais n'avait eu lieu une entreprise où, collectivement, un groupe humain utilisait des procédés de destruction en vue de nier que la mort était donnée à des membres de *"l'espèce humaine"* [43]; pour la première fois dans l'histoire, ce à quoi des hommes s'autorisaient, c'est à décider qui devait et qui ne devait pas faire partie de l'humanité !

Il ne devra dès lors plus nous étonner de ce que ce soit précisément le langage – les mots de victimes, de morts ne pouvaient être prononcés – qui était visé, en tant que qualité "définitoire" de notre espèce; il ne devra pas non plus nous étonner que ce qui s'est passé à Auschwitz reste pour nous innommable, car :*"de même qu'il n'est pas possible de penser sa mort, il n'est pas possible de penser Auschwitz. (...) Comment parler de quelque chose qui semble nier la parole ?"* se demande à juste titre Vincent Engel [44]. Et c'est bien cette atteinte à ce qu'il y a d'humain dans l'homme, fût-il l'ennemi, qui a fait identifier les crimes nazis comme des crimes contre l'humanité.

> *"Il se peut que l'univers d'Auschwitz (car c'est ce qu'il a été) désigne ce royaume d'une bestialité humaine potentielle (désormais réalisé) ou plutôt d'abandon de l'humain et de régression à la bestialité, qui à la fois précède le langage, comme c'est le cas chez l'animal, et vient après le langage, comme cela a lieu dans la mort. Auschwitz signifierait à l'échelle collective, historique, la mort de l'homme."* [45]

C'est parce que ce génocide s'est défini par le fait de s'en prendre – au-delà de la spécificité juive – à l'humanité de l'homme qu'il a cette place de fait sans précédent, de rupture de civilisation. Günter Grass disait d'ailleurs :

(suite note 42)

nullement par génération spontanée; il fut le sommet d'une nouvelle évolution cyclique semblable à celles que nous avons vues se dessiner dans l'action des artisans des précédentes politiques antijuives. Les missionnaires du christianisme avaient fini par dire en substance : 'Vous n'avez pas le droit de vivre parmi nous si vous restez Juifs'. Après eux, les dirigeants séculiers avaient proclamé : 'Vous n'avez pas le droit de vivre parmi nous.' Enfin, les nazis allemands décrétèrent : 'Vous n'avez pas le droit de vivre'.", HILBERG, *La destruction des Juifs d'Europe*, Paris, Fayard, 1988, pp. 15-16.

43 C'est bien ce que R. Antelme a identifié : *"C'est un rêve SS de croire que nous avons pour mission historique de changer l'espèce, et comme cette mutation se fait trop lentement, ils tuent. (...) C'est parce que nous sommes des hommes comme eux que les SS seront en définitive impuissants devant nous. (...) Nous en tenons ici la preuve, et la plus irréfutable preuve, puisque la pire victime ne peut faire autrement que de constater que, dans son pire exercice, la puissance du bourreau ne peut être autre qu'une de celles de l'homme : la puissance de meurtre. Il peut tuer un homme, mais il ne peut pas le changer en autre chose."*, R. ANTELME, *L'Espèce humaine*, op. cit., pp. 229-230.

44 V. ENGEL, *Pourquoi parler d'Auschwitz ?*, Bruxelles, Éperonniers, 1992, pp. 28 et 36.

45 G. STEINER, "La Longue Vie de la métaphore, une approche de la Shoah", op. cit., p. 17.

"(Qu'Auschwitz) *marque une césure au point qu'on est tenté de dater l'histoire de l'humanité et notre notion d'existence humaine d'après des événements survenus avant et après Auschwitz.*" [46]

Nous n'avons pas ici à épiloguer longuement sur les causes de la "Solution Finale" – ce n'est pas l'objet de ce travail – mais ce que nous devons entendre, c'est que c'est la référence à la possibilité d'un eugénisme qui a servi d'alibi à cette mutation dans l'horreur; ce racisme biologique suscita d'abord la promulgation de la loi de juillet 1933 pour "la prévention d'une descendance héréditairement malade", ensuite celle des lois de Nuremberg de septembre 1935 sur "la citoyenneté du Reich" et sur "la protection génétique du patrimoine allemand", et en 1939 la promotion de l'euthanasie des malades mentaux.

Auschwitz fut ainsi précédé entre janvier 1940 et août 1941 par l'anéantissement de plus de 70.000 malades mentaux et handicapés, considérés au nom de la science comme ayant des "vies non dignes d'être vécues"; mais ce massacre fut arrêté à cause des vives protestations de l'opinion publique allemande, notamment des Églises protestante et catholique.

Mais si l'extermination des Juifs put se poursuivre, c'est bien sûr parce que plus personne ne vint s'opposer à l'horreur – ce qui n'est évidemment pas sans poser question [47] – mais c'est, avant même ce fait, parce qu'au nom de la science, au nom d'un savoir mis en place de maître, une majorité de citoyens, sans être mal intentionnés, mais au contraire fustigés par le bénéfice qu'ils en escomptaient pour l'identité nationale [48], ont consenti à devenir des "exécutants" exemplaires.

Ceci devrait suffire à nous faire réaliser que l'auto-fondation du mythe nazi [49] ne pouvait se construire que dans cette matrice que l'auto-fondation du discours de la science dans le cogito rendait possible; que la science ait été en l'occurrence abusée ne change rien au fait de devoir nous interroger sur le fait que ce soit la structure de son discours – des énoncés transmissibles hors énonciation – qui ait autorisé cet abus.

Michel Foucault, quant à lui, fait le lien entre la naissance du racisme d'État et la naissance de ce pouvoir sur la vie – de ce qu'il appelle le bio-pouvoir – qu'autorise le développement de la science.

"*Une des plus massives transformations du droit politique au XIX*[e] *siècle a consisté je ne dis pas exactement à substituer, mais à compléter ce vieux droit de souveraineté – faire mourir ou laisser vivre – par un autre droit nouveau, qui ne*

46 G. GRASS, *Propos d'un sans patrie*, Paris, Seuil 1990, p. 19.

47 Voir à ce propos : W. LAQUEUR, *Le Terrifiant Secret (la solution finale et l'information étouffée)*, Paris, Gallimard, coll. Témoins, 1981.

48 Lire, par exemple, à ce propos : H. KRUGER, *Le bon Allemand*, Paris, Nyssen, 1984.

49 Cf. P. LACOUE-LABARTHE et J-L. NANCY, *Le Mythe nazi*, Paris, éd. de l'Aube, 1991.

va pas effacer le premier, mais qui va le pénétrer, le traverser, le modifier, et qui va être un droit, ou plutôt un pouvoir exactement inverse : pouvoir de faire vivre et de laisser mourir." [50]

Ainsi donc il y aurait passage d'un pouvoir de la souveraineté – de la tyrannie – qui laissait vivre et qui faisait mourir à celui de la technologie – du système totalitaire – qui peut faire vivre et laisser mourir. Autrement dit encore, passage d'un maître à bord "après Dieu" – car qui d'autre que Dieu a pouvoir de faire vivre ? – à celui d'un maître à bord "avant Dieu". La question qui se pose à ce nouveau pouvoir exorbitant est alors de savoir comment il va sélectionner ceux qu'il doit tuer. C'est le savoir du bien de la race qui vient alors justifier des pratiques meurtrières et obtenir la complicité de nombre de citoyens qui n'étaient pas pour autant partisans de l'idéologie nazie; il leur suffisait de s'en remettre à l'État, et n'étaient nullement horrifiés par ce que le nazisme était en train de perpétrer. Au contraire, obéissant à la logique des seuls énoncés, qui leur promettait l'accomplissement du bonheur social, ils pouvaient se contenter de remettre à demain toute interrogation pour pouvoir dormir tranquille, et ce d'autant plus que prendre en compte toute question éventuelle impliquait de mettre en danger celui qui s'y risquait.

C'est dans un tel contexte qu'a pu se mettre en place dès 1942 [51] ce qui a été appelé "proprement" la Solution Finale. A partir du moment où s'est trouvée justifiée l'idée selon laquelle le Juif était à éliminer pour le bien de la race aryenne; la logique binaire faisait perdre à ce même Juif tout statut de sujet humain, et il en devenait "justiciable" de cet "effacement clinique" en quoi a consisté l'entreprise de la Shoah.

Auschwitz n'a pas été seulement l'aboutissement du vœu destructeur des idéologues nazis mais la conséquence de se référer à la seule logique des énoncés de la rationalité scientifique. Pour les autres, ceux qui leur ont obéi, Auschwitz n'a pas été la conséquence d'un vœu délibéré de destruction, mais la résultante de leur consentement et de leur participation à vouloir faire le bien de la race, ce qui ne leur a été possible qu'en démissionnant de leur responsabilité de sujet à l'égard de leur énonciation.

Il s'agit de la réalisation finale d'un système politique né de la nouvelle donne sociale qu'a introduite le surgissement du discours de la science, système politique qui a pu se mettre en place grâce à l'appui trouvé dans la justification idéologique – le racisme biologique – et dans les nouveaux moyens techniques qu'autorisait cette même science. C'est cette identité de structure entre système politique, moyens d'extermination et justification

50 M. FOUCAULT, "Faire vivre et laisser mourir, la naissance du racisme", in *Les Temps Modernes*, février 1991, p. 39.

51 La date-pivot étant la conférence de Wannsee, cf. à ce propos R. THALMANN, "20 janvier 1942, le protocole de Wannsee : de l'antisémitisme à la solution finale", in *10 leçons sur le nazisme*, sous la direction de A. Grosser, Paris, éd. Complexe, 1976.

idéologique qui fait la spécificité de la race : c'est l'effectuation par le collectif et jusqu'à son terme de la logique des seuls énoncés.

Voilà le schéma structural qui permet à Michel Fennetaux d'avancer que *la Shoah paraît indiquer avec une remarquable clarté le chemin où conduit l'exigence d'efficacité qui est attachée au techno-scientisme* [52].

Cet Ordre nouveau consiste bien, là où il s'agissait de faire de l'Un en se passant de l'Autre, de faire de l'Un avec de l'Autre : le "c'est ça !" du tyran se débarrasse du "c'est pas ça !" en restant sourd aussi bien à son énoncé qu'à son énonciation; ce faisant, il lui suffit que l'altérité soit mise entre parenthèses. En revanche, le "c'est ça !" du système totalitaire reconnaît le "c'est pas ça !" comme énoncé, mais il se l'approprie en annulant sa dimension d'énonciation : ce faisant, sa logique ne peut que l'amener à viser la "solution finale" à l'altérité.

En caricaturant, ne serions-nous aujourd'hui à l'égard de la science dans une situation de méconnaissance analogue à celle des citoyens allemands lors de la montée du nazisme ? Nous ne voulons rien savoir de ce que nous risquons au nom du Bien : d'être amenés au pire; nous ne voulons pas savoir que la techno-science implique de structure la déshumanisation de celui auquel elle s'adresse. C'est en tout cas comme cela que nous pouvons entendre que tout ce qui a été avancé ici est à la fois su de tous et ignoré par chacun. Car quoi de plus partagé intimement par chacun que cette constatation que la médecine d'aujourd'hui, indépendamment de son efficacité et de ses progrès, est bien souvent si peu respectueuse de l'humanité du patient ? Et en même temps, quoi de plus ignoré !

Pour poser dès lors la question très abruptement : ceci ne nous amène-t-il pas à devoir penser la médecine après Auschwitz ?

Comment d'ailleurs ne pas être frappé de la similitude entre le questionnement du médecin humaniste sur la médecine d'aujourd'hui et cet extrait du procès de Nuremberg ?

"Dr S. – *Vous avez déclaré que les expériences humaines comme celles qui font ici l'objet de l'acte d'accusation, se rapportent à un 'mode de pensée biologique'. Que voulez-vous dire par là ?*

L. – *Par 'mode de pensée biologique' je veux dire l'attitude d'un médecin pour qui le malade est devenu un simple objet avec lequel il n'existe plus de relations humaines. Je veux dire une exagération du point de vue mécanique; un médecin n'est pas seulement un biologiste, c'est d'abord un homme qui aide un autre homme; ce n'est pas un expert scientifique d'événements biologiques."* [53]

---

52 M. FENNETAUX, *La Psychanalyse chemin des lumières ?*, Paris, Point Hors Ligne, 1987, p. 178.

53 F. BAYLE, *Croix gammée contre caducée – Les expériences humaines en Allemagne pendant la deuxième guerre mondiale*, Neuestadt. Commission scientifique française des crimes de guerre, 1950 pp. 1421-1422, cité par C. AMBROSELLI, "La Médecine à Nuremberg : ouverture d'un procès", op. cit., p. 95.

Pour sa part, tel praticien honorable s'interrogeait récemment en ces termes :

"Nous craignons que la médecine actuelle n'engendre une certaine déshumanisation de l'hôpital sous l'angle des examens techniques nombreux et excessifs. (...) Cette constatation, certains d'entre nous l'ont faite lorsqu'il leur est arrivé d'être hospitalisés dans l'un de ces hôpitaux universitaires gigantesques. (...) Le patient qui souffre d'un ulcère risque ainsi de n'être plus rien d'autre que l'organe malade observé à l'endoscope tandis que dans les unités de soins intensifs, on prête plus d'attention au monitorage ou aux variations ioniques du sang suivies sur ordinateur de manière régulière et consciencieuse qu'au patient lui-même. Or ce patient n'est pas uniquement un corps composé d'une série d'organes, il est aussi une pensée et des sentiments, il est un être fait de sensibilité, et pourquoi pas d'émotions, différent dans le temps et de personne à personne." [54]

Il ne s'agit pas ici de revenir sur la Shoah avec une culpabilité morbide ou avec une fascination suspecte, pas plus qu'il ne convient d'assimiler la médecine scientifique à un projet destructeur. Mais il s'agit pourtant de tirer les conséquences pour la médecine de ce qui s'est déjà passé et qui a abouti à Auschwitz.

Tout ceci ne nous autorise plus – à moins d'irresponsabilité majeure – à faire confiance à notre bonne volonté – pourtant très souvent bien réelle – ou à notre croyance – pourtant bien ancrée – que l'ange sera toujours là pour arrêter le bras meurtrier. Nous devons savoir aujourd'hui que rien dans la seule logique de la rationalité scientifique ne viendra faire obstacle – fût-ce en médecine – à l'accomplissement d'un vœu totalitaire.

La proximité structurale entre totalitarisme et rationalité exclusivement construite sur le mode masculin explique au moins partiellement les faits que nous évoquions en début de ce chapitre; mais plus radicalement encore, le fait que pour la première fois dans l'histoire, il y ait eu mise en acte d'une volonté collective de déshumanisation de l'ennemi, et pour ce faire utilisation de la logique de la rationalité scientifique, devrait nous rendre sensibles aux risques qu'entraîne l'inéluctable déshumanisation de notre médecine d'aujourd'hui.

L'innommable d'Auschwitz est venu prendre la place de ce qui était l'innommable du nom de Dieu. Le trou originaire que présentifiait le "Dieu toujours absent" de la religion, c'est cela que la science a rejeté hors du symbolique et qui, du coup, est revenu dans le réel. Si Auschwitz est bien cet accomplissement de la logique binaire et si la médecine scientifique d'aujourd'hui est essentiellement soumise à cette même seule logique binaire, alors nous ne pouvons continuer d'ignorer où cela nous a déjà menés et où cela risque de nous mener encore.

54 G. VERDONK, "Nos Hôpitaux deviennent-ils moins humains ?", *Bulletin du conseil national de l'Ordre des médecins*, septembre 1992, n° 57, p. 35.

Conclusion

À la lumière de ce nous avons avancé, il nous faut maintenant revenir sur ce que tout ceci nous amène à penser à propos de la possibilité de travailler à la médecine comme "science du sujet malade". Et à quelles conditions ? A tout le moins, il faudra respecter la dimension irréductiblement paradoxale d'un tel projet.

Et d'emblée une difficulté majeure : il sera difficilement possible d'avancer quoi que ce soit si "la Faculté" en reste à sa logique (celle du Tout) et n'entend toute interpellation que comme une contestation (un Tout-pas) qui lui est adressée. Mais avec ce que nous venons d'avancer, quelle latitude lui reste-t-il pour qu'elle entende un questionnement (cette élaboration du pas-tout) comme autre chose qu'une opposition (un Tout-pas) ?

Nous ne pouvons sous-estimer l'importance du fonctionnement d'un discours et la dimension de censure qu'il impose à la survenue d'autre chose. Ainsi le mode de pensée de la rationalité scientifique laisse spontanément peu de place – et ce à son insu – à une autre façon de réfléchir; nous en prendrons quelques exemples récents.

Lors de la conférence de Rio de juin 92 consacrée à la survie de notre planète, deux cent scientifiques dont cinquante-deux prix Nobel adressaient aux chefs d'État un appel solennel. Ils y précisaient :

> *"Notre intention est d'affirmer la responsabilité et les devoirs de la science envers la société dans son ensemble.";* mais ils ajoutaient : *"Toutefois nous demandons formellement par le présent appel que cette prise en compte, ce contrôle et cette préservation soient fondés sur des critères scientifiques et non sur des présupposés irrationnels."* [1]

Nous pouvons percevoir toute l'ambiguïté d'une telle formulation, aucune place n'étant laissée à une autre rationalité que celle de la science et une assimilation étant faite entre ce qui n'est pas de l'ordre de cette rationalité et "des présupposés irrationnels". C'est précisément là que mène la seule logique du Tout, soit à ne pas laisser de place à ce qui est autre.

Un autre exemple nous vient de la satisfaction éprouvée par les milieux homosexuels à chaque fois que des résultats scientifiques viennent à

1 Voir à ce propos J-M. LÉVY-LEBLOND, "Scientisme contre écologie, le pavé de Heidelberg", in *Le Monde Diplomatique*, août 1992, p. 32.

"démontrer" l'existence d'un substrat biologique à l'homosexualité [2]. Il importe ici de remarquer – indépendamment de l'éventuel bien-fondé de telles hypothèses et des conclusions que d'aucuns en tirent – que l'ambiance dominante de la rationalité scientifique est telle que les homosexuels ne se sentent reconnus que si c'est dans la logique propre de cette rationalité que leur spécificité trouve son assise.

Par ailleurs, que penser de l'aphorisme formulé par Jean Bernard, premier président du Comité consultatif français d'éthique pour les sciences de la vie et de la santé : "*Ce qui n'est pas scientifique n'est pas éthique !*" [3] ? L'expression laisse bien abusivement penser qu'une recherche correcte sur le plan scientifique est d'emblée conforme aux exigences éthiques.

Que penser de la nomination en juin 1992 à la présidence de ce même Comité d'éthique de Jean-Pierre Changeux [4], qui s'est fait connaître par sa conception de la machinerie neuronale ainsi que nous l'avons déjà évoqué ? N'est ce pas une situation quelque peu paradoxale que de penser que c'est à un scientiste pur et dur qu'est confiée la responsabilité de la réflexion éthique [5] ? Ce dernier avançait récemment lors d'un entretien : "*Il ne me paraît donc pas du tout outrepasser mes droits de neurobiologiste que de faire l'hypothèse que des bases neurales de l'éthique puissent exister.*", et de répondre au journaliste qui l'interrogeait en lui demandant s'il croyait alors que les neurobiologistes, qui connaissent la structure du cerveau, avaient plus d'aptitudes à ériger une éthique qu'un religieux ou un penseur :

> "*Bien entendu, parce que le neuropsychologue, s'intéressant tout particulièrement aux bases neurales du psychisme, peut avoir des données objectives de nature bien différente de celles du religieux ou du philosophe.*" [6]

Que penser de la nécessité pour l'étudiant en médecine d'avoir eu des grades tout au long de ses années de Faculté pour pouvoir envisager telle spécialisation ? Par exemple la pédiatrie, discipline s'il en est qui demande outre une compétence scientifique, une grande sensibilité humaine. Alors que par ailleurs, d'aucuns se plaignent de l'excès de matière à ingérer, du fait

---

2 Voir récemment à ce propos : "Homosexualité : l'hypothèse biologique", in *Libératio*n, 7 août 1992.

3 *Le Monde*, 30 mai, 1991, p. 20. Cf. aussi, au sujet du livre de J. Bernard, D. SAINTE FARE GARNOT, "Àpropos de 'De la Biologie à l'Éthique' de J. Bernard", in *Le Discours Psychanalytique*, n° 4, octobre 1990.

4 Il va sans dire qu'il ne s'agit nullement de remettre en cause les compétences scientifiques de cet auteur.

5 Cf. à ce sujet H. DUMERY, "Un Scientiste fait la morale", in *Le Monde des Débats*, octobre 1992.

6 J-P. CHANGEUX, entretien avec Guitta Pessis-Pasternak, *Faut-il brûler Descartes* ?, Paris, éd. La Découverte, 1991.

que les étudiants ne sont plus intéressés par autre chose que leurs cours et que la culture générale de l'étudiant est devenue peu de chose. Que penser du projet d'introduire en première candidature en médecine un important cours de mathématiques pour freiner l'accroissement du nombre d'étudiants ? Et pourquoi pas un cours de sciences humaines ! Ne s'agit-il pas là d'une mesure de sélection allant dans le sens d'une plus grande scientificité – encore – de la formation ?

Dans le monde scientifique qui est le nôtre, il nous faut donc garder à l'esprit une difficulté constante; ce que nous risquons, c'est de voir tout propos relevant d'une autre rationalité que celle de la science purement et simplement rejeté sous prétexte qu'il n'entre pas dans la logique que nous essayons d'interpeller.

Il en serait alors comme d'une parole de femme qui tenterait de se faire entendre d'un discours d'homme. Et celui-ci de répondre : "Ce que tu dis prétend avoir la vérité de ce que je dis, et cela c'est inacceptable, puisque nul ne possède la vérité de l'autre !". La question étant alors de savoir si cette parole de femme se tient effectivement d'un tel lieu et poursuit un tel vœu, si effectivement, elle prétend détenir la vérité de ce discours d'homme ou si, plus modestement, elle souhaite seulement indiquer que ce discours d'homme ne dit "pas-toute" la vérité et qu'autre chose peut aussi être dit !

Transposant ceci dans le registre de nos deux rationalités, il en est comme des tenants d'une rationalité prenant en compte le ternaire qui tiendraient à se faire entendre des tenants d'une rationalité seulement binaire. La critique qui consisterait à prétendre qu'une interpellation venant de la rationalité psychanalytique voudrait se promouvoir comme la vérité de la rationalité médicale scientifique, tiendrait-elle à la façon dont la première veut se faire entendre ou à la surdité dans laquelle la seconde est – à son insu – enfermée ?

□

Qu'est-ce donc qu'être malade ? La question peut paraître tout à fait incongrue. Car enfin, quoi de plus évident que la maladie, quoi de plus facile à appréhender que le fait d'être malade. Mais l'on sait aussi qu'il y a toujours lieu de s'étonner de ce qui apparaît comme une évidence.

L'étymologie même du mot malade a déjà de quoi surprendre : malade vient du latin "male habitus", participe passé de "habere", "avoir" au sens de "se trouver"[7]. Mais de se référer à habitus permet tout de suite de percevoir la parenté avec "habitude", mais aussi avec "habit" ou encore avec "habitat". La parenté linguistique du mot nous permet de soupçonner que, loin d'être seulement une qualité affectant un être humain comme la beauté ou la richesse, la maladie s'inscrit comme constitutive de l'individu, comme corrélative de son mode d'habiter, de s'habituer, de s'habiller, soit de son mode d'être. Et nous allons donc devoir nous situer entre ces deux positions : la maladie sera soit entendue comme propriété surajoutée à un individu, soit elle sera conçue comme un processus faisant partie intégrante du sujet. Ces deux possibilités ne sont d'ailleurs qu'apparemment contradictoires. On peut mal habiter une maison – ou un corps – parce que la maison est mal habitable étant donné la présence de tel défaut dans sa construction qui rend celle-ci caduque ou même inadéquate; ou parce que la manière dont l'homme habite cette maison par ailleurs tout à fait robuste, est elle-même porteuse d'insatisfaction.

D'un côté la maladie n'est qu'une carence dans la mécanique; de l'autre côté, elle se situe dans la vie même d'un sujet. Devons-nous préciser que nous retrouvons, dans ces deux conceptions de la maladie, une nouvelle fois nos deux logiques à l'œuvre, et devons-nous ajouter qu'elles ne sont nullement contradictoires ?

Si la rationalité scientifique médicale donne à la maladie le statut d'un accident dans le déroulement de l'existence, c'est parce que la maladie contient en elle les germes de la possibilité de la mort biologique et qu'à cette dernière il n'y aura plus rien à ajouter. Mais pour l'être humain, du fait du langage, non seulement la mort est déjà inscrite en lui mais il s'y confronte quotidiennement, il sait sa présence au jour le jour, ce qui ne l'empêche pas en même temps de n'en rien vouloir savoir. C'est ce rapport propre que chaque sujet établit avec cette mort-toujours-déjà-en-lui qui fait sa singularité; c'est ce que la rationalité psychanalytique appelle castration. La maladie, de ce fait, n'est plus seulement un avatar pour le sujet, elle est aussi toujours une occasion possible de réorganiser son rapport au réel, non au réel biologique mais à cet autre réel, celui de l'impossible tout-dire impliqué par le fait du langage [8]. Aussi, la maladie ne peut être l'affaire du seul ingénieur de l'organisme : elle est aussi celle du médecin; elle ne peut être seulement celle du médecin : elle doit aussi rester celle du patient. Faute de quoi, c'est une "chance" qui est enlevée au sujet, car le réel de la maladie n'est pas seulement confrontation duelle à la matérialité biologique; elle est toujours aussi rencontre avec l'instance tierce du langage.

7 O. BLOCH et W. VON WARTBURG, *Dictionnaire étymologique*, Paris, P.U.F., 1932.

8 Nous ferons ici tout à fait nôtres ces propos d'A. ABELHAUSER : "*Cette catégorie clinique-là, Ginette Raimbault l'avait avant nous dénommée clinique du réel, terme que nous reprendrions volontiers à notre compte si l'on était bien sûr d'entendre ainsi la clinique des incidences subjectives de la maladie somatique comme une intrusion du réel dans la vie du sujet, et non pas, comme c'est malheureusement parfois le cas, clinique des incidences de la maladie somatique, au sens où celle-ci serait du réel et s'opposerait ainsi au psychique.. qui n'en serait pas !*", "Figures du destin : présentation", in *Esquisses psychanalytiques*, n° 17, printemps 1992, p. 7.

Or, il nous faut constater que la science a binarisé ce qui dans la médecine pré-scientifique était encore conception ternaire et qu'une complicité – pouvant aller jusqu'à la lune de miel – s'est aussitôt organisée entre les manœuvres névrotiques d'évitement de la castration et la logique de cette rationalité toute binaire, entre le vœu persistant de toute-puissance infantile et les possibilités techno-scientifiques nouvelles. Il ne s'agit pourtant pas de vouloir revenir à une situation antérieure; le franchissement de ce Rubicon ne peut ni ne doit s'annuler, mais nous devons faire appel à une autre rationalité pour redonner sa place à cette dimension tierce.

Pour un sujet, la maladie peut toujours être l'occasion de réorganiser la place qu'il reconnaît au réel; il y va de la réactualisation du consentement à la perte, et la tolérance au travail intérieur que celui-ci nécessite est structuralement identique à ce qui autorise un travail de création. C'est sans doute ce que pressentait Rilke lorsqu'il écrivait à Franz Xaver Kappus :

> *"La maladie est pour l'organisme un moyen de chasser ce qui lui est contraire. Il faut donc aider cette maladie à suivre son cours. C'est le seul moyen pour l'organisme de se défendre et de se développer. Tant de choses se font en vous en ce moment !"* [9]

La maladie n'est plus alors seulement ce manque ou cet avatar qu'il s'agit de conjurer, mais elle peut être ce qui donne l'occasion d'inaugurer une nouvelle voie de frayage. Il ne s'agit donc pas ici de faire entrer cette maladie dans le sens comme d'aucuns pensent à tort que le préconise la rationalité psychanalytique, ou de l'appréhender comme un hiéroglyphe à déchiffrer, mais au contraire de lui reconnaître sa place de nouveau réel, d'autre version de ce trou originaire à partir duquel s'avère possible un remaniement auquel il s'agirait surtout pour le sujet de consentir.

Ainsi nous pouvons évoquer la "résurrection" de Haendel qui, après avoir été frappé d'une crise d'apoplexie, sortait de sa prostration pour écrire son *Messie*. Ou encore celle de Goethe qui retrouve ses forces décimées par la maladie pour écrire son *Élégie de Marienbad* [10].

Ou plus prosaïquement, l'histoire de Madame L. dont le troisième enfant, Julien, contracte à vingt-deux mois la leucémie. Julien a une sœur aînée et aurait un frère si celui-ci n'était décédé de mort subite à l'âge de trois mois. Madame L. dit sans retenue que Julien est né deux ans après ce décès pour remplacer l'autre et qu'en fait, elle refusait de penser que Mathieu était mort. Et que quand Julien est tombé malade, elle s'est dit :

9 R.M. RILKE, *Lettres à un jeune poète*, Paris, Grasset, 1937, p. 98.

10 Voir à ce propos S. ZWEIG, "La Résurrection de Haendel" et "L'Élégie de Marienbad", in *Les très riches heures de l'humanité*, Paris, Belfond, 1989, pp. 59-80 et 113-124.

"Cet enfant mort, je ne peux plus rien pour lui, il ne reviendra pas, il faut s'occuper de l'enfant malade. La leucémie m'a aidée à quitter l'autre; Julien, lui, je ne pouvais plus le quitter." [11]

Et tout le travail de la psychanalyste présente à l'hôpital va être d'aider cette mère à faire l'inévitable travail de deuil auquel elle s'était jusque-là soustraite; deux drames au moins se jouaient donc simultanément, celui du réel d'un organisme et de sa matérialité biologique – qui se jouait sur la scène de l'enfant – et celui du réel d'un corps qui ne consentait pas à l'irréductible de la perte – qui se jouait sur la scène de l'enfant mais aussi sur celle de la mère.

Pour la rationalité scientifique seul le premier drame est pris en compte; c'est dans sa logique propre d'opérer une telle réduction, puisque l'appareil symbolique de la science procède selon les règles qui ont institué cette dite rationalité; nous ne pouvons plus aujourd'hui, alors que cette science a tant montré l'efficacité de sa rigueur, nous contenter de laisser l'irrationnel rendre compte du second drame; il existe en effet plusieurs *"régimes de vérité"* [12] : et il est également possible si pas de rendre compte du second drame, au moins de l'aborder par la raison, même si la logique qui y fonctionne n'est pas la même que celle de la science, même si elle exige de laisser sa place au pas-tout, à l'énonciation, même si elle implique d'entendre les propos de la patiente comme des signifiants et pas seulement comme des signes.

Encore faut-il que la première rationalité – tellement dans l'air du temps – ne fasse pas comme dans la fable où un éléphant, debout sur une touffe de violettes disait : "les violettes, ça n'existe pas".

Moyennant la prise en compte de cette autre dimension, c'est une question nouvelle qui pourra se poser à propos de l'enfant de Madame L. : serait-il possible que le refus de consentir à la perte qui se joue dans la psyché de cette mère ait des conséquences sur la santé de son enfant ? Et si tel était le cas, par quels moyens un tel processus s'accomplirait-il ?

Voilà le champ de questions qui se trouvera interdit – et donc condamné à l'inter-dit, à ne plus se dire qu'entre les lignes – si ne peut se déployer que la seule rationalité de la science, que la seule logique du Tout.

□

11 Cette histoire est rapportée par S. CHIRIACO, "Un parcours dans l'ombre", in *Esquisses psychanalytiques*, n° 17, printemps 1992, pp. 9-14.

12 Nous nous référons ici à l'intéressant article de I. STENGERS, "Les Régimes de la vérité", in *Psychanalystes*, n° 44, automne 1992, dans lequel l'auteur distingue le régime de vérité théorico-expérimentale chez Galilée et un autre régime de vérité, celui de l'histoire lente que l'on retrouverait chez Darwin.

C'est à une réflexion sur la médecine scientifique qu'il faut introduire [13]. Une réflexion d'épistémologie quotidienne s'impose d'urgence pour prendre en compte l'implicite véhiculé par la logique de la rationalité techno-scientifique; il ne s'agit pas contrairement à ce que pense J-P Changeux – rappelons-le : président du Comité consultatif d'Éthique pour les Sciences de la Vie et de la Santé – de nous contenter d'entendre la critique faite à la science de :

> *"Détournement à des fins destructrices, idéologiques, ou hélas parfois les deux. Deux exemples de détournement idéologique hantent notre mémoire collective : l'holocauste nazi; le Goulag et la psychiatrisation pour délit d'opinion associés au stalinisme"* [14]

En fait, il ne faut pas identifier dans de tels faits un détournement de la science [15] car il s'agit de son mouvement propre, d'un effet de son fonctionnement structural; et aujourd'hui, étant donné le niveau de prouesses auquel la techno-science a abouti – à savoir la capacité de modifier les paradigmes sur lesquels elle est fondée – la question est devenue encore plus cruciale.

Bien au-delà d'un seul programme de psychologie médicale, il s'agit de nous interroger sur l'adéquation de la médecine à l'objet qu'elle est censée appréhender : le malade. Il conviendrait en effet de pouvoir tirer leçon de ce que la médecine est aujourd'hui le laboratoire quasi-expérimental où se

---

13 Réflexion éthique bien sûr, mais aussi nécessité d'une réflexion *"en amont de l'éthique,* ainsi que la préconise Michel Tibon-Cornillot, *car l'heure qui est la nôtre est particulière"* : "On assiste à la naissance d'une crise d'un des paradigmes de la biologie (...) : les prémisses théoriques qui ont permis la localisation du support matériel de l'hérédité, les chromosomes et les gênes n'acceptaient aucune influence 'finalisée' du 'milieu extérieur' sur leurs transformations. (...) Les techniques du génie génétique permettent maintenant de transformer le matériel génétique, support de l'information héréditaire. Il n'est donc plus vrai de dire que cette base matérielle échappe aux actions orientées du 'milieu extérieur', ni que l'on ne peut introduire, de façon dirigée, finalisée, de nouvelles informations dans les génomes des êtres vivants. (...) Il y a là un paradoxe caractérisant une crise interne d'un paradigme scientifique" M. TIBON-CORNILLOT, *Les Corps transfigurés – Mécanisation du vivant et imaginaire de la biologie,* Paris, Seuil, 1992, p. 17.

14 J-P CHANGEUX, dialogue avec J. Daniel, "Les Garde-fous de la science", *Le Nouvel Observateur,* 18 février 1993.

15 La revue *La Recherche,* dans son n° 227 de décembre 1990 consacrait un dossier à "Le Nazisme et la science" et avançait dans son éditorial : *"À cause du caractère inhumain des éliminations massives auxquelles a conduit la politique eugéniste de Hitler, beaucoup d'historiens ont jugé bon d'affirmer que ses conceptions idéologiques n'avaient rien à voir avec la science authentique. Mais cette interprétation est sans doute trop sommaire...".* Les articles de la revue visent alors à montrer que c'était des experts réputés qui avaient défendu les théories eugénistes – MASSIN B., "De l'eugénisme à l'opération euthanasie" : 1890-1945 – et que certaines des recherches menées dans les camps, si elles avaient été faites dans d'autres circonstances, auraient été considérées comme relevant de la science – THUILLIER P., "Les Expérimentations nazies sur l'hypothermie".

développe cette aporie propre à notre temps, celle de la confrontation de la techno-science et du sujet.

À ces questions, il ne s'agit pas de chercher la réponse en dehors du fait technologique lui-même; c'est la structure même de son acte de médecin scientifique qui rend ce dernier sourd et aveugle à la personne qu'il soigne. Il pourra toujours tenter de se réhabiliter dans l'après-coup, mais ce sera de la même manière qu'Oppenheimer lorsqu'il s'est questionné sur sa participation à la fabrication de la bombe atomique ! Nous sommes par contre en droit d'espérer qu'en se donnant les moyens de penser l'acte qui est le sien, le médecin, tout en continuant à se former à la médecine scientifique de pointe, sera susceptible de se décaler quelque peu des schémas que lui impose le discours de la science.

En s'appuyant sur les découvertes psychanalytiques de Freud et de Lacan, en les rendant utilisables par "l'honnête homme", nous pouvons prendre en compte, avec toute l'ampleur qui s'impose, qu'un sujet est toujours et avant tout un être de parole et de désir. Ainsi pourrait se constituer une médecine comme "science du sujet malade", une médecine où pourraient cohabiter "les deux sexes de la raison médicale". Seule manière de tirer conséquence de ce qu'au-delà de tous les avatars mécaniques qui peuvent être les siens, un corps humain est d'abord et avant tout un organisme affecté par le désir et par la jouissance.

Cette médecine comme "science du sujet malade" pourrait alors se donner comme tâches à la fois de viser :

1. La recherche fondamentale où, de "coexister pacifiquement", ces deux savoirs pourraient se dialectiser et rendre possible une amélioration de la compréhension de ce qui caractérise une maladie en tant que celle-ci affecte un sujet humain. Les champs d'une telle recherche sont nombreux et peuvent affecter aussi bien des disciplines spécialisées telles que l'ophtalmologie, la dermatologie, la pédiatrie, la réanimation, la gynécologie... que des questionnements plus fondamentaux, tels que l'articulation avec la société; ainsi, ne serait-il pas utile de questionner le fait que nombre de modifications dans les questions de Santé Publique se font par le biais de décisions portant sur le général, alors que c'est le singulier qui devrait y trouver sa voie ? Les coupes dans les budgets de la santé visent toujours des mesures collectives, mais ne pourrait-on par exemple tirer économie d'une nouvelle fonction d'un médecin-avocat du patient ? Ceci bien sûr, devrait incomber au médecin de famille, mais encore faudrait-il lui donner les moyens de se former et reconnaître cette tâche dans l'évaluation des honoraires.
2. Une telle entité devrait veiller à servir de lieu de confrontation et de vertébralisation pour tous ceux qui travaillent à l'hôpital et qui sont soucieux de donner sa place à la parole du patient. Il est important de

noter qu'un tel travail a besoin d'être soutenu. Quiconque travaille à l'hôpital avec une telle sensibilité doit se faire reconnaître dans son identité propre; ceci est loin d'être évident, et soumis à la dépendance de multiples facteurs tels que la force relative du discours ambiant, la sensibilité du/au minoritaire, l'aptitude de ce dernier à se faire entendre autrement que dans le champ de la plainte ou de la revendication,... Pareillement, le psychanalyste intervenant à l'hôpital, comme tel ou par le biais d'une autre position, aurait à tenter de systématiser les modalités de ses interventions, d'en repérer les contraintes et les limites. Un tel travail est confronté à une solitude souvent redoutable, car le thérapeute s'y engage tant avec son non-savoir qu'avec son savoir, et l'appui que d'autres peuvent trouver dans un corps de connaissances établies lui fait défaut; en même temps que chaque confrontation à ce que ferait un autre dans les mêmes circonstances, risque toujours de fragiliser encore davantage sa position.

3. Il s'agirait de penser à la formation continuée des omnipraticiens et des hospitaliers, des infirmières et des paramédicaux, de donner toute l'oreille qui s'impose à leurs difficultés propres de laisser place à la subjectivité. Pour ce faire, il faudra proposer une formation, non pas pour complémenter les insuffisances du savoir médical, mais plutôt pour être mieux à même de supporter cette dimension de l'incomplétude, du pas-tout ou de l'impossible.
4. Ce serait aussi un lieu à partir duquel pourrait s'élaborer un "bain culturel" dans lequel ces questions n'apparaîtraient plus comme incongrues ou comme marginales, mais au contraire comme essentielles, permettant sans cesse de réinterroger l'adéquation de la médecine à son véritable objet : le malade.

Sans doute, terminer par ces quelques perspectives pourrait apparaître bien mince; d'aucuns pourraient même penser que la montagne a accouché d'une souris, mais en ce domaine, la souris n'a-t-elle pas la dimension d'une montagne ? Qu'est-ce qu'une parole face à l'appareillage médical d'aujourd'hui, mais qu'est-ce que cet appareillage face à ce que suppose une parole ?

□

L'importance de l'enjeu pour la médecine est de taille. De par le corps humain malade qu'elle prend en charge, elle est – qu'elle le veuille ou non – un lieu obligé mais aussi privilégié de confrontation de l'universel et du singulier.

La rationalité scientifique a toujours eu comme objectif de généraliser, et elle n'a pu se constituer de manière opérante qu'en organisant au sein même de son savoir cette exclusion de la singularité. Dans le même mouvement, d'aucuns – en l'occurrence Freud et après lui Lacan – tentaient de rendre compte rationnellement de la réalité psychique d'un sujet et inauguraient pour ce faire la psychanalyse.

Ces deux logiques traversent et organisent la médecine d'aujourd'hui, même si c'est plutôt dans l'ombre que travaille la seconde. En pleine lumière, le développement de la médecine comme technique et scientifique, ses contraintes, ses progrès et ses espoirs, mais aussi ses échecs, sa déshumanisation, son inflation coûteuse. Dans l'ombre, un sujet qui parle, et pas seulement pour communiquer, mais parce que c'est cette parole qui le fait sujet.

Ce dernier aujourd'hui se fait entendre; il dit son mécontentement d'être pris en otage par un appareillage médical de plus en plus sophistiqué; il en appelle à être entendu dans sa singularité, et, en désespoir de cause, il n'hésite pas pour ce faire, à se tourner vers d'autres médecines, ou – pire – vers des pratiques irrationnelles.

Et, en même temps que la médecine ne cesse de progresser, son désarroi grandit; prisonnière de ses propres façons de penser, elle ne parvient pas à donner sa juste place à cette subjectivité qu'elle estime pourtant manquer; peu habituée à la réflexion épistémologique, elle ne dispose pas des outils qui lui permettraient de penser les principes fondateurs sur lesquels elle s'est organisée; tributaire de sa manière de se développer et de se reproduire, elle façonne ses étudiants dans sa seule logique et ne les incite pas à prendre le recul nécessaire.

Pour sortir de l'impasse, il faudrait que la médecine accepte de se laisser interpeller par d'autres rationalités que celles de la science, qu'elle tolère qu'un autre discours puisse être tenu, un discours qu'elle maîtriserait moins, une rationalité différente. Pour ce faire, si elle veut que le malade soit reconnu comme sujet, il faudrait qu'elle consente à penser son propre cadre de pensée et qu'elle laisse sa place à l'élaboration d'une logique du pas-tout.

La psychanalyse, en tant que *"dernière fleur de la médecine"* [16] est en mesure de contribuer à constituer cette autre rationalité et, par là, de participer à la mise en place de la réflexion épistémologique qui manque cruellement à la médecine.

16 Ainsi Lacan d'avancer : *"Le curieux est que Freud pensait qu'il faisait de la science. Il ne faisait* pas *de la science, il était en train de produire une certaine pratique qui peut être caractérisée comme la dernière fleur de la médecine. Cette dernière fleur trouva refuge ici parce que la médecine avait de si nombreux moyens d'opérer, entièrement répertoriés à l'avance, réglés comme du papier à musique, qu'elle* devait *se heurter au fait qu'il y avait des symptômes qui n'avaient rien à faire avec le corps, mais seulement* avec *ceci que l'humain est affligé, si je puis dire, du langage."* in J. LACAN, "Conférences et entretiens dans des universités nord-américaines", *Scilicet*, n° 6/7, Seuil, 1976, p. 18.

Nous avons analysé les structures de ces deux types de savoir, et nous pouvons maintenant ne plus nous laisser désespérer par leur inéluctable hiatus; leur rapport est comme celui qui prévaut entre homme et femme; et c'est donc au contraire ce hiatus même qui, de réintroduire la catégorie de l'impossible, autorise ceux qui risquent la confrontation à s'en trouver autrement situés.

En abandonnant aussi bien le vœu d'une complétude psychosomatique que l'abri assuré d'une discipline célibataire, nous pourrions tenter une cohabitation fructueuse des savoirs.

C'est le patient qui en tirera les bénéfices, et c'est le médecin qui, de ne plus se contenter de la seule technicité, pourrait se trouver des voies nouvelles : celles d'une rationalité qui ne serait plus ébranlée par le fait d'aussi s'intéresser à un sujet.

Ce faisant, la médecine pourrait reprendre la place qu'elle a jusqu'à ce jour laissée à d'autres, tout en s'en plaignant.

Mais faute d'une telle interrogation, son avenir risque d'être sombre, car c'est un système totalitaire, bien intentionné sans doute mais néanmoins destructeur, qu'elle est en train – à son insu – de promouvoir :

"Un camp de concentration de l'âme dont on ne pourrait pas sortir, pour la bonne et simple raison que l'on ignore que l'on s'y trouve." [17]

La médecine, en faisant l'impasse de penser la clôture dans laquelle pense la rationalité scientifique, risque de faire l'économie de la leçon de l'histoire : nous devons en effet savoir que rien n'arrêtera spontanément l'évolution d'un système soumis à la seule logique de l'efficacité technique.

17 M. VACQUIN, *Frankenstein ou les délires de la raison*, Paris, F. Bourin, 1989, p. 205.

Bibliographie

ABELHAUSER A., – "La Mort et l'Inconscient", in *Esquisses psychanalytiques*, n° 13, printemps 1992, pp. 63-73.
– "Figures du destin : présentation", in *Esquisses psychanalytiques* n° 17, printemps 1992, pp. 11-15.

AJCHENBAUM P., "Un autre regard", in *Autrement*, n° 9, avril 1993, pp. 123-127.

ALBY J-M., "Réflexions sur l'identité", in *L'Âme et le Corps - Philosophie et Psychiatrie*, Paris, Plon, 1990.

AMBROSELLI C., – *L'Éthique médicale*, Paris, PUF, coll. Que sais-je ?, n° 2422, 1988.
– "La Médecine à Nüremberg : ouverture d'un procès", in *Science et Philosophie : pour quoi faire ?*, Paris, Le Monde Éditions, 1990, pp. 317-330.
– *Le Comité d'éthique*, Paris, PUF, Que Sais-je ?, n° 2544, 1990.

ANDRÉ S., *Que veut une femme ?*, Paris, Navarin, 1986.

ANTELME R., *L'Espèce humaine*, Paris, Gallimard, 1952.

ARENDT H., – *Eichmann à Jérusalem*, Paris, Folio, Gallimard, 1966.
– *Le Système totalitaire*, Paris, Seuil, coll. Points Politique n° 53, 1972.
– "Qu'est-ce que l'Autorité ?", in *La Crise de la culture*, Paris, Gallimard, coll. Folio essai n° 113, 1972, pp. 121-185.
– *La Nature du totalitarisme*, Paris, Payot, 1990.
– *Auschwitz et Jérusalem*, Paris, Deuxtemps Tierce, 1991.

ARIÈS P., *Essais sur l'histoire de la mort en Occident*, Paris, Point Seuil n° 31, 1982.

ARON J-P., *Les Modernes*, Paris, Gallimard, 1984.

ARON R., "Le Signifiant de tous les dangers", in *Entre savoir et ignorance*, Le Questionnement Psychanalytique, 1992, pp. 15-18.

ARRIVÉ M., "Signifiant saussurien et signifiant lacanien", in *Langages*, n° 47, 1986, pp. 105-124.

ATLAN H., – *A Tort et à raison*, Paris, Seuil, 1986.
– "Des limites de la science au besoin de philosophes", in *Science et philosophie : pour quoi faire ?*, Paris, Le Monde éditions, 1990, pp. 142-160.
– "Personne, Espèce, Humanité", in *Catalyses* : Le Cerveau au pluriel, sous la direction de G. Thill, B. Feltz et D. Lambert, Bruxelles, Ciaco, 1990, pp. 217-231.

AUSCHITZKA A., "Acte analytique et Vérité", in *Études*, décembre 1990, pp. 635-642.

AYÇOBERRY P., *La Question nazie*, Paris, Points Seuil, 1979.

BAAS B. et ZALOSZYC A., *Descartes et les fondements de la psychanalyse*, Paris, Navarin-Osiris, 1988.

BADIOU A., – "L'amour est-il le lieu d'un savoir sexué ?", in *L'exercice du savoir et la différence des sexes*, Paris, L'Harmattan, 1991, pp. 99-114.
– "Sujet et Infini", in *Conditions*, Paris, Seuil, 1992, pp. 287-305.

BALIBAR F., "Y a-t-il une science féminine ?", in *Autrement* : Le sexe des sciences, Sciences en société, n° 6, octobre 1992, pp. 166-179.

BALINT M., – *Le Médecin, son malade et la maladie*, Paris, Petite Bibliothèque Payot, 1960.
– *Amour primaire et technique psychanalytique*, Paris, Payot, 1965.
– "Crise de la pratique médicale", in *Le Coq Héron*, n° 95.
– *Le Défaut fondamental*, Paris, Payot, 1971.

BARIETY M. et COURY C., *Histoire de la médecine*, Paris, PUF, coll. Que Sais-je ?, n° 31, 1971.

BARTHES R., – "De la Science à la littérature", in *Le Bruissement de la langue*, Paris, Seuil, 1984, pp. 13-20.
– "Sémiologie et médecine", in *L'Aventure sémiologique*, Paris, Seuil, 1985, pp. 273-286.

BATAILLE L., *L'Ombilic du rêve*, Paris, Seuil 1987.

BEDARIDA F., *Le Génocide et le Nazisme*, Paris, Presse Pocket, 1992.

BEIER R., "Regarder l'intérieur du corps, à propos de l'histoire de l'homme de verre à l'époque moderne", in *Terrain*, n° 18, mars 1992, pp. 95-102.

BEIRNAERT L., *Aux Frontières de l'acte analytique*, Paris, Seuil, 1987.

BENOIT P., – "Médecine et coupure", in *Psychanalyse et Médecine - Revue des sciences médicales*, n° 204, octobre 1972, pp. 8-28.
– "Inconscient et thérapeutique médicamenteuse", *Le Coq Héron*, n° 66, 1978.
– "Médecine et psychanalyse", in *Confrontation Psychiatrique*, n° 17, Psychiatrie et aspects modernes de la médecine, 1979, pp. 289-307.
– *Chronique médicale d'un psychanalyste*, Paris, Rivages, 1988.

BENSAID N., – *La Consultation*, Paris, Mercure de France, 1974.
– *La Lumière médicale, les illusions de la prévention*, Paris, Seuil, 1981.
– *Le Sommeil de la raison, une mode : les médecines douces*, Paris, Seuil, 1988.

BENVENISTE E., "Communication animale et langage humain", in *Problèmes de linguistique générale*,Livre I, Paris, Gallimard 1966, pp. 56-63.

BERNARD C., – *Introduction à l'étude de la médecine expérimentale*, Paris, Garnier Flammarion, 1966.
– *Principes de médecine expérimentale*, Paris, PUF, 1987.

BERNARD J., *De la Biologie à l'éthique*, Paris, Buchet-Chastel, Coll. Pluriel, 1990.

BETTELHEIM B., *Le Cœur conscient*, Paris, R. Laffont, 1972.

BICHAT X., *Recherches physiologiques sur la vie et la mort*, Marabout Université, 1973.

BLANCHOT M., – *L'Entretien Infini*, Paris, Gallimard, 1969.
– "Penser l'Apocalypse", *Nouvel Observateur*, 22-28 janvier 1988.

BLANCKAERT C., "La Science de l'homme entre humanité et inhumanité", in *Autrement*, n° 8, avril 1993, pp. 14-46.

BOONS-GRAFE M-C., "Femmes et Sciences : un dialogue (où il est largement question du docteur Lacan)", in *Littoral*, n° 33, novembre 1991, pp. 77-92.

BOTTERO J., "La Magie et la médecine régnant à Babylone", in n° 74 : Les Maladies ont une histoire, 1985, pp. 12-23.

BOURGEY L. et MARTINY M., "Hippocrate et la médecine grecque à l'âge classique", in *Histoire de la médecine, de la pharmacie, de l'art dentaire et de l'art vétérinaire*, Tome I, Paris, Albin Michel-Laffont-Tchou, 1977, pp. 301-343.

BOUSQUET J., *Exploration de mon médecin*, Toulouse, éd. Sables, 1988.

BRAUNSTEIN N., *La Jouissance, un concept lacanien*, Paris 1992, éd. Point Hors-ligne.

BROUSSE M-H., "Le sujet de la psychanalyse est le sujet de la science", in *Pas Tant*, n° 11-12, avril-septembre, Toulouse, 1986, pp. 2-5.

BRUAIRE C., *Une Éthique pour la médecine*, Paris, Fayard 1978.

BURKHARDT R., "Konrad Lorenz et le pas de l'oie", in *Autrement*, n° 9, avril 1993, pp. 46-58.

BURROUGHS W., *Le Festin nu*, Coll. L'Imaginaire, Pari276.s, Gallimard, 1964.

BYDLOWSKI M., – "Les Enfants du désir – Le Désir d'enfant dans sa relation à l'inconscient", in *Psychanalyse à l'Université*, n° 13, décembre 1978.
– "La double écoute du somaticien et du psychanalyste face à la stérilité", in *Les Enfants des couples stériles*, Paris, ESF, 1985.

– "Recherche psychanalytique dans une maternité hospitalière", in *Revue de Médecine Psychosomatique*, n° 14, juin 1988, pp. 19-30.

BYDLOWSKI M., DAYAN-LINTZER M., CAHEN F., FONTY B., LE VAGUERESE L., *Approche psycho-médicale de l'infertilité – Souffrir de stérilité*, in Journal de Gynécologie et d'obstétrique, 1983, 12, pp. 269-276, Paris, Masson, 1983.

CAMON F., – *La Maladie humaine*, Paris, Gallimard, 1981.
– *Conversation avec Primo Levi*, Paris, Gallimard, 1991.

CANGUILHEM G., – *Le Normal et le pathologique*, Paris, PUF, 1966-1979.
– *Études d'histoire et de philosophie des sciences*, Vrin, 1968-1983.
– "De la Science à la contre-science", in *Hommage à Jean Hyppolite*, Paris, PUF, Épiméthée, 1971.
– *Idéologie et rationalité dans l'histoire des sciences de la vie*, Vrin, 1977.
– "L'Idée de guérison", in *Nouvelle Revue Française de Psychanalyse*, n° 17, 1978, pp. 13-26.
– *La Santé, concept vulgaire et question philosophique*, Conférence à l'Université de Strasbourg, mai 1988, éd. Sables.
– "Le cerveau et la pensée", in *Georges Canguilhem, philosophe et historien des sciences*, actes du colloque du Collège international de philosophie, décembre 1990, Albin-Michel 1993, pp. 11-36.

CARASSO F., – *Freud médecin*, INSERM/Actes Sud, 1992.
– "Georges Canguilhem, une critique de la raison médicale", *Temps Modernes*, n° 556, novembre 1992, pp. 82-102.

CARO G., *La Médecine en question*, Paris, Maspéro, 1968.

CARPENITO L. J., Diagnostic infirmier, du concept à la pratique clinique, Medsi/Mc Gram-Hill 1990.

CARPENTIER J., *Médecine générale*, Paris, Maspéro, Petite Collection, 1982.

CASSIERS L., – "La Relation au malade psychiatrique, une question épistémologique", in *La Responsabilité éthique dans le développement biomédical*, Actes du colloque organisé à Bruxelles en avril 1984, Coll. Catalyses, CIACO, Louvain-la-Neuve, 1987, pp. 107-122.
– "Les Hypothèses d'A. Pichot sur les rapports du biologique et du psychologique", in *Psychanalyse*, n° 3, 1987, pp. 168-171.
– "Autoréférence, Autocréation et Sujet en psychiatrie, in *Catalyses* : Le Cerveau au pluriel, sous la direction de G. Thill, B. Feltz et D. Lambert, Bruxelles, Ciaco, 1990, pp. 119-128.

CELERIER M-C., *Médecine dure, l'hôpital en question*, Paris, Stock, 1985.

CHALMERS A. F., – *Qu'est-ce que la science ?*, Paris, Livre de Poche, coll. Essais.
– *La Fabrication de la science*, Paris, éd. La Découverte, 1991.

CHANGEUX J-P., – *L'Homme neuronal*, Paris, Fayard, 1987.
– (avec CONNES A.), *Matière à penser*, Paris, Odile Jacob, 1991.
– *Faut-il brûler Descartes ?*, entretien avec Guitta Pessis-Pasternak, Paris, éd. La Découverte, 1991, pp. 155-166.
– "Les Neurones de la raison", in *La Recherche*, n° 243, juin, 1992, pp. 705-713.
– "Les garde-fous de la science", dialogue avec J. Daniel, *Le Nouvel Observateur*, 18 février 1993.

CHATEL M-M., – "Y a-t-il un irréductible du sinthome ?", in *Littoral*, n° 11-12, Paris, Erès, février 1984, pp. 17-28.
– "Insidieux maléfice dans la filiation", in *Psychanalyse à l'Université*, n° 49, janvier 1988, pp. 119-131.
– "Le Désir escamoté", in *Le Magasin des enfants*, Collectif dirigé par J. Testart, Paris, Françoise Bourin, 1990, pp. 72-82.

CHAUMONT J-M., "Le Corps du concentrationnaire : la honte et le regard", in *Le Corps*, Paris, Vrin, 1992, pp. 290-308.

CHAUVELOT D., *L'Inconscient dans tous ses états*, Paris, Point Hors Ligne, 1990.

CHEMAMA R., – "Le Continent blanc, identification sexuelle masculine et position perverse", in *Le Discours Psychanalytique*, n° 4, septembre 1982, pp. 129-150.
- "Quelques Questions sur l'acte psychanalytique à partir du demi-groupe de Klein", in *Le Trimestre Psychanalytique*, n° 3, 1990, pp. 129-150.
- "Lire Balint avec Lacan : de l'amour primaire à la théorie de la fin de la cure", in *Le Discours Psychanalytique*, n° 5, février 1991, pp. 59-78.

CHIRIACO S., "Parcours de l'ombre", in *Esquisses psychanalytiques*, n° 17, printemps 1992, pp. 9-14.

CLAVREUL J., – *L'Ordre médical*, Paris, Seuil 1978.
- *Psychanalyse et Médecine*, Conférence à Strasbourg, 1979, inédit.
- "Les Enjeux de la psychanalyse : une éthique du sujet", in *Encyclopaedia Universalis*, supplément II, Les Enjeux, Paris, 1985.
- *Le Désir et la Loi*, Paris, Denoël, 1987.

COCKS G., *La Psychothérapie sous le IIIe Reich*, Paris, Les Belles Lettres, 1987.

COLLIN F., "Parmi les femmes et les sciences", in *Autrement*, n° 6 : Le sexe des sciences, Sciences en société, octobre 1992., pp. 10-27.

COMTE-SPONVILLE A., "Vivre, c'est perdre", in *Autrement*, n° 128, mars 1992, pp. 14-23.

CONNES A., (avec CHANGEUX J-P.), *Matière à penser*, Paris, Odile Jacob, 1991.

CONTE C., "Brèves Remarques sur la dimension du réel dans l'enseignement de Jacques Lacan", in *Esquisses psychanalytiques*, n° 15, printemps 1991, pp. 53-62.

CROMMELINCK M., – *Psychologie, psychothérapie et science*, intervention au IIIe cycle de psychologie, Louvain-la-Neuve, avril 1991, inédit.
- "Correspondance(s)", postface au livre de A. Zénoni, *Le Corps de l'être parlant*.

CZERMAK M., *Passions de l'objet, études psychanalytiques des psychoses*, Paris, J. Clims, 1986.

DAGOGNET F., – Préface à *L'Étude de la médecine expérimentale* de C. Bernard, Paris, Garnier Flammarion, 1966.
- "Une Œuvre en trois temps", in *Revue de Métaphysique et de Morale*, janvier 1985, pp. 29-38.
- "Une Limite, une seule aux sciences de la vie", in *Science et Philosophie : pour quoi faire ?*, Le Monde éditions, 1990, pp. 302-316.

DAN BAR-ON, *L'Héritage infernal : des filles et des fils de nazis racontent*, Paris, Eshel, 1991

DARMON P., – *La Vie quotidienne du médecin parisien en 1900*, Paris, Hachette, 1988.
- "La Tentation eugénique", in *L'Histoire*, n° 108, février 1988, pp. 60-63.

DEBRU C., "Le Chercheur et le Clinicien", in *Critique*, n° 534, novembre 1991, pp. 819-830.

de la ROBERTIE L., "Le Corps – Textes de Jacques Lacan", in *Littoral*, n° 27-28, avril 1989, pp. 157-172.

DELEUZE G., "A quoi reconnaît-on le structuralisme ?", in *Histoire de la philoso phie – Le XXe siècle*, deF. Chatelet, Hachette, 1973, pp. 299-335.

DE NEUTER P., – "Le grand Vœu ou "Le grand Bleu" comme tragédie œdipienne aujourd'hui", in *LeBulletin Freudien*, n° 13-14, 1989, pp. 217-220.
- *Corps, langage et langage du corps*, inédit.
- "Du symptôme au sinthome", in *Le Discours Psychanalytique*, n° 3, février 1990, pp. 183-194.
- "L'Éthique de la psychanalyse – Thèses, questions et hypothèses", in *Esquisses psychanlytiques*, n° 18, automne 1992, pp. 135-146.

DERMINE C., *Éthique, suicide et institution psychiatrique*, mémoire de licence en psychologie, Louvain-la-Neuve, juin 1991, inédit.

DESCARTES, *Méditations*, Œuvres complètes, Paris, La Pléiade, 1978.

DE WAELHENS A., – *La Philosophie et les Expériences naturelles*, La Haye, Martinus Nijhoff, 1961.
- "Sur l'Inconscient et la pensée philosophique", in *L'Inconscient*, Colloque de Bonneval, Paris, Desclée, 1966, pp. 371-385.

- Préface au livre de J-P. Demoulin, *Névrose et psychose*, Louvain, Nauwelaerts, 1967.
- *Distance et réalité*, Conférence faite aux Facultés Universitaires St Louis, Bruxelles, 1967, inédit.

DOBKINE M., *Crimes et humanité, extraits des actes du Procès de Nuremberg 18 octobre 1945 – 1er octobre 1946*, Paris, Romillat 1992.

DOR J., – *Structure et perversions*, coll. L'Espace analytique, Paris, Denoël, 1987.
- *L'A-Scientificité de la psychanalyse*, vol. 1 "L'Aliénation de la psychanalyse", Paris, Éditions Universitaires, 1988.
- *L'A-Scientificité de la psychanalyse*, vol. 2 "La Paradoxalité instauratrice", Paris, Éditions Universitaires, 1988.
- *Introduction à la lecture de Lacan*, vol. 1 "L'inconscient structuré comme un langage", Paris, Denoël, 1985.
- *Introduction à la lecture de Lacan*, vol. 2 "La structure du sujet", Paris, Denoël, 1992.

DOUMIT E., – "Excès de signifiant et zèle de falsifiabilité", in *Nodal*, n° 1, 1984, pp. 226-248.
- Discussion à la suite de l'intervention de A. Loparic "Les Négations et les univers du discours", extrait de *Lacan avec les philosophes*, Paris, Albin Michel, 1991, pp. 265-276.

DRAI R., *La Sortie d'Égypte, l'invention de la liberté*, Paris, Fayard, 1986.

DREYFUSS J-P., "A propos de l'Aphanisis", in *Ornicar*, n° 17-18, 1979, pp. 107-118.

DROUARD A., "Alexis Carrel et l'eugénisme", in *Autrement*, n° 9, avril 1993, pp. 28-45.

DUFOUR D-R., *Les Mystères de la Trinité*, Paris, Gallimard, 1990.

DUMERY H., "Un Scientiste fait la morale", in *Le Monde des Débats*, octobre 1992.

DUNETON C., "Un Essai sur la vie", présentation du livre de A. CAHEN, *Les Jours de ma mort*, Paris, Seuil, 1983.

DURANDEAUX J., – *L'Éthique de la passe*, in Lettres de l'École Freudienne, n° 23, avril 1978, pp. 126-136.
- *Masculin, Féminin, Neutre ou les avatars de l'imaginaire*, in "Les Sexes de l'homme", Paris, Seuil, septembre 1985, pp. 139-170.

ENGEL V., *Pourquoi parler d'Auschwitz ?*, Bruxelles, Éperonniers 1992.

ENRIQUEZ E., – *De la Horde à l'état*, Paris, Gallimard, 1983.
- "Pouvoir", article in *Grand Dictionnaire de la psychologie*, Paris, Larousse, 1991.
- *Les Figures du Maître*, Paris, Arcantère, 1991.

EY H., *Défense et illustration de la psychiatrie*, Paris, Masson, 1978.

FAGOT-LARGEAULT A., "Éthique et Connaissance dans les sciences de la vie et de la santé", in *Bulletin de la Société française de Philosophie*, tome LXXXII, 1988., pp. 1-33.

FAIMBERG H., "Effets du totalitarisme sur le psychisme humain", in *Les psychanalystes dans la guerre, passé et présent*, colloque du Goethe Institut, Bruxelles, janvier 1989, inédit, pp. 79-125.

FAINSILBER L., "L'Énoncé et l'Énonciation", in *Le Curieux*, n° 4, 1987, pp. 55-58.

FENNETAUX M., – *La Psychanalyse chemin des lumières ?*, Paris, Point Hors Ligne, 1987.
- "Psychanalyse et Sciences", in *Esquisses psychanalytiques*, automne 89, n° 12, pp. 15-38.
- "Copernic contre Descartes ?", in *Esquisses psychanalytiques*, n° 18, automne 1992, pp. 75-80.

FLIPOT G., "Image et Sens pour un corps qui s'éclate ?", in *Feuillets psychiatriques de Liège*, 19/1, 1986, pp. 63-71.

FLORENCE J., – "Le Refus de guérir – Médecins et Psychanalyste face à la guérison", in *Ouvertures Psychanalytiques*, Bruxelles, Saint-Louis, 1985, pp. 323-331.
- "La Psychanalyse avec la médecine", in *Ouvertures Psychanalytiques*, Bruxelles, Saint-Louis, 1985, pp. 275-286.

FOLSCHEID D., "La Science et la Loi", in *Éthique*, n° 1, 1991, pp. 58-79.

FOUCAULT M., – "Préface à la transgression", in *Critique*, n° 195-196, août-septembre 1963, repris in *L'Interdit et la Transgression*, Dunod 1983, pp. 95-104.
- *Naissance de la clinique, une archéologie du regard médical*, Paris, PUF, 1963-1978.
- "Nietzsche, la généalogie de l'histoire", in *Hommage à Jean Hyppolite*, Paris, PUF, coll. Épiméthée, 1971, pp. 145-172.
- *L'Ordre du discours*, Paris, Gallimard, 1971.
- "La Vie : l'expérience et la science", in *Revue de Métaphysique et de Morale*, janvier-mars 1985, pp. 3-14.
- "Faire vivre et laisser mourir, la naissance du racisme", in *Les Temps Modernes*, février 1991, pp. 37-61.

FOULQUIE et ST-JEAN, *Dictionnaire de la langue philosophique*, Paris, PUF, 1968.

FOUREZ G., *La Construction des sciences, introduction à la philosophie et à l'éthique des sciences*, Bruxelles, De Boeck Université, 1988.

FREUD S., – "Charcot" (1893), in *Résultats, Idées, Problèmes*, Paris, PUF, trad. 1984.
- "Quelques Considérations pour une étude comparative des paralysies motrices organiques et hystériques" (1893), in *Résultats, idées, problèmes*, Tome I, 1890-1920.
- *Études sur l'hystérie* (1895), en collaboration avec Breuer, Paris, PUF, 1967.
- *Sur la psychanalyse* (1910), Paris, Gallimard, 1991.
- "Conseils aux médecins sur le traitement analytique", in *La Technique psychanalytique* (1912), Paris, PUF, 1967.
- "Analyse d'une phobie chez un petit garçon de 5 ans (Le petit Hans)" (1913), in *Cinq Psychanalyses*, Paris, 1967.
- *Métapsychologie* (1915), Paris, Gallimard, 1940.
- "Une Difficulté de la psychanalyse" (1917), in *L'Inquiétante Étrangeté et autres essais*, Paris, Gallimard, Folio Essais n° 93, 1985.
- "Au-delà du Principe de plaisir" (1920), in *Essais de psychanalyse*, Paris, Payot, 1981.
- "Psychologie des foules et analyse du moi" (1921), in *Essais de Psychanalyse*, trad. nouvelle, Paris, Payot, 1981.
- *Sigmund Freud présenté par lui-même* (1925), Paris, Gallimard, 1984.
- *La Question de l'analyse profane* (1926), Paris, Gallimard, 1985.
- "Dostoievsky et le parricide" (1928), in *Résultats, idées, problèmes*, Tome II, 1921-1938.
- "Sur la Sexualité féminine"(1931), in *La Vie sexuelle*, Paris, PUF, 1969.
- *Nouvelles conférence d'introduction à la psychanalyse* (1933), Paris, Gallimard, 1984.
- *L'Homme Moïse et la religion monothéiste* (1939), Paris, Gallimard, 1986.

FREYMANN J-R., "Le Sujet face au totalitarisme", in *Apertura*, vol. 3, 1989, pp. 13-30.

GAILLY M-G., *Un Espace de parole pour un corps qui souffre*, Rapport de stage pour le certificat de spécialisation en psychologie clinique sous la direction de J-Y. HAYEZ, Louvain-la-Neuve, septembre 1991, inédit.

GASQUERES A., "Entendre, Voir et Savoir...", in *Topique*, n° 7-8, déc. 1971, pp. 9-48.

GAULT J-L., "Pour une épistémologie lacanienne", in *Connaissez-vous Lacan*, Paris, Seuil, 1992, pp. 209-217.

GRANGER G-G., *La Science et les Sciences*, Paris, PUF, Que Sais-je ?, n° 2710, 1993.

GRASS G., *Propos d'un sans patrie*, Paris, Seuil 1990.

GREEN A., – "L'Homme machinal", in *Le Temps de la réflexion – 1983*, Paris, Gallimard, 1983.
- "Un Psychanalyste face aux neuro-sciences", in *La Recherche*, n° 247, octobre 1992, pp. 1166-1174.

GRMEK M., – *Les Maladies à l'aube de la civilisation occidentale*, Paris, Payot, 1983.
- *Claude Bernard et la méthode expérimentale*, Paris, Payot, 1991.

GROSCLAUDE M., "En Service de réanimation (psychanalyse et réanimation)", in *Revue de Médecine Psychosomatique*, n° 14, juin 1988., pp. 47-62.

GUILYARDI H., – *La Formation psychologique de l'étudiant en médecine et sa pratique*, thèse pour le doctorat en médecine, inédit, 1979.
– *A propos de l'enseignement de la psychologie médicale*, mémoire pour le certificat d'études spéciales de psychiatrie, inédit, 1981.

GUYOMARD P., – "L'Ordre de la filiation", in *Topique*, n° 44, 1988, *Quels Droits pour la psyché ?*, pp. 213-218.
– Intervention au débat "Psychanalyse et Science", in *Esquisses psychanalytiques*, n° 12, automne 1989, pp. 5-38.

HADDAD G., – *Manger le livre*, Paris, Grasset, 1984.
– *Les Biblioclastes*, Paris, Grasset, 1990.

HAGEGE C., *L'Homme de paroles*, Paris, Fayard, 1985.

HASSOUN J., NATHAN-MURAT M. et RADZYNSKI A., *Non lieu de la mémoire, la cassure d'Auschwitz*, Paris, Bibliophane 1990.

HAUTVAL A., *Médecine et crime contre l'humanité*, INSERM/Nyssen, 1991.

HAYEZ J-Y., *Le psychiatre à l'hôpital d'enfants, somatisations et pédopsychiatrie de liaison*, Paris, PUF, coll. Le Fil Rouge, 1991

HEIDEGGER M., – "Bâtir, habiter, penser", in *Essais et Conférences*, Paris, Gallimard, 1958, pp. 170-193.
– "La Question de la technique", in *Essais et Conférences*, Paris, Gallimard, 1958, pp. 9-48.
– *Qu'est-ce qu'une chose ?*, Paris, Gallimard, 1971, pp. 13-37.
– "La Parole", in *Acheminement vers la parole*, Paris, Gallimard, 1976.
– *L'auto-affirmation de l'université allemande*, T.E.R., Paris, 1987.

HILBERG R., *La destruction des Juifs d'Europe*, Paris, Fayard, 1988.

HILTENBRAND J-P., "La Chose", in *Le Bulletin Freudien*, n° 13-14, novembre 1989, pp. 103-124.

HIPPOCRATE, – *Maladie sacrée* XXI, Paris, Les Belles Lettres.
– *Airs, Eaux, Lieux* XXII, Paris, Les Belles Lettres.
– *La Consultation*, Choix de textes, Paris, Hermann, 1986.

HIRSCH E., *Médecine et Éthique*, Paris, éd. du Cerf, 1990.

HOCHMANN J. et JEANNEROD M., *Esprit où es-tu ?*, Paris, éd. Odile Jacob, 1991.

HOTTOIS G., – "La Hantise contemporaine du langage – Essai sur la situation du philosophe dans le discours lacanien", in *Confrontations psychiatriques*, n° 19, Psychiatrie et Linguistique, 1981, pp. 163-188.
– *Le Signe et la Technique*, Paris, Aubier, 1984.
– *Le Paradigme bioéthique – Une Éthique pour la technoscience*, Bruxelles, De Boeck, 1990.

HUSSERL E., *La Crise des sciences européennes et la phénoménologie transcendantale*, Paris, Gallimard, coll. Tel, 1976.

ILLICH I., *Némésis médicale*, Paris, Seuil, 1975.

ISRAEL L., – *Le Médecin face au malade*, Bruxelles, Dessart, 1968.
– "La Maladie iatrogène", *Encyclopédie Médico-chirurgicale - Psychiatrie.*
– "La Relation médecin-malade", in *Encyclopaedia Universalis*, article Médecine, vol X.
– *Initiation à la psychiatrie*, Paris, Masson, 1984.
– "Le Résidu psy", in *Médecine, Science et Technique*, Paris, éd. du CNRS, 1984, pp. 93-108.
– "L'extermination douce", *Le Curieux*, n° 4, 1987, pp. 20-21.
– "Parlez-moi d"amour...", in *Le Bulletin Freudien*, n° 10, 1988, pp. 81-92.
– *Boiter n'est pas pécher*, Paris, Denoël, 1989.

JABÈS E., *Désir d'un commencement – Angoisse d'une seule fin*, Paris, Fata Morgagna, 1991.

JAKOBSON R., *Essai de linguistique générale*, Minuit, 1963.

JANICAUD D., – *La Puissance du rationnel*, Bibliothèque des Idées, Paris, Gallimard, 1985.

– "Pouvons-nous raison garder ?", in *Science et philosophie : pour quoi faire ?*, Le Monde éditions, 1990, pp. 22-39.

JAUBERT A. et LEVY-LEBLOND J-M., *(Auto)critique de la science*, Paris, Seuil, coll. Points sciences, 1975.

JEAMMET P., REYNAUD M. et CONSOLI S., *Psychologie médicale*, Paris, Masson, 1980.

JEANNEROD M. et HOCHMANN J., *Esprit où es-tu ?*, Paris, éd. Odile Jacob, 1991.

JONES E., *La Vie et l'œuvre de Sigmund Freud*, 3 tomes, Paris, PUF, 1961.

JOOS de ter BEERST A., "La sensibilisation des soignants au dire de la stérilité", in *Questions de Formation*, Louvain-la-Neuve, éd. Érasme, 1990, pp. 257-276.

JORLAND G., – *La Science dans la philosophie*, Paris, Gallimard, 1981.
– "Des lieux de palabres ?", entretien avec F. Dagognet, in *Esprit*, novembre 1988.

JULIEN P., – "La Vérité parle, le savoir écrit", in *Littoral*, n° 1 et 2, Paris, 1981, pp. 99-124 et 109-134.
– *Le Retour à Freud de Jacques Lacan*, Paris, Erès, 1985.
– *Le Manteau de Noé, essai sur la paternité*, Tournai, Desclée de Brouwer, 1991.
– *Dette et Mélancolie*, Cliniques Méditerranéennes, n° 33-34, 1992, pp. 93-100.

KERSHAW I., *Qu'est-ce que le nazisme ?*, Paris, Gallimard, Folio, 1992.

KLOTZ H.P., *Du bon Usage de la médecine*, Presse de la Renaissance, Paris, 1983.

KOGON E., *L'Etat SS – Le système des camps de concentration allemands*, Paris, Points Seuil, 1970.

KOGON E., LANGBEIN H., RUCKERL A., *Les Chambres à gaz, secret d'Etat*, Paris, Minuit, 1984.

KOYRE A., – *Introduction à la lecture de Platon*, suivi de *Entretiens sur Descartes*, Paris, Gallimard, coll. Les Essais, 1962.
– "Galilée et l'expérience de Pise, à propos d'une légende", in *Études d'histoire de la pensée scientifique*, Tel, Gallimard, 1973, pp. 213-223.

KRESS-ROSEN N., "Linguistique et antilinguistique chez Lacan", in *Confrontations psychiatriques*, n° 19, Psychiatrie et Linguistique, 1981, pp. 145-162.

KRISTEVA J., *Le Langage, cet inconnu*, Paris, S.G.P.P., coll. Le Point de la Question, 1969.

KRUGER H., *Le bon Allemand*, Paris, Nyssen, 1984.

LACAN J., – *Ecrits*, Paris, Seuil, 1966.
– *Télévision*, Paris, Seuil, 1973.
– *Les Complexes familiaux dans la formation de l'individu* (1938), Paris, Navarin, 1984.
– *Le Séminaire, livre I* (1953-54), *Les Ecrits techniques de Freud*, Paris, Seuil, 1975.
– *Le Séminaire, livre II* (1954-55), *Le Moi dans la théorie de Freud et dans la technique de la psychanalyse*, Paris, Seuil 1978.
– *Le Séminaire, livre III* (1955-56), *Les Psychoses*, Paris, Seuil, 1981.
– *Le Séminaire, livre IV* (1956-57), *La Relation d'objet*, inédit.
– *Le Séminaire, livre V* (1957-58), *Les Formations de l'inconscient*, inédit.
– *Le Séminaire, livre VI* (1958-59), *Le Désir et son interprétation*, inédit.
– *Le Séminaire, livre VII* (1959-60), *L'Éthique de la psychanalyse*, Paris, 1986.
– *Le Séminaire, livre IX* (1961-62), *L'Identification*, inédit.
– *Le Séminaire, livre X* (1962-63), *L'Angoisse*, inédit
– *Le Séminaire, livre XI* (1964), *Les quatre Concepts fondamentaux de la psychanalyse*, Paris, Seuil, 1973.
– *Le Séminaire, livre XII* (1964-65) *Problèmes cruciaux pour la psychanalyse*, inédit.
– *Le Séminaire, livre XVII* (1969-70) *L'Envers de la psychanalyse*, Paris, Seuil, 1990.
– *Le Séminaire, livre XVIII* (1970-71), *D'un discours qui ne serait pas du semblant*, inédit.
– *Le Séminaire, livre XIX* (1971-72)... *ou pire*, inédit.
– *Le Séminaire, livre XX* (1972-73), *Encore*, Paris, Seuil.
– "Le Symbolique, l'Imaginaire et le Réel", conférence du 8 juillet 1953, in *Bulletin de l'Association Freudienne*, n° 1, novembre 1982, pp. 4-13.

– "Le Mythe individuel du névrosé" (1953), conférence au Collège Philosophique, in *Ornicar*, n° 17-18, 1979, pp. 7-24.
– *Petit discours aux psychiatres* (1966), inédit.
– "De la Structure en tant qu'immixtion d'un Autre préalable à tout sujet possible" (1966), in *Bulletin de l'Association Freudienne*, n° 41, 1991, pp. 3-19.
– "Entretien avec G. Lapouge", in *Le Figaro Littéraire*, 29 décembre 1966
– "Interview à la RTBF", 14 décembre 1966, inédit.
– "Réponse à des étudiants en philosophie sur l'objet de la psychanalyse", in *Cahiers pour l'Analyse*, n° 3, mai 1966.
– "Psychanalyse et Médecine", Conférence au Collège de médecine en février 1966, in *Lettres de l'École Freudienne*, n° 1, février 1967.
– "Proposition d'octobre 1967", in *Scilicet*, n° 1, 1968.
– "Préface" au livre de A. Rifflet-Lemaire, *Jacques Lacan*, Dessart, 1970.
– "Du discours psychanalytique", conférence à Milan, 12 mai 1972, in *Bulletin de l'Association Freudienne*, n° 10, décembre 1984, pp. 3-15.
– "Déclaration à France-Culture à propos du 28e Congrès de psychanalyse", Paris, juillet 1973, in *Le Coq Héron*, 1974, n° 45-46, pp. 3-8.
– "La Psychanalyse dans son référence au rapport sexuel", conférence à Milan de 1973, in *Bulletin de l'Association Freudienne*, n° 17, Paris, mars 1986, pp. 3-13.
– "L'Étourdit", in *Scilicet*, n° 4, Seuil, Paris, 1973, pp. 5-54.
– "Conférence à Genève sur le symptôme", 4 octobre 1975, in *Bloc-notes de la Psychanalyse*, n° 5, pp. 5-23.
– *Joyce, le symptôme*, Actes du Ve symposium James Joyce, éditions du C.N.R.S., 1975.
– "... ou pire", in *Scilicet*, n° 5, Paris, Seuil, 1975.
– "Conférences et entretiens dans des universités nord-américaines", *Scilicet*, n° 6/7, Seuil, 1976, pp. 5-66.
– "Ouverture de la section clinique", in *Ornicar*, n° 9, 1977, pp. 7- 14.
– *C'est à la suite de Freud...*, texte inédit et malheureusement non daté publié en préface au livre de R. Georgin, Lacan, Lausanne, 1977, éd. L'Age d'homme.
– "Conclusions au congrès sur la Transmission", juillet 1978, in *Lettres de l'École Freudienne*, n° 25, juin 1979, pp. 219-220.

LACOTE C., "Le Signifiant et la Jouissance", in *Le Bulletin Freudien*, n° 7, mars 1987, pp. 85-100.

LACOUE-LABARTHE P. et NANCY J-L., *Le Mythe nazi*, Paris, éd. de l'Aube, 1991.

LADRIERE J., – *Les Enjeux de la rationalité*, Paris, Aubier-Montaigne, 1977.
– "Les Sciences humaines et le problème de la scientificité", in *Science et Psychanalyse*, sous la direction de P. De Neuter et J. Florence, Louvain-la-Neuve, 1985, Presses Universitaire de Louvain, pp. 9-26.

LAQUEUR W., *Le Terrifiant Secret (la solution finale et l'information étouffée)*, Paris, Gallimard, coll. Témoins, 1981.

LANDMAN C., "Une Psychanalyse est la cure qu'on attend d'un psychanalyste", intervention aux journées de la Fondation Européenne, Rome, 1991, inédit, à paraître dans *Le Discours Psychanalytique*.

LANZMANN C., – *Shoah*, Paris, Fayard, 1985.
– "Les Non-Lieux de la mémoire", entretien avec F. Gantheret, in *Nouvelle Revue de Psychanalyse*, n° 33, printemps 1986, pp. 11-24.

LAPY B., "Psychanalyse et Médecine", in *Psychiatrie, Psychanalyse, Société*, Cahier de la journée d'étude du Centre Chapelle-aux-Champs, 1978, pp. 69-80.

LAVENDHOMME R., "Logique mathématique et sujet de l'inconscient", *Quarto*, n° 46, décembre 1991, pp. 27-34.

LEBRUN J-P., – "Le Corps, ça parle", in *Cahier des Journées de Namur* : Les grands cas de la clinique freudienne, n° 1, Dora, 1985.

– "De l'Un-stitution ou le pari des pas perdus", in *Actes de la Journée d'études pour le 10e anniversaire des Goélands*, mai 1987.
– "Une Contre-visite", in *Place de la Santé*, n° 17, mars 1988.
– "Une Institution au-dessus de tout soupçon", in *Perspectives*, n° 12, décembre 1988.
– "Quelle éthique pour la psychiatrie ?", in *Le Journal du Médecin*, 9 décembre 1988.
– "Le Médiocre, le Capitalisme et la Castration", in *Bulletin de l'Association Freudienne de Belgique*, n° 12, avril 1989, pp. 117-124.
– "Quelle Éthique pour les techniques psycho-sociales en psychiatrie ?", in *Quelques Techniques psychosociales*, novembre 1989, publication de l'asbl Education Spécialisée.

LECLAIRE S., – "Les Mots du psychotique", in *Problems of psychosis*, Colloque de Montréal (nov. 1969), Montréal, éd. P. Doucet et C. Laurin, 1971, pp. 35-43.
– *Séminaire 1969*, Paris, La Lettre Infâme 1969.
– *Démasquer le réel*, Paris, Seuil, 1971.
– *On Tue un enfant*, Paris, Seuil, 1975.
– *Détour*, in Études Freudiennes, n° 25, avril 85, pp. 115-122.
– "La Fonction éthique de la psychanalyse", in *Aspects du malaise dans la civilisation*, Paris, Navarin, 1987, pp. 51-63.

LECOURT D., – *Pour une Critique de l'épistémologie*, Paris, Maspéro, 1972.
– *Bachelard, le jour et la nuit*, Paris, Grasset, 1974.
– *L'Épistémologie historique de Gaston Bachelard*, Vrin, 1978.
– *Contre la Peur, de la science à l'éthique, une aventure infinie*, Hachette, 1990.

LEFORT C., – "Le Corps, la chair", in *L'Arc*, n° 46 consacré à Merleau-Ponty, Aix-en- Provence, 1971, pp. 5-18.
– *Essais sur le politique*, Paris, Seuil, 1980.
– *L'Invention démocratique*, Paris, Livre de Poche, coll. Essai, 1981.
– "Démocratie et avènement d'un lieu vide", in *Psychanalystes*, Bulletin du Collège de Psychanalyse, n° 2, mars 1982, pp. 15-22.
– "Formation et autorité, l'éducation humaniste", in *Écrire, à l'épreuve du politique*, Calmann-Levy, 1992, pp. 209-226.

LE GAUFEY G., *L'Incomplétude du Symbolique*, Paris, E.P.E.L., 1991.

LEGAUT J., "Du rond à l'ellipse", in *Le Trimestre Psychanalytique*, n° 1, 1991, pp. 75-78.

LEGENDRE P., *Instituer le Sujet, ou la construction de l'Interdit en Occident*, leçons publiques à la K.U.L., 22 mars 1991, inédit.

LEHMANN A., "Une approche psychanalytique en cancérologie", *Patio*, n° 12, 1989, pp. 135-148.

LEMLER D., "Du Golem initiatique au robot domestique, d'un avatar du discours scientifique", *Apertura*, vol. 2, 1988, pp. 143-153.

LEONARD J., – *La Vie quotidienne du médecin de province au XIXe siècle*, Paris, Hachette, 1977.
– *La France médicale au XIXe siècle*, Paris, Juliard, 1978.
– *La médecine entre les pouvoirs et les savoirs*, Paris, Aubier, 1981.

LEROY-GOUHRAN A., *Le Geste et la parole*, 2 vol., Paris, Albin Michel, 1964.

LEVI P., – *Si c'est un Homme*, Julliard, 1987.
– *Les Naufragés et les Rescapés*, Paris, Gallimard, 1989.
– *Conversation avec Primo Levi*, entretien avec F. Camon, Paris, Gallimard, 1991.

LEVY-LEBLOND J-M., – (avec JAUBERT A.) *(Auto)critique de la science*, Paris, Seuil, coll. Points sciences, 1975.
– *L'Esprit de sel : science, culture, politique*, Paris, Fayard, 1981.
– "Scientisme contre écologie, le pavé de Heidelberg", in *Le Monde Diplomatique*, août 1992.

LEVI-STRAUSS C., – "L'Efficacité symbolique", in *Anthropologie structurale*, Paris, Plon, 1958.
– *Les Structures élémentaires de la parenté*, Paris – La Haye, Mouton, 1967.

LICHTENTHAELER C., – *La Médecine hippocratique, méthode expérimentale et méthode hippocratique*, Les Frères Gonin, Lausanne, 1948.
- *De quelques changements dans notre conception de l'histoire de la médecine*, Genève, Droz, 1959.
- *Pourquoi Hippocrate ? La critique hippocratique d'aujourd'hui, ses difficultés, ses raisons d'être*, Genève, Droz, 1959.
- "L'Éternel Médecin", interview par Fanny Deschamps, *Le Nouvel Observateur*, 17 avril 1978.
- *Histoire de la médecine*, Paris, Fayard, 1978.
- "En 1981 comme en 1948 : relations de causalité expérimentales et analogies hippocratiques", in *Formes de pensée dans la collection hippocratique*, colloque de Lausanne, septembre 1981, Genève, Droz, 1983, pp. 383-391.

LIFTON R. G., *Les Médecins nazis*, Paris, Robert Laffont, 1989.

LLOYD G., *Les Débuts de la science grecque : de Thalès à Aristote*, éd. de La Découverte, textes à l'appui, 1990.

LONCHAMP J-P., *L'Affaire Galilée*, Paris, éd. du Cerf, 1988.

McCORMICK J. et SKRABANEK P., *Idées folles, idées fausses en médecine*, Paris, Odile Jacob, 1992.

MADELIN P., *Malade et médecin, la crise de confiance*, Paris, Seuil, 1981.

MALINCONI N., *Hôpital Silence*, Paris, Minuit, 1985.

MALHERBE J-F., – *Épistémologies anglo-saxonnes*, Presses Universitaires de Namur, 1981.
- *Pour une Éthique de la médecine*, Paris, Larousse, 1987.

MANNONI M., – *Le Psychiatre, son "fou" et la psychanalyse*, Paris, Seuil, 1970.
- *Un Lieu pour vivre*, Paris, Seuil, 1976.
- *La Théorie comme fiction*, Paris, Seuil, 1979.
- *D'un Impossible à l'autre*, Paris, Seuil, 1982.
- *Un Savoir qui ne se sait pas*, Paris, Denoël, 1985.

MANNONI O., – *Clefs pour l'imaginaire ou l'Autre Scène*, Paris, Seuil, 1969.
- "Le Silence", in *Psychanalyse et Politique*, sous la direction d'A. Verdiglione, Paris, Seuil, 1974, pp. 187-192.
- "La part du jeu", in l'Arc, numéro consacré à Winnicott, 1977, pp. 39-45.
- *Un commencement qui n'en finit pas*, Paris, Seuil, 1980.
- *Ça n'empêche pas d'exister*, Paris, Seuil, 1982.
- "La Psychanalyse et la Science", in *Un si vif Etonnement*, Paris, Seuil 1988, pp. 183-202.

MARCHAL P., *Qui est l'infirmière ? – Quelques éléments d'analyse politique*, intervention au Colloque ACN : Qu'attend la société des soignants, octobre 1992, inédit.

MARCHIONI-EPPE J., *Des Symptômes précoces de l'enfant*, intervention aux journées de l'Association Freudienne, Paris, 1984, inédit.

MASSIN B., "De l'eugénisme à "l'opération euthanasie" : 1890-1945", in *La Recherche*, n° 227, décembre 1990, pp. 1563-1568.

MELMAN C., – "L'Autrejouir", in *Regard, accueil et présence – Mélanges pour Daumezon*, Paris, Privat, 1981, pp. 299-304.
- *Nouvelles études sur l'hystérie*, Paris, Clims, 1984.
- "La Science est-elle un fantasme ?", in *Le Trimestre Psychanalytique*, numéro spécial : La Pensée scientifique en psychiatrie, Actes des Journées de novembre 1986, pp. 115-126.
- "Pas l'Un sans l'Autre", in *Bulletin de l'Association Freudienne de Belgique*, n° 7, mars 1987, pp. 47-84.
- "Le sujet de la psychanalyse est le sujet de la science", in *Le Discours Psychanalytique*, n° 2, octobre 1989, pp. 3-22.
- "Cliniques des homosexualités", in *Le Bulletin Freudien*, n° 12, 1989, pp. 5-50.
- "Chimneys Weeping", in *Le Langage et l'inconscient*, Bibliothèque du Trimestre Psychanalytique, 1989, pp. 17-24.
- *Refoulement et déterminisme des névroses*, Séminaire (1989-90), Paris, inédit.

– "Jacques Lacan", article in *Dictionnaire de psychologie*, Larousse, Paris 1991.
– *Clinique psychanalytique - Articles et communications* (1973-1990), Paris, Publication de l'Association Freudienne, 1991.
– "Formalisation et Inconscient", in *Le Trimestre Psychanalytique*, n° 1, 1991, pp. 111-128.
– "L'Inconscient, c'est l'organique", in *Le Trimestre Psychanalytique*, n° 2, Le Corps, 1991, pp. 105-114.

MERLET A., "Lacan médecin", in *Connaissez-vous Lacan ?*, Paris, Seuil, 1992, pp. 105-110.

MICHEL F-B., – *Le Souffle coupé*, Paris, Gallimard, 1984.
– *Cancer : à qui la faute ?*, Paris, Gallimard, 1987.
– (avec GAZAIX P.) *Pour en finir avec les Maladies psychosomatiques*, Paris, Albin Michel, 1987.

MILLEPIERRES F., *La vie quotidienne des médecins au temps de Molière*, Paris, Livre de poche, 1965.

MILLER J-A., "La Suture - Éléments de la logique du signifiant", in *Cahiers pour l'Analyse*, n° 1-2 février-avril 1966, pp. 39-51.

MILLOT C., – *Nobodaddy – L'Hystérie dans le siècle*, Paris, Point Hors Ligne, 1988.
– *Science sans conscience*, intervention aux journées de la Fondation Européenne, Rome, novembre 1991, inédit.

MILNER J-C., "Lacan et la science moderne", in *Lacan avec les philosophes*, Paris, Albin-Michel, 1991, pp. 333-351.

MINOIS G., *L'Église et la Science : histoire d'un malentendu*, 2 volumes, Paris, Fayard, 1990.

MOLIÈRE, – *Le Médecin malgré lui*, Paris, Flammarion, 1965, Tome I.
– *L'Amour médecin*, Paris, Flammarion, 1965, Tome II.

MOREL G., "Science et Psychanalyse", in *Quarto*, n° 46, décembre 1991, pp. 19-26.

MORIN E., – *Science avec conscience*, Paris, Seuil, Points sciences n° 64, 1990.
– "Le concept de société", in *Sociétés : de l'animal à l'homme*, sous la direction de Philippe Brenot, Paris, L'Harmattan, 1990, pp. 13-28.
– *Introduction à la pensée complexe*, Paris, ESF, 1990.

MOSCOVITZ J-J., *D'où viennent les parents ? - Essai sur la mémoire brisée*, Paris, Armand Colin, 1991.

MOSSE C., – *Histoire d'une démocratie : Athènes*, Paris, Seuil 1971
– "Les Leçons d'Hippocrate", in *L'Histoire*, n° 74 : Les Maladies ont une histoire, 1985, pp. 24-29.

MOULIN A-M., *La médecine moderne selon Georges Canguilhem*, in Georges Canguilhem, philosophe et historien des sciences, actes du colloque du Collège international de philosophie, décembre 1990, Albin-Michel 1993, pp. 21-134.

MULLER-HILL B., *Science nazie, science de mort*, Paris, Odile Jacob 1989.

NAOURI A., – *L'Enfant porté*, Paris, Seuil, 1982.
– *Une Place pour le père*, Paris, Seuil, 1985.
– *Parier sur l'enfant*, Paris, Seuil, 1988.
– (avec RAIMBAULT G.), "Et si le symptôme en disait plus qu'on ne croit ? Qui sait ?", in *Esquisses psychanalytiques*, printemps 1988, pp. 17-33.

NATHAN T., "Tuer l'autre ou tuer la vie qui est en l'autre", in *Idéologies*, n° 19, 1992, pp. 37-54.

NATHAN-MURAT M., voir HASSOUN J.

NAVEAU P., "Discours de la science et discours de l'hystérique", in *Aspects du malaise dans la civilisation*, Paris, Navarin, 1987, pp. 43-50.

OLDENHOVE E., – "Carré logique et Quadrant de Peirce", in *Le Bulletin Freudien*, n° 11, février 1989, pp. 29-46.
– "Ensemble vide", in *Le Bulletin Freudien*, n° 12, avril 1989, pp. 107-116.
– "Fonction paternelle et Féminité", in *Le Bulletin Freudien*, n° 15, mars 1990, pp. 91-112.

OLFF-NATHAN J., *La Science sous le Troisième Reich*, Paris, Seuil, 1993.

OPPENHEIM D., "Le Travail psychanalytique dans un service d'oncologie pédiatrique", in *Archives Françaises de Pédiatrie*, n° 47, 1990, pp. 425-428.

PACAUD G., *Éloge de la médecine générale*, Paris, Lieu Commun, 1992.

PEQUIGNOT H., "Georges Canguilhem et la médecine", in *Revue de Métaphysique et de Morale*, janvier-mars 1985, pp. 39-51.

PERARD D., – "Rire en majeur", in *L'Interdit et la Transgression*, Paris, Dunod, 1983, pp. 9-36.
– "Création d'un espace psychanalytique par une équipe d'hémodialyse à domicile", in *Revue de Médecine Psychosomatique*, n° 14, juin 1988, pp. 31-45.

PERRIER F., – *La Chaussée d'Antin*, 2 volumes, Paris, Bourgeois, 10-18, 1978.
– *Les Corps malades du signifiant*, Paris, InterÉditions, 1984.

PESSIS-PASTERNAK G., *Faut-il brûler Descartes ?*, Paris, éd. La Découverte, 1991.

PLATON, *Ménon*, Paris, Garnier Flammarion, 1967.

POLLACK M., "La Science nazie", in *L'Histoire*, n° 118, janvier 1989, pp. 86-89.

POMMIER G., – *L'Exception féminine*, Paris, Point Hors Ligne, 1985.
– *Libido illimited – Freud apolitique ?*, Point Hors Ligne, Paris, 1990.

PORGE E., Intervention sur *La Chose*, aux Journées des cartels de l'École Freudienne de Paris, 12 avril 1975, in *Les Lettres de l'École Freudienne*, n° 18, Paris, avril 1976, pp. 158-165.

PROCHIANTZ A., *Claude Bernard, la révolution physiologique*, Paris, PUF, 1990.

PROSS C., "Médecins nazis en Allemagne : vaincre la conspiration du silence", in *Les Échos de la mémoire*", Paris, Le Monde éditions, 1991, pp. 92-111.

RADZYNSKI A., voir HASSOUN J.

RAIMBAULT E., – *La Délivrance*, Paris, Mercure de France, 1976.
– "Pratiques de la maladie et de la mort", in *Aspects du malaise dans la civilisation*, Paris, Navarin, 1987, pp. 64-71.

RAIMBAULT G., – (avec ZYGOURIS R.) "Du dialogue au discours", in *Psychanalyse et Médecine - Revue des sciences médicales*, n° 204, octobre 1972, pp. 30-61.
– *Médecins d'enfants*, Paris, Seuil, 1973.
– *L'Enfant et la mort*, Toulouse, Privat, 1975.
– (avec ZYGOURIS R.) *Corps de souffrance, corps de savoir*, Coll. Sphinx, L'Age de l'homme, Lausanne, 1976.
– *Clinique du réel*, Paris, Seuil, 1982.

RAVINET-JANIN D., "Antigone et la loi", in *Le Bulletin Freudien*, n° 13, novembre 1989, pp. 209-216.

REVERZY J., – *Œuvres*, Flammarion, 1977.
– *Le Mal du soir*, Actes-Sud, 1986.

RICHARD M., "Entretien du docteur Richard avec Jean Bergès et Charles Melman", in *Le Trimestre Psychanalytique*, n° 5, Paris, 1988, pp. 131-138.

RICOEUR P., "Avant la Loi morale : l'éthique", in *Encyclopaedia Universalis*, supplément II, les Enjeux, Paris, 1985.

RIFFLET-LEMAIRE A., *Lacan*, Bruxelles, Dessart, coll. Psychologie et Sciences Humaines, 1970.

ROMAINS J., *Knock, ou le triomphe de la médecine*, Paris, Gallimard, coll. Folio.

ROSENBAUM E., *Le Docteur*, Paris, J'ai Lu, 1988.

ROTH M., "L'homme de verre", in *Terrain*, n° 18, mars 1992, pp. 103-115.

ROUSSET D., *L'Univers concentrationnaire*, Paris, Minuit, 1965.

ROY C., *Permis de séjour 1977-1982*, Paris, Gallimard, 1983.

SAFOUAN M., – *Le Structuralisme en psychanalyse*, Paris, Seuil, coll., Points n° 47, 1968.

– "La Proposition d'Octobre 1967, dix ans après", in *Lettres de l'École Freudienne*, n° 23, avril 1978, pp. 7-21.
– Intervention à la Journée de fondation de la Fondation Européenne pour la Psychanalyse, 16 juin 1991, inédit.

SAINTE FARE GARNOT D., "A propos de "De la Biologie à l'"Éthique" de J. Bernard", in *Le Discours Psychanalytique*, n° 4, octobre 1990, pp. 210-220.

SALOMON J-J., *Le Destin technologique*, Paris, Balland, 1992.

SAPRIEL G., "Théorie et pratique de la formation psychologique de l'étudiant en médecine", in *Revue de Médecine Psychosomatique*, Tome 22, n° 2, 1980, pp. 203-213.

de SAUSSURE F., *Cours de linguistique générale*, Paris, Payot, 1968.

SCHNEIDER P-B., – "Psychologie médicale", in *Encyclopédie médico-chirurgicale*, n° 37022 A10, 1967.
– *Regards discrets et indiscrets sur le médecin*, Paris, Masson, 1991.

SEGERS M-J., "La Psychanalyse a-t-elle une place dans la pratique médicale ?," in *Revue de Médecine Psychosomatique*, n° 14, 1988, pp. 79-96.

SELS N., "Louche Refus", in *Lettres de l'École Freudienne*, n° 10, mai 1973, pp. 155-174.

SHOAH, le film - Des psychanalystes écrivent, (textes de Moscovitz, Macedo, Mathis, A. L. Stern, etc.), Paris, Grancher, 1990.

SKRABANEK P. et McCORMICK J., *Idées folles, idées fausses en médecine*, Paris, Odile Jacob, 1992.

SONTAG S., *La Maladie comme métaphore*, Essai, Paris, Seuil, 1979.

SOURNIA J-C., *Mythologies de la médecine moderne*, Paris, PUF, 1969.

STAROBINSKI J., – "La "Sagesse du corps" et la maladie comme égarement : le stress", in *Critique*, n° 59, avril 1952, pp. 347-360.
– "Le Passé de la médecine", in *Critique*, n° 70, mars 1953, pp. 256-270.
– "La Connaissance de la vie", in *Critique*, n° 75-76, août 1953, pp. 777-791.
– "Descartes et la médecine", in *Synthèse*, n° 80, 1953, pp. 333-338.

STEINER G., – "Je suis un survivant", in *Langage et Silence*, Paris, Seuil, 1969, pp. 137-156.
– *Les Antigones*, Paris, Gallimard, 1986.
– "La Longue Vie de la métaphore, une approche de la Shoah", *L'Écrit du Temps*, n° 14-15, 1988, pp. 15-33.
– *Entretiens avec R. Jahanbegloo*, Paris, éd. du Félin, 1992.

STENGERS I., – "Les affaires Galilée", in *Éléments d'histoire des sciences*, sous la direction de M. Serres, Paris, Bordas, 1989, pp. 223-250.
– "Une Science au féminin ?", in *Les concepts scientifiques*, Paris, Folio Essai, n° 161, 1991, pp. 173-187.
– "Les régimes de la vérité", in *Psychanalystes*, n° 44, automne 1992, pp. 9-28.

STERN A-L., – "Eclats de la ' Nuit de Cristal' ", in *Temps Modernes*, décembre 1988, pp. 30-40.
– "Ei Warum, Ei Darum – O – Pourquoi", in *Shoah, le film*, Paris, Jacques Granger, 1990.

SZASZ T.S., *La Théologie de la médecine*, Paris, Petite Bibliothèque Payot, 1977.

TAMINIAUX J., *Notes du cours de philosophie aux étudiants en médecine*, 1970-71, inédit.

TASSIN J-P., "Biologie et inconscient", in *Le Cerveau dans tous ses états*, entretiens de M. Sicard, Paris, Presses du CNRS, 1991, pp. 153-173.

TERNON Y. et HELMAN S., *Histoire de la médecine SS*, Casterman, Tournai, 1969.

TERRAY E., "Médecine et politique dans la Collection Hippocratique", in *La Politique dans la caverne*, Paris, Seuil, 1990, pp. 79-154.

TESTART J., – *Le Désir du gène*, Paris, Françoise Bourin, 1992.
– *Le Magasin des enfants*, Paris, Françoise Bourin, 1990.

THALMANN R., "20 janvier 1942, le protocole de Wannsee : de l'antisémitisme à la solution finale", in *10 leçons sur le nazisme*, sous la direction de A. Grosser, Paris, éd. Complexe, 1976, pp. 203-229.

THIS B., "Cantiques lacaniens de la sexuation", *Le Coq Héron*, n° 62, 1977.

THOM R., "Qu'est-ce que la science ?", in *Approches du réel*, Paris, éd. Le Mail, 1989, pp. 111-129.

THUILLIER P., – "Le nazisme et la "science juive", in *La Recherche*, n° 186, mars 1987, pp. 378-383.
– "Les Expérimentations nazies sur l'hypothermie", in *La Recherche*, n° 227, décembre 1990, pp. 1569-1574.

TIBON-CORNILLOT M., *Les Corps transfigurés – Mécanisation du vivant et imaginaire de la biologie*, Paris, Seuil, 1992.

TODOROV T., *Face à l'extrême*, Paris, Seuil, 1991.

TRAVERSO E. *Les Juifs et l'Allemagne : de la "symbiose judéo-allemande" à la mémoire d'Auschwitz*, Paris, éd. La découverte, 1992

TRUCHE P., "La Notion de crime contre l'humanité – Bilan et propositions", in *Esprit*, n° 5, mai 1992, pp. 67-87.

VACCAREZZA L., *Du Savoir médical au Savoir de la psychanalyse*, intervention à la journée de la Fondation Européenne, Paris, mai 1991, inédit.

VACQUIN M., – "Enseignement de problèmes médico-sociaux et psychologiques à des étudiants en médecine", in *Revue d'éducation médicale*, V. 4, 1982, pp. 15-22.
– *Frankenstein ou les délires de la raison*, Paris, F. Bourin, 1989.
– "Le Face-à-face de la science et du sexuel", in *Le Magasin des enfants*, Collectif dirigé par J. Testart, Paris, F. Bourin, 1990, pp. 281-298.
– "Bioéthique : la loi contre le sujet", in *Libération*, 2 avril 1992.

VALABREGA J-P., *La Relation thérapeutique*, Paris, Flammarion, 1962.

VAN DEN HAUTE M., – "De l'anamnèse systématique à l'art d'écouter... un pas difficile à franchir ?", *Patient Care*, septembre 1992.
– "La formation des généralistes, un travail de tous les jours...", entretien avec P. Dreze, *Contact*, n° 51, pp. 29-31.

VAN MEERBEECK P., *Les Années folles de l'adolescence*, Bruxelles, De Boeck Université, 1988.

VARAUT J-M., *Le Procès de Nuremberg*, Paris, Perrin, coll. Pluriel, 1992.

VERGOTE A., "De "l'autre Scène" de Freud à "l'Autre" de Lacan", in *Qu'est-ce que l'homme - Hommage à A. De Waelhens*, Faculté Saint Louis, 1982, pp. 683-709.

VERNANT J-P., "La Formation de la pensée positive dans la Grèce archaïque", in *Mythes et pensée chez les Grecs - Études de psychologie historique*, Paris, Maspéro, 1965, pp. 285-314.

VOLCKRICK M-E., "Le Verdict et l'Oracle", in *Quarto*, n° 46, décembre 1991, pp. 34-40.

WALTER B., *Le savoir infirmier*, Editions Lamarre-Poinat, Paris, 1988.

WIERVIORKA A., – "Le Procès de Nuremberg", in *L'Histoire*, n° 136, septembre 1990, pp. 50-59.
– "Du Procès Eichmann", in *L'Histoire*, n° 108, février 1988, pp. 46-55.

WINNICOTT D.W., – "La Capacité d'être seul", in *De la pédiatrie à la psychanalyse*, Payot, Paris, 1969, pp. 205-213.
– *La Nature humaine*, Paris, Gallimard, 1990.

WINTER J-P., – "Les Limites de l'interprétable – A propos du film Shoah de C. Lanzmann", in *Fin d'une analyse, Finalité de la psychanalyse*, Colloque du Coût Freudien, mai 1987, Paris, Solin, 1989.
– *La Fonction du bouc émissaire dans l'institution*, Conférence à Bruxelles, Clinique de La Ramée, 1987, retranscription inédite.

WOLFF F., "Le Discours de la science dans la pensée grecque", in *Le Trimestre Psychanalytique*, 1991, n° 1, pp. 13-30.

ZALOSZYC et BAAS, *Descartes et les fondements de la psychanalyse*, Paris, Navarin-Osiris, 1988.

ZARIFIAN E., *Les Jardiniers de la folie*, Paris, éd. Odile Jacob, 1988.

ZENONI A., *Le Corps de l'être parlant, de l'évolutionnisme à la psychanalyse*, Bruxelles, De Boeck, 1991.

ZWEIG S., *Les très riches Heures de l'humanité*, Montréal, Belfond, 1986.

□

Revues diverses

AUTREMENT, *Œdipe et Neurones – Psychanalyse et neurosciences : un duel ?*, revue n° 117, octobre 1990.

AUTREMENT, *Le Sexe des sciences*, Sciences en société n° 6, octobre 1992.

AUTREMENT, *Des Sciences contre l'homme*, Sciences en société, vol. 1 : Classer, hiérachiser, exclure, n° 8, avril 1993.

AUTREMENT, *Des Sciences contre l'homme*, Sciences en société, vol. 2 : Au nom du bien, n° 9, avril 1993.

COMPRENDRE LE RECOURS AUX MÉDECINES PARALLÈLES, actes du Colloque de Bruxelles, décembre 1987, éd. C.R.I.O.C. – G.E.R.M.

ESQUISSES PSYCHANALYTIQUES, *La psychanalyse dans la médecine*, n° 17, printemps 1992.

LE TRIMESTRE PSYCHANALYTIQUE, – *Sur la science*, n° 1, 1991.
– *Sur la psychosomatique*, n° 5, 1988.
– *Le Corps*, n° 2, 1991.

LE TRIMESTRE PSYCHANALYTIQUE – L'EVOLUTION PSYCHIATRIQUE, *La pensée scientifique en psychiatrie*, n° spécial du Trimestre Psychanalytique, 1988.

PSYCHANALYSTES (revue), *Vivants et morts – Psychanalyse et techno-sciences*, actes du colloque tenu à Paris les 26-29 novembre 1987, Paris, 1988.

REVUE DE MÉDECINE PSYCHOSOMATIQUE, –*Psychanalystes en terre médicale*, n° 14, juin 1988.
– *Corps, contrainte et liberté*, n° 23, septembre 1990.
– *La relation est-elle possible ?*, n° 26, juin 1991.

TOPIQUE, Quels droits pour la psyché ?, n° 44, 1988.

Table des matières

Imprimerie Duculot, B-6060 Gilly